中国智能医学

Intelligent Medicine in China

主编 杨胜利 赵 杰

河南科学技术出版社
· 郑州 ·

图书在版编目(CIP)数据

中国智能医学/杨胜利,赵杰主编. —郑州:河南科学技术出版社，2022.9
ISBN 978-7-5725-0433-4

Ⅰ.①中… Ⅱ.①杨… ②赵… Ⅲ.①人工智能—应用—医学 Ⅳ.①R319

中国版本图书馆CIP数据核字(2022)第054006号

出版发行：河南科学技术出版社
地址：郑州市郑东新区祥盛街27号 邮编：450016
电话：(0371) 65788862 65788607
网址：www.hnstp.cn
责任编辑：邓 珺 范广红
责任校对：朱 超
封面设计：张 伟
责任印制：朱 飞
印 刷：河南瑞之光印刷股份有限公司
经 销：全国新华书店
开 本：720 mm×1020 mm 1/16 印张：16.25 字数：350千字
版 次：2022年9月第1版 2022年9月第1次印刷
定 价：98.00元

编 委

主 编

杨胜利 赵 杰

副主编

翟运开 何贤英 李明原 高景宏

编者名单

杨胜利 赵 杰 翟运开 何贤英
李明原 高景宏 崔芳芳 王琳琳
马倩倩 王 琳 张少霆 石金铭
陈保站 李陈晨 王文超 刘玉焘
陈昊天 石小兵 王振博 卢耀恩

前言

随着我国社会经济和医疗卫生事业的快速发展和进步，人们的医疗保健水平和健康寿命均得到了显著提高。但是，目前我国人群疾病负担总体呈增长趋势，健康发展形势依然不容乐观，随着老龄化进程的加剧，公众对高质量、高效率健康医疗服务的需求更为迫切，极大增加了当前医疗卫生系统的运载负荷。大数据、人工智能、5G等新一代信息技术的蓬勃发展，催生了远程医疗、智能医疗等新型医疗服务模式。以提高医疗服务质量与效率、减少医护人员工作负荷、实现优质医疗资源更大范围的远程覆盖、改善医院运营管理为重要目标的智能医学，对优化医疗卫生资源配置，减少无效和过度医疗，提高人民健康水平，推进健康医疗高质量发展建设，实现健康中国战略目标等，均具有重要意义。2021年3月15日，《“十四五”规划和2035年远景目标纲要》正式发布，规划指出：培育壮大新一代人工智能、大数据、云计算等新兴数字产业，并将智能医学作为十大数字化应用场景之一，完善电子健康档案和病历、电子处方等数据库，加快医疗卫生机构数据共享，推进医学影像辅助判读、临床辅助诊断等应用。在国家战略的推动下，智能医学相关的技术研发和落地应用将加速前进。

智能医学以现代医学、自然科学与生物学理论为基础，融合大数据、云计算、脑科学、人工智能、智能感知与机器人等技术，通过信息化、自动化、工程技术等智能化手段，探索人体生命奥秘和疾病现象的本质及其规律，研究人机协同的智能诊疗方法和临床实践，实现临床诊疗和疾病防控的精准高效。智能医学是现代医学发展的新模式、新方向，也是全球医疗产业布局的新焦点，其发展理念十分契合我国现阶段医疗资源短缺且分布不均、老龄化日益严重的现状。目前，智能医学已逐渐应用于临床智能诊断、智能用药及新药研发、公共卫生智能应用和医院智慧管理等领域。

本书针对智能医学的概念与内涵、技术基础、应用领域、未来发展展望等方面，进行充分、系统的研究，并以实践案例对相关智能医学技术与应用进行了细致探讨。本书共11章，其中，第1章对智能医学的一般概念与内涵、发展现状与趋势、面临挑战等内容进行了系统介绍；第2章对智能医学涉及的技术基础，包括数据采集、清洗、融合、分析、质量控制等大数据关键技术及人工智能关键算法，进行了探讨；第3章对临床智能辅助诊断的应用进行了研究；第4章主要介绍了智能医用机器人；第5章探讨了人工智能在药物研发、药学服务、药事管理等方面的应用；第6章对人工智能在精准医学中的应用进行了研究；第7章研究了人工智能在公共卫生领域的应用；第8章对人工智能在突发公共卫生事件中的应用进行了探讨；第9章研究了人工智能在远程医疗领域的应用情况；第10章对人工智能在智慧医院方面的应用进行了充分的探讨；第11章对智能医学的技术创新与应用探索、产业化发展、配套标准与政策制定等方面，进行了深入分析与探讨。

本书在中央引导地方科技发展专项资金项目、国家超级计算郑州中心创新生态系统建设科技专项（201400210400）、河南省卫生科技创新型人才工程项目、河南省医学科技攻关计划项目（LHGJ20210360、LHGJ20200349）、国家自然科学基金青年科学基金项目（62102368）、河南省自然科学基金青年科学基金项目（202300410409）等项目资助下，由互联网医疗系统与应用国家工程实验室组织编写。在本书编写过程中，我们参考了国内智能医学、大数据、人工智能相关的著作和文献，以及国外对人工智能在医疗领域的应用研究与先进理念，感谢这些专家学者的研究所给予我们的启示。未来，我们希望能与全国乃至世界上智能医学方面的专家共同携手奋进，在智能医学领域做出更好的成绩，让所有人都能够享受到大数据、人工智能和智能医学所带来的益处。在此，我们谨以本书与各位专家学者探讨对于智能医学及其相关技术与应用的拙见。

智能医学涉及医学、计算机科学与技术、生物信息学、生物统计学、管理学等多个学科，尚有很多内容有待进一步拓展。由于水平有限加之时间紧张，书中不妥和错漏之处在所难免，恳请业界同仁与广大读者不吝批评指正。

编者

2021年12月

CONTENTS 目录

第1章 智能医学概述

第2章 智能医学技术基础

第3章 临床智能辅助诊断

第4章 智能医用机器人

第5章 人工智能与药学

第6章 人工智能与精准医学

第7章 人工智能与公共卫生

第8章　人工智能与突发公共卫生事件

第9章　人工智能与远程医疗

第10章　人工智能与智慧医院

第11章　智能医学的发展与展望

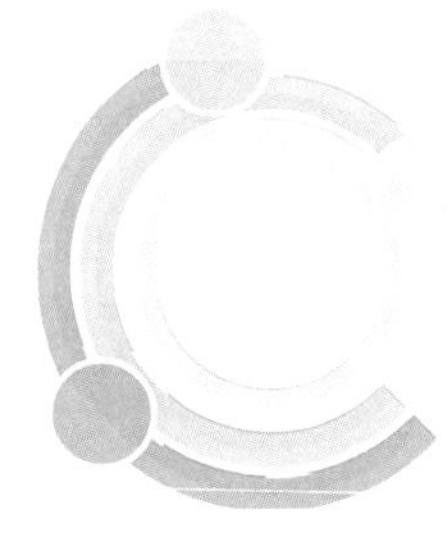

第1章 智能医学概述

医学的发展始终是建立在科技不断发展的基础之上的。在机器时代，外科无菌技术和麻醉技术应用于外科手术，X射线应用于医学诊断。在电气时代，放疗、化疗技术，以及基因研究技术应用于临床治疗。在如今的信息时代，DNA技术在医疗领域应用逐步繁盛，电视腔镜在微创手术上的广泛应用，以及人工智能（artifical intelligence，AI）和医疗大数据在临床上的应用，极大地促进了医学的进步。技术进步是医学进步的根本动力。随着第四次工业革命的到来，医学将会发生深刻的变革，进入智能医学时代。

1.1 智能医学的基本概念

1.1.1 智能医学定义

智能医学，顾名思义，就是"智能"的"医学"，智能是途径，医学是根本。智能医学是一个全新的理论体系，具有多学科（如工科和医科）交叉融合的属性，随着信息技术和医学的不断发展，国内外企业和学者对智能医学在不同时期的概念进行了不同的界定。

2008年底，IBM提出了"智慧医疗"概念，设想把物联网技术充分应用到医疗领域，实现医疗信息互联、共享协助、临床诊断及公共预防等，并进一步指出，智慧医疗是指利用先进的互联网技术和物联网技术，将与医疗卫生服务相关的人员、信息、设备、资源连接起来并实现良性互动，以保证人们及时获得预防性和治疗性的医疗服务。

2017年，教育部批准将智能医学工程纳入普通高等学校本科专业。2018年，天津大学等高校率先设立智能医学工程专业，并对其概念进行了描述：智能医学工程是指以现代医学与生物学理论为基础，融合先进的脑认知、大数据、云计算、机器学习等人工智能及相关领域工程技术，研究人的生命和疾病现象的本质及其规律，探索人机协同的智能化诊疗方法和临床应用的新兴交叉学科。

娄岩等学者（2018年）则认为智能医学是一个全新的理论体系，是一门集工科和医科之大成的交叉融合学科，而非一种简单的技术。并且认为，智能医学与IBM提出的智慧医学、数字医疗和移动医疗等概念存在相似性，但是智能医学在系统集成、信息共享和智能处理等方面存在明显的优势，是智慧医疗在医学健康领域具体应用的更高阶段。

刘荣等学者（2018年）提出智能医学是通过人工智能的工具和方法，辅助或替代人类进行医疗行为的科学。

综合国内外企业和学者的研究，结合当前人工智能和医疗大数据的发展趋势，我们提出智能医学的概念：智能医学是通过人工智能和医疗大数据等相关技术，自动化进行医学行为的科学。狭义上的智能医学是指使用智能化、自动化方法替代或者辅助人类进行医学行为的学科；广义上的智能医学则涵盖了所有与智能相关的医学行为，包含人工智能和机器智能。

1.1.2 智能医学的内涵与外延

1.智能医学的内涵

智能医学的内涵主要是指临床智能诊断、智能用药研发、公共卫生智能应用和医院智慧管理等。

（1）临床智能诊断是指将飞速发展的人工智能技术应用到临床医生诊疗中，通过深度学习、迁移学习等技术，让计算机在临床大数据中“学习”专家医生的诊疗技术，模拟医生的思维和诊断推理方式，给予临床医生快速、高效、精准的辅助诊断和治疗方案。

（2）智能用药研发是指借助人工智能技术，在药物研发周期内的各个环节使用智能化方法，加快药物研发的进程。

（3）公共卫生智能应用主要是指在传染病防控、突发公共卫生事件中，使用人工智能和大数据技术，及早发现并对该类疾病进行预警，从而遏制事件的进一步发展。此外，当传染病或者突发公共卫生事件爆发时，可以使用人工智能方法，对事态的蔓延和监控起到监测和治理目的。

（4）医院智慧管理主要分为三个部分：一是面向医务人员的智慧医疗；二是面向患者的智慧服务；三是面向医院管理者的智慧管理。这三个方面均体现着智能和医学的属性。

2.智能医学的外延

智能医学的外延涉及医学的各个方面，比如人类医生根据医学知识和临床经验进行疾病诊断、药物管理等。

1.1.3　智能医学特征

智能医学的主要特征为数据密集、知识密集、脑力劳动密集。智能医学的研究离不开大数据，在大数据的基础上使用医学知识和人工智能技术进行分析挖掘，得到能够进行实际应用的医学指导，从而完成智能医学行为。

1.2　智能医学发展现状与趋势

1.2.1　国外智能医学发展现状

在国外，人工智能在医疗领域的最早探索出现于1972年，利兹大学研发的AAPHelp是有据可考的、最早出现的医疗人工智能系统，主要用于急腹症的辅助诊断。1975年，斯坦福大学开发了可以用于血液感染源诊断的智能诊断系统MYCIN。在一次测试中，MYCIN给出的诊断准确率达到了69%，高于依据当时的标准进行诊断的临床医生。

但是，由于当时计算机的运算性能有限及伦理争议等诸多问题，MYCIN始终没有投入实际应用。1986年，哈佛大学医学院开发了第一个商业化人工智能诊断系统——DXPlain。DXPlain是一种临床决策支持系统（clinical decision support system， CDSS）。在1991年的一次测试中，DXPlain对46例不同类型的患者进行诊断，其诊断准确率和由5名医生组成的评委会相比没有显著差异。

目前，人工智能在医学中最成熟的应用是IBM的Watson for Oncology系统。Watson for Oncology系统的“学习资料”包含了500份医学期刊和教科书、数千万份病历和1 200万页的医学文献。在遇到肿瘤患者时，Watson for Oncology系统可以根据患者的症状和检查数据，给出初步诊断和有排序的治疗方案供医生选择。

此外，谷歌DeepMind于2016年公布成立DeepMind Health部门，与英国国家健康体系（national health service，NHS）合作，帮助他们辅助决策、提高效率、缩短时间。2017年，DeepMind宣称将区块链技术应用到个人健康数据的追踪，以帮助解决患者隐私问题。

整体来看，国外智能医学正处于蓬勃发展时期，具有较大的提升空间。随着大数据和人工智能的高速发展，智能医学的应用必将得到腾飞。

1.2.2 国内智能医学发展现状

国内智能医学的开发研究始于20世纪80年代初。1978年，北京中医医院关幼波教授与计算机科学领域的专家合作开发了“关幼波肝病诊疗程序”，第一次将医学专家系统应用到我国传统中医领域。近几年，受到国家政策的鼓励和科技发展趋势的影响，国内许多企业纷纷致力于人工智能的开发研究。2017年11月，15个部委合力确定了首批4家国家创新平台，依托百度、阿里巴巴、腾讯和科大讯飞4家企业，分别开发自动驾驶、城市大脑、医疗影像、智能语音等技术。2016年，百度宣布开启智能医疗新时代，推出百度医疗大脑。2017年7月，阿里健康发布医疗AI“Doctor You”，并于10月宣布成立以人类愿景为驱动力，开展技术科学和创新性技术研究的实体组织——“达摩院”，致力于探索科技未知，首批公布的研究领域主要涵盖人工智能的相关研究，如人机自然交互、自然语言处理、机器学习等。而科大讯飞的智能语音识别技术已经走在了世界的前列，从2015年开始着手“AI+医疗”的产业布局，主要的研发成果是“三款产品+一个平台”，分别是智医助理、语音电子病历、影像辅助诊断系统和一个人工智能辅助诊疗平台。其中智医助理参加了2017年临床执业医生综合笔试测试，以高出分数线96分的成绩通过了测试。2019年，中国智能医学白皮书发布，指出国家将医疗列入相关人工智能战略重要应用领域，并且在近三年相继发布关于健康医疗大数据、全国人口健康信息化、互联网医疗等的政策，为人工智能在医疗领域的发展奠定了良好的基础。政策的利好，进一步推动了国内智能医学的发展（《2021人工智能发展白皮书》显示，2020年，中国人工智能核心产业规模达到3251亿元，同比增长16.7%；人工智能领域融资金额为896.2亿元，单笔融资额达到1.9亿元，同比增长56.3%。截至2020年底，中国人工智能相关企业数量达到6425家，其中，22.3%的企业分布在人工智能产业链基础层，18.6%的企业分布在技术层，59.1%的企业分布在应用层）。

总的来说，国内外大中型企业纷纷在“AI+”领域发力。亿欧网发布的《2019中国医疗人工智能市场研究报告》指出，当前医疗人工智能的细分领域主要有9大类，分别是虚拟助手、疾病诊断与预测、医疗影像、病历/文献分析、医院管理、智能器械、新药研发、健康管理和基因。《2022—2028年中国医疗人工智能行业投资策略探讨及市场规模预测报告》显示，在国家政策支持、技术发展和市场需求的共同推动下，我国人工智能医疗产业近年来迅猛发展，各大企业及越来越多的医疗AI初创企业不断加大人工智能医疗产业规模，截至2021年10月26日，中国人工智能医疗相关企业数量达到28 500家，可以看出人工智能医疗的热度提升明显。然而，涉足医疗影像领域的企业，远高于其他应用场景，特别是在新药研发、基因等高精技术领域涉足的国内企业远少于外国企业。我国医疗人工智能的布局不均衡且较多集中在医疗影像的情况，大致原因包括以下4个方面：

首先，是深度学习技术在图像识别领域取得了突破。2012年，深度学习模型首次被应用在ImageNet挑战赛（ImageNet Large-Scale Visual Recognition Challenge），将错误率降至16.4%。2017年的ImageNet挑战赛中，Momenta与牛津大学团队利用SENet架构取得第一的成绩，其融合模型在测试集上获得了2.251%的错误率，而人眼辨识的错误率约为5.1%，深度学习模型的识别能力超过了人眼。

其次，是医疗影像数据丰富。医疗数据中90%以上是影像数据，且以63%的年增长率递增，海量的数据资源为模型训练提供了丰富的数据训练集，有利于系统的开发。

再次，是企业的商业定位。医疗影像是相对能够较快实现从试验向临床应用突破的分支，有利于新兴人工智能企业迅速起步。

最后，由于我国在新药研发等一些高精技术领域相对国外的研发能力较弱、研发周期较长，相关的研发投入较少，因此有必要进一步加大智能医学的资金和人才投入力度，补齐短板，实现中国智能医学的全面崛起，助力相关医学产业弯道超车。

1.2.3　智能医学发展趋势

1. 人才储备逐步完善

早期，由于经费、薪酬和研究环境等原因，国内人工智能人才存在一定程度的流失。为了应对这种情况，各级政府在人工智能人才的出入境，以及落户、住房、继续教育、医疗等方面进行配套补助，应对人才缺口。同时国内人工智能企业的薪酬逐步与国外公司看齐，国内大型研究机构对人工智能人才也提供了丰厚的待遇。这些政策和行业发展趋势，势必助推大批杰出人工智能相关人才的成长，从而完善智能医学的人才储备。

2. 医学数据相关法律法规逐步完善

目前中国健康医疗数据具有数据归属不明确、数据安全要求高、数据开放程度有限、健康医疗数据不统一、数据伦理问题待解决、数据成本压力大等问题。这些问题已得到全社会层面的关注与重视，随着智能医学的发展，医学数据相关的法律法规正在逐步完善，健康医疗数据归属、安全、开放等多项问题将得到有效解决。

3. 智能医学逐步产业化

由于智能医学能够在一定程度上减轻医生的工作量，并且提高医生的诊断准确率。虽然对于医疗机构来说，智能医学并非刚需，但是随着不断的摸索，智能医学的付费主体、应用场景等问题将得到有效解决，智能医学产业势必越来越成熟，商业模式也将愈发清晰。

4. 智能医学逐步标准化

以智能医学的医疗器械为例，目前国内由中国食品药品检定研究院负责智能

医疗器械的审批工作。智能医疗器械是医疗器械的一个新生种类，虽然其审批的流程、方法、专家组都与常规的医疗器械不同，但是随着人工智能技术的快速发展，智能器械逐步得到重视，其审批标准也会随着相关部门和学者持续的关注而逐步跟进。

1.3 智能医学应用

智能医学的应用较为广泛，几乎涵盖了医学的所有领域，主要包括临床医学、医药研发、公共卫生和智慧管理等（图 1-1）。

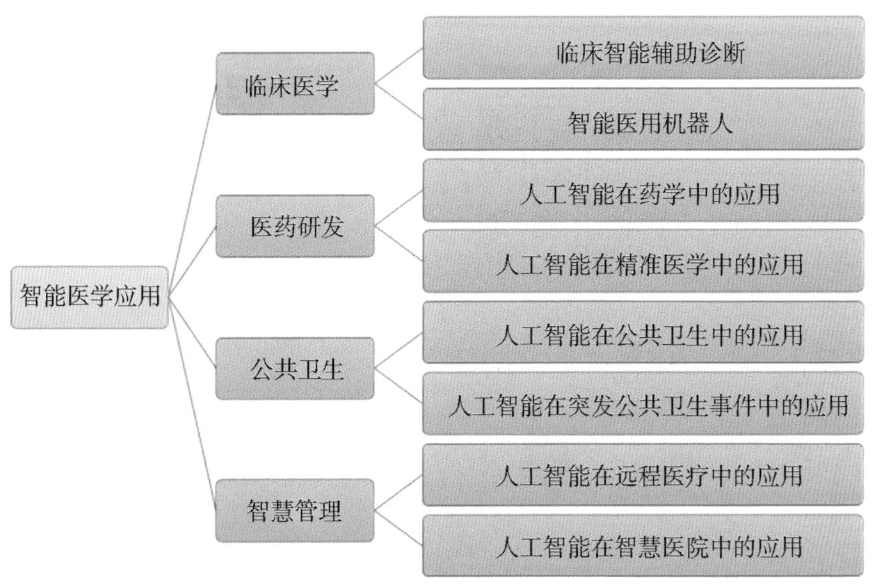

图 1-1　智能医学的主要应用领域

1.3.1　临床医学

智能医学在临床医学中的应用主要包括临床智能辅助诊断和智能医用机器人。

1. 临床智能辅助诊断

临床智能辅助诊断的一个典型应用，是人工智能对医学影像的辅助诊断。食管癌是常见恶性肿瘤之一。食管癌是世界范围内常见恶性肿瘤，发病率呈现逐年上升趋势，尤其是在中国，发病率非常高。据统计，仅2020年一年，中国食管癌新发人群达到了32万人，占全球食管癌新发病例的50%。据全球癌症统计，2020年食管癌新发病例约60.4万例，占全部恶性肿瘤的3.1%，位居第8位；2020年食管癌导致死亡病例约54.4万例，占全部恶性肿瘤的5.5%，位居第6位。针对食管癌的早期治疗是诊疗的关键，食管癌早期五年内治疗的生存率超过90%，而进展期/晚期五年内治疗的生存率则低于15%。由于基层医疗机构医生缺乏足够的认知及筛查手段，导致我国对早期食管癌的检出率较低。利用人工智能技术辅助医生对食管癌进行筛查，可以有效提高筛查准确率与检测效率。腾讯公司研发的首款将人工智能技术运用在医学领域的AI产品“觅影”，针对食管癌的早期筛查准确率可超过90%，并且完成一次内镜检查的时间可控制在数秒之内（图1-2）。

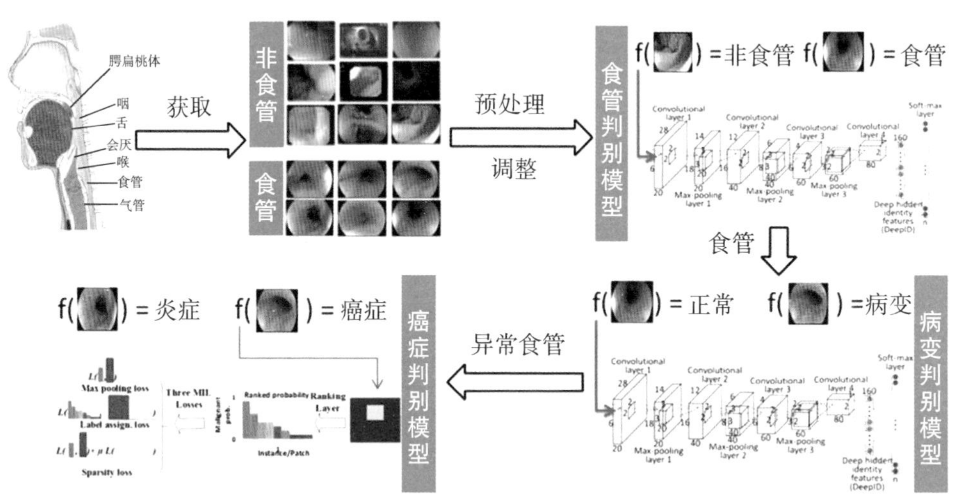

图1-2　腾讯“觅影”对食管癌的识别整体流程

（图片来源：《2018年医疗人工智能技术与应用白皮书》）

病理是医学诊断的金标准，也是许多疾病诊断的最终确定指标。但是，病理医生通常要花费大量的时间检查病理切片，因为病理医生需要在上亿级像素的病理图片中识别微小的癌细胞。对于同一种疾病的病理诊断，不同的医生往往会得出不同的判断结论，足见病理诊断存在误诊概率。人工智能技术为数字病理诊断带来了技术革新，帮助病理医生提高效率、避免遗漏。相较于CT、X射线等影像的人工智能辅助诊断，病理人工智能辅助诊断难度更大，因为病理的诊断既要观察整体，还要观察局部；不仅要学习细胞特征，还要学习其生物行为。我国已有兰丁高科、泰立瑞、迪英加科技等众多企业开始研究利用人工智能辅助数字病理诊断，他们开发的人工智能辅助诊断系统，针对乳腺癌、宫颈癌等疾病的病理检查已实现较高的准确率（图1-3）。

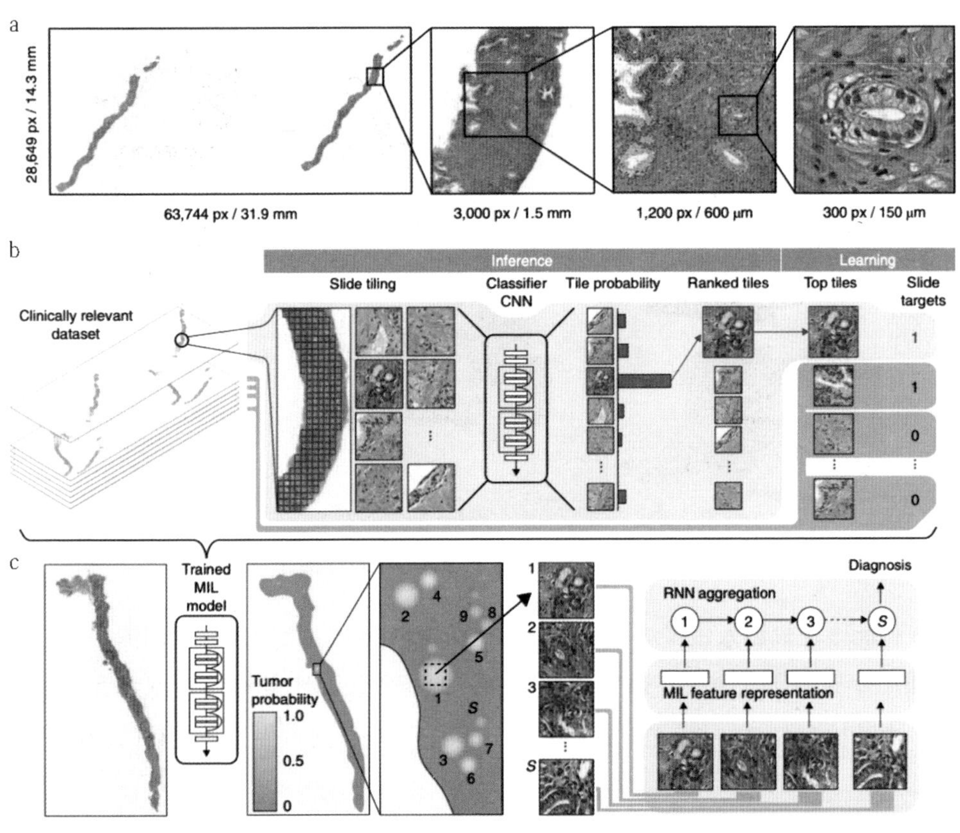

图1-3　基于神经网络的病理切片癌症诊断（图片来源：*Nature Medicine*）

2.智能医用机器人

智能医用机器人的应用主要集中在3个方面：智能手术机器人、智能康复机器人、医用服务机器人。

智能手术机器人能大幅减轻医生因经验和疲劳在手术过程中产生的手部抖动，提升手术的操作性和安全性。达芬奇手术机器人是该方面的典型应用，它是以麻省理工学院（原名斯坦福研究学院）研发的机器人外科手术技术为基础，通过IBM、Heartport等公司联合研发出的。目前，达芬奇手术机器人的性能远胜于其他的智能手术机器人，广泛应用于普通外科、脑神经外科、心脏修复、妇产科、泌尿外科、整形外科等多方面的手术中（图1-4）。

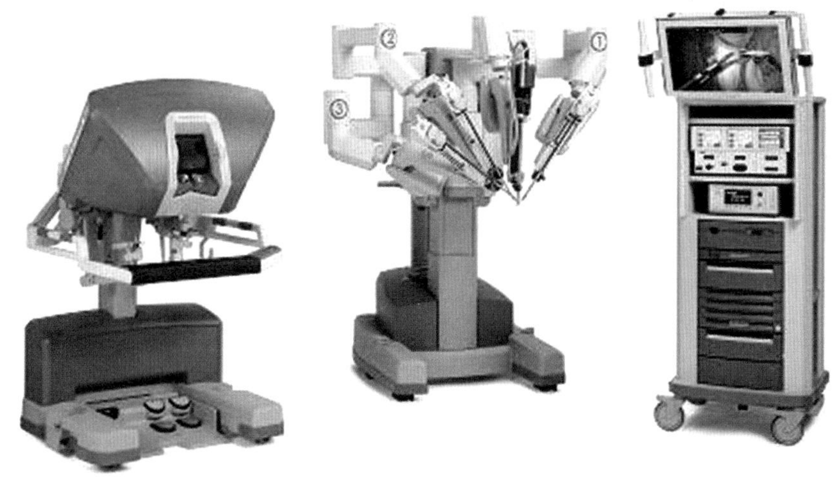

图1-4　达芬奇手术机器人主要组成部分

智能康复机器人主要用于辅助患者进行身体的康复治疗。目前国内外科研院所和产业界的研究主要在康复机械手臂、智能假肢和康复治疗机器人等几个方面。由英国Mike Topping公司研制的“Handy1”是目前世界上最成功的智能康复机器人。

医用服务机器人主要用于辅助护士完成日常的工作，如对患者进行引导就医，照顾患者喂药、喂食，向医生提供医疗数据和影像信息等，从而减少医疗资源的消耗。英国研制的“Care-O-Bot3”智能医用服务机器人，不仅可以帮助患者和护士做多种杂务，并且可以与患者对话，是这方面的典型代表。

1.3.2　医药研发

智能医学在医药研发上的应用主要包括其在药学和精准医学上的部分应用。

1. 人工智能在药学中的应用

人工智能应用于新药研发，可以大大缩短药物研发周期，节约研发成本。人工智能贯穿药物研发的各个周期，包括药物发现阶段、临床前研究阶段、临床研究阶段和批准上市阶段。

人工智能在药物研究阶段的一个典型应用是智能靶点筛选。靶点是指药物与机体生物大分子的结合部位，通常涉及受体、酶、离子通道、转运体、免疫系统、基因等。现代新药研究与开发的关键，首先是寻找、确定和制备药物筛选靶——分子药靶。传统寻找靶点的方式是将市面上已有的药物与人体身上的一万多个靶点进行交叉匹配，以发现新的有效的结合点。人工智能技术有望改善这一过程。人工智能技术可以从海量医学文献、临床试验信息等非结构化数据中寻找到可用的信息，并提取生物学知识，进行生物化学预测。该类方法有望将药物研发时间和成本各缩减约50%。

2. 人工智能在精准医学中的应用

精准医学是临床转化医学的组成部分，它是整合利用多种组学技术（基因、代谢、蛋白等）、二代测序技术、基因组学、计算机生物学分析、医学信息学和临床信息学等多学科领域的大数据资源，为患者提供个性化的诊疗。

在精准医学方面，人工智能主要用于疾病预防、诊断和治疗。通过人工智能技术，可以有效地从大量的人类基因组测序中，得到健康人的RNA剪切模式，从而挖掘到有用的信息。之后，通过其他分子生物学方法对模型进行优化，从而提高疾病预防的准确性和有效性。

此外，人工智能可以有效地应用于精准医学的分子诊断中。例如，使用神经网络的强大学习能力，可以有效地学习分子的模式和类型，从而提升诊断的准确性和效率，有效缓解分子诊断阶段工作人员的压力，节约医疗资源。

在精准医疗的诊疗阶段使用人工智能技术，是另一个重要的应用场景，具体来看，主要的应用可以分为三个方面：基因治疗、靶向治疗和免疫治疗。通过人工智能技术有效地发现在治疗过程中的疾病信息和观测到的生物信息特征之间的联系和纽带，可以大大地减轻临床医生的压力，并且在一些人类难以分析和观察的实验中发挥重要作用。

1.3.3 公共卫生

智能医学在公共卫生方面主要包括三个应用场景：传染病、慢性非传染病和突发公共卫生事件。公共卫生的主要目标是延长健康期望寿命。威胁公共卫生的一个主要因素是传染病，它是指由病原微生物感染人体后产生的有传染性、在一定条件下可造成流行的疾病。通过人工智能技术，可以统计历史诊疗数据及就诊的传染病人群规模，并且进行实时监测，从而为传染病的监测、预警和实时追踪提供技术手段，有效地预防和阻止传染病的快速传播，保护人类的健康安全。

此外，对于慢性的非传染病，人工智能依然可以发挥重要作用。慢性非传染性疾病主要以心脑血管疾病、肿瘤、糖尿病等疾病为主。慢性疾病发生往往存在一个缓慢的隐性发展时期，一般病程较长且具有不可逆性，一旦得病，不能自愈，而且也很难治愈，需要长期治疗和照顾。因而目前针对慢性非传染病，主要以预防和早期发现为主。使用人工智能技术可以有效地分析哪些人群容易患慢性非传染病，从而为具有特定生活习惯和临床检验指标特征的人群提供风险预测，及早发现疾病，并改变生活习惯，从而避免健康受到威胁。

2020年伊始，新冠肺炎疫情在全球暴发，这是一个典型的突发公共卫生事件，在该次事件中，我国在党中央的领导下，快速有效地遏制了疫情的蔓延，捍卫了人民的健康和国家的经济秩序。在该突发公共卫生事件中，涌现了大量的人工智能应用，如使用人工智能进行测温、人脸识别、车牌识别追踪、机器人智能消毒等。

1.3.4 智慧管理

智能医学在智慧管理中的应用主要可以分为两个方面：一是远程医疗，二是智慧医院。远程医疗是依托现代信息技术，联通不同地区的医疗机构与患者，进行跨机构、跨地域医疗诊治与医学专业交流等的医疗活动。在远程医疗中，使用人工智能技术可以快速有效地为患者推荐诊疗医院，并且在远程医疗过程中，可以使用智能医学方法，对患者的检测和影像数据进行智能化分析，从而最大程度地发挥远程医疗的作用和效益。

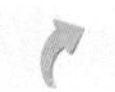

智慧医院则是指将云计算、大数据、人工智能、物联网等多领域技术应用于医疗服务领域，围绕患者就医体验、临床诊疗水平、医院管理三个方面，全方位提升医疗服务效率和质量。由此可见，智慧医院和智能医学密不可分，是智能医学的一个高级展现形式。

1.4　智能医学面临的挑战

随着科学技术的进步和发展，智能医学作为一门新兴学科，得到了蓬勃的发展，但其仍然面临着多方面的挑战，主要包括政策挑战、法律与伦理挑战、技术和人才挑战、产业发展挑战（图1–5）。

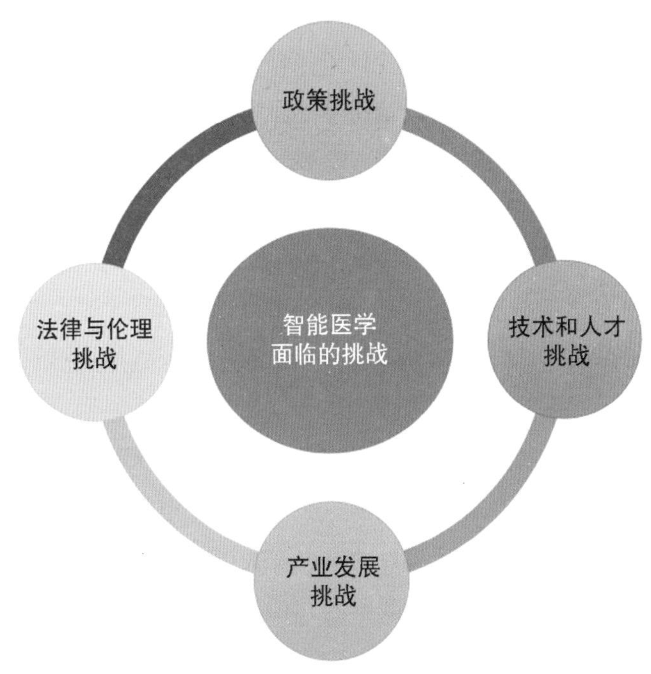

图1–5　智能医学面临的挑战

1.4.1　政策挑战

2017年，国务院发布《国务院关于印发新一代人工智能发展规划的通知》，人工智能上升为国家战略，国家对智能医学的发展提出了更高的要求，智能医学进入全新的高速发展轨道。2018年，国务院办公厅制定《关于促进“互联网+医疗健康”发展的意见》。习近平总书记指出，要推进“互联网+教育”“互联网+医疗”等，让百姓少跑腿、数据多跑路，不断提升公共服务均等化、普惠化、便捷化水平。李克强总理强调，要加快医疗联合体建设，发展“互联网+医疗”，让群众在家门口能享受优质医疗服务。《“健康中国2030”规划纲要》《国务院关于积极推进“互联网+”行动的指导意见》等都做出了相关部署。2019年，上海交通大学人工智能研究院联合上海市卫生和健康发展研究中心、上海交通大学医学院发布了《人工智能医疗白皮书》。该白皮书包含人工智能医疗发展历史、政策分析、行业现状、面临的挑战及趋势分析五大部分，全面分析了世界主要国家人工智能医疗研究的热门领域、面临的主要挑战和未来发展趋势，为我国人工智能医疗行业的政策制定、学术发展、投资策略、产品应用等提供了智力支持和政策依据。根据各级政府和单位的政策指导，推进智能医学的快速全面发展是相关领域所面临的一个重要挑战。

1.4.2 法律与伦理挑战

智能医学作为一个新兴科学，对人们的健康正起着越来越重要的影响。但智能医学也带来了重大的法律和伦理挑战。虽然人工智能可以通过对大量医学数据进行分析，从而识别模式，并用来预测未来发生的可能性，但是其中却存在着风险。比如在医学上，大量医学数据可能来自电子健康记录和健康保险索赔，从而给予人工智能利用购买记录、收入数据、犯罪记录甚至社交媒体来获取个人健康信息的机会，进而触碰法律的边界。此外，在我国现有的法律体系中，医学人工智能的知识产权还难以清晰判定。我国的知识产权判定依据的主要法律是《中华人民共和国著作权法实施条例》，尚没有对医疗人工智能的知识产权的判定做出详细规定，在实践操作中有相当大的难度；并且医疗人工智能产品的注册、使用、监管等法律法规正在制定中，有待完善。因此，智能医学目前在法律与伦理上存在的困难是智能医学急速发展所面临的另一个重要挑战。

1.4.3　技术和人才挑战

智能医学处在人工智能热潮的中心地位，有非常快的发展速度，主要体现在以下几个方面：

（1）智能医学研究机构与国内的各大医院合作开展了科学研究、临床试验、产业转化等工作。

（2）智能医学的研究机构众多，包括科研单位、高校、大企业、创业公司等。

（3）智能医学有较好的投资盈利预期，得到资本方面的追捧。

（4）医疗人工智能的临床应用与转化，例如近年来人工智能在多种维度的医学图像识别领域已得到快速的发展与实践应用。

此外，迅速增长的医学大数据规模、快速提高的GPU（图形处理器）速度和医疗人工智能理论基础的飞跃，为医疗人工智能的算法、算力、数据等关键技术需求铺平了道路。医学人工智能蓬勃的发展，需要大量的人工智能和医学类交叉复合型人才，对技术和人才提出了新的挑战。

1.4.4　产业发展挑战

医疗人工智能企业如何获得利润？这是社会各方面，包括政府部门、投资机构、医疗人工智能企业、医院、医疗人工智能运营机构共同关注的问题。随着智能医学的不断发展，多款医疗人工智能产品已经开发出来，如基于眼底图像的糖尿病筛查、基于薄层CT的肺部结节筛查等。这些医疗人工智能产品获得国家许可后，走向市场可能的商业途径主要包括两个方面：第一，将医疗人工智能产品出售给大型运营机构，包括政府部门、投资机构、医疗人工智能企业、医院、医疗人工智能运营机构，实现盈利；第二，与第三方运营机构合作，包括政府部门、投资机构、医疗人工智能企业、医院、医疗人工智能运营机构，实现盈利。然而，现在整个产业链还不够完善，产业规模仍需扩增，如何促进智能医学相关产业有序健康发展是另一个需要考虑的关键挑战。

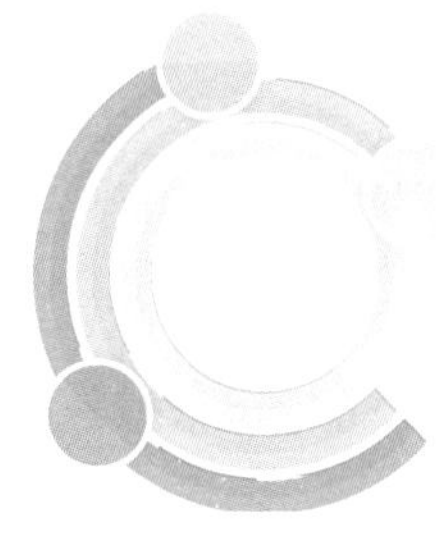

第2章　智能医学技术基础

智能医学的快速发展，离不开相关技术的支撑，智能医学涉及的技术基础主要包括大数据关键技术和人工智能关键算法。

2.1　大数据关键技术

2.1.1　大数据基本概念

1. 大数据的定义

大数据，或称巨量数据、海量数据、大资料，指的是具有数量巨大、变化速度快、类型多样和价值密度低等主要特征的数据。大数据所涉及的数据量规模巨大，是无法通过人工在合理时间内实施截取、管理、处理并整理成为人类所能解读的形式的信息。

2. 大数据的特点

（1）数据量大，包括采集、存储和计算的量都非常大。

（2）种类和来源多样化，包括结构化、半结构化和非结构化数据，具体表现为网络日志、音频、视频、图片、地理位置信息等。多类型的数据对数据的处理能力提出了更高的要求。

（3）数据价值密度相对较低，或者说是浪里淘沙却又弥足珍贵。随着互联网及物联网的广泛应用，信息感知无处不在，信息海量，但价值密度较低。

（4）数据增长速度快，处理时效性要求高。比如，搜索引擎要求几分钟前的新闻能够被用户查询到，个性化推荐算法尽可能要求实时完成推荐。这是大数据

区别于传统数据的显著特征。

3. 医学大数据所面临的问题

在国内，医疗行业总体数据存储量并不大，对单个医疗机构而言，以1~50 TB为主，也有个别信息化水平较高的机构达到拍字节（PB，10×10^{15} B）级别。根据医疗数据的保存要求，门诊记录保存时间不得少于15年，住院病历保存时间要求大约为30年，其间所积累的数据样本量和数据维度都具有相当大的可分析价值。在国内外的医疗机构及医疗研究机构中，从临床试验中的批量采集数据积累而成的数据量级也是巨大的，例如，由美国医疗保健研究与质量局管理的医疗保健成本与利用项目HCUP，该项目建立了大约1亿观测人群的医疗和健康及其消费数据库，890 394名退役军人2002~2006年的糖尿病治疗跟踪研究等。在临床治疗、预后和趋势研究、疾病风险因子提取和新型治疗技术的开发方面，随着现代检测、存储技术的发展，采集到的数据的复杂度和数据容量都在不断增大。此外，在分析处理医学大数据时，面临着特殊的问题，主要包括数据来源广泛、信息碎片化严重和标准不一致等。医学大数据所具有的大数据特征和医学数据特点，给大数据分析和处理带来了新的挑战和机遇（图2-1）。

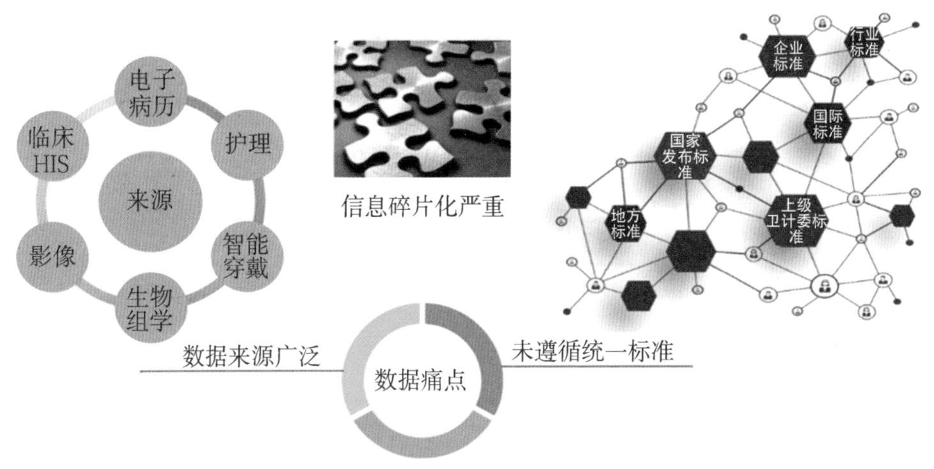

图2-1 医学大数据分析与处理所面临的问题

2.1.2 大数据采集技术

1. 数据采集的概念

数据采集，又称数据获取，是指从传感器和其他待测设备等模拟和数字被测单元中自动采集信息的过程。数据分类新一代数据体系中，将传统数据体系中没有考虑过的新数据源进行归纳与分类，可将其分为线上行为数据与内容数据两大类。线上行为数据主要包括页面数据、交互数据、表单数据、会话数据等；内容数据主要包括应用日志、电子文档、机器数据、语音数据、社交媒体数据等。

2. 大数据采集的特点

不同于传统的数据方式，大数据采集具有自身的特点。传统数据通常来源单一，数据量相对大数据较小，并且结构单一。而大数据由于其自身的特点，通常来源广泛、数据量巨大，并且数据类型丰富，包含结构化数据、未结构化数据和半结构化数据。根据数据所具有的特点，传统数据通常使用关系型数据库和并行数据库，而大数据通常使用分布式数据库。传统数据采集和大数据采集的不同如图2-2所示。

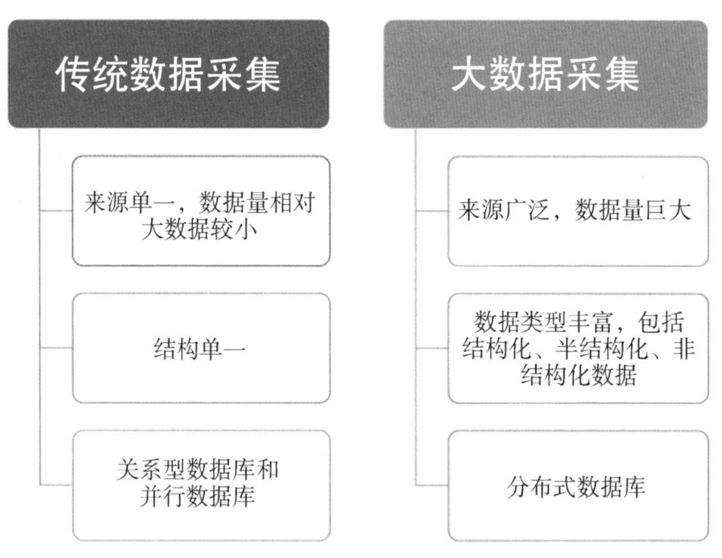

图2-2 传统数据采集和大数据采集的不同

3. 大数据采集方法

根据大数据的特点，在进行大数据采集时通常使用平台化的数据采集方法。平台化是指基于一定的需求，封装了为实现这些需求而搭建的一些基本功能和执行逻辑的软件框架。该框架与具体的业务、技术和数据无关，仅定义为实现所需求业务而必须具备的接口。平台即为通过这些接口而搭建起来的一个完整的、可运行的软件框架。平台化技术具有以下优势：一是通过对复杂的软件系统进行分层，简化了应用服务的实现方式与路径，同时也兼顾了不同用户的个性化应用需求。二是通过对软件业界现有的成果进行集成整合，可实现以需求为导向的灵活功能架构与合力，从而提升应用开发与业务运行的效率。

常见的大数据采集平台主要有 Flume、Fluentd、Logstash 和 Splunk Forwarder。其中，Flume 是 Apache（阿帕奇）旗下的一款开源、高可靠、高扩展、容易管理、支持客户扩展的数据采集系统。Flume 使用 JRuby 来构建，所以依赖 Java 运行环境。Fluentd 是另一个开源的数据收集框架。Fluentd 使用 C/Ruby 开发，使用 JSON 文件来统一日志数据。它的可插拔架构支持各种不同种类和格式的数据源和数据输出，同时提供了高可靠和高扩展性。Logstash 是著名的开源数据栈 ELK（由 ElasticSearch、Logstash、Kibana 三部分组成）中的一个部分。Logstash 用 JRuby 开发，所以运行时依赖 JVM（Java 虚拟机）。Splunk Forwarder 是一个分布式的机器数据平台，主要有三个角色：Search Head，负责数据的搜索和处理，提供搜索时的信息抽取；Indexer，负责数据的存储和索引；Forwarder，负责数据的收集、清洗、变形，并发送给 Indexer。

2.1.3 大数据清洗与融合技术

1. 数据清洗的概念

数据清洗是指对采集的原始数据进行基本的预处理，发现不准确、不完整、不合理或重复冗余等错误数据，并对这些数据进行修补、增减或删除处理，以提高数据质量，利于后续大数据的分析与挖掘。基于准确的数据进行分析，才有可能得到可信的分析结果，基于这些结果才有可能做出正确的决策，否则，在不准确的数据上进行分析，有可能导致错误的认识和决策。据估计，数据中的异常

(Anomaly)和杂质(Impurity),一般占到数据总量的5%左右。数据清洗往往和数据集成联系在一起,当从多个数据源进行数据集成时,通过数据清洗技术剔除数据中的错误,以便获得高质量的数据。

2.常见的数据异常

数据清洗的目的是剔除数据中的异常。这些异常主要可以分为3类:语法类异常、语义类异常和覆盖类异常,如图2-3所示。

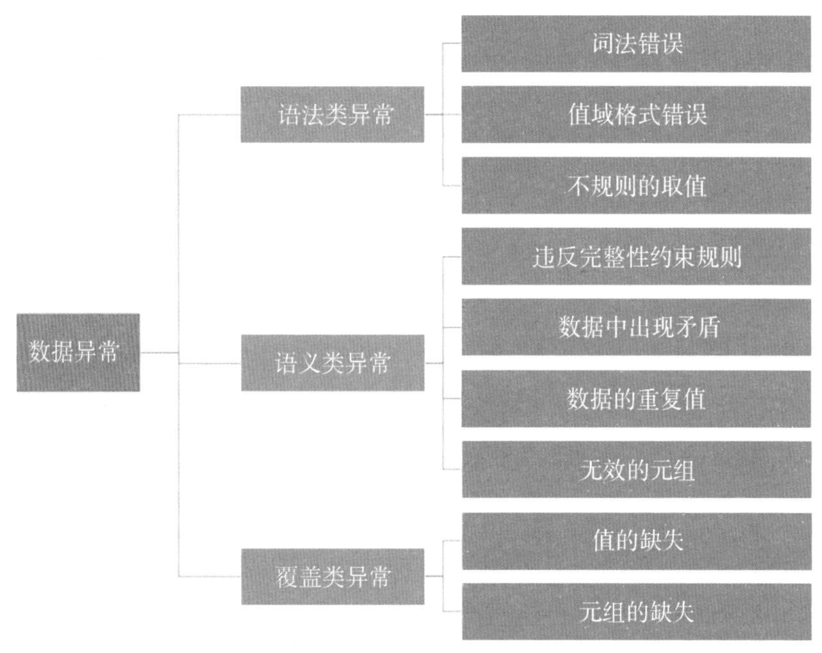

图2-3　常见数据异常类型

(1)语法类异常又可以分为三种常见情形:词法错误、值域格式错误和不规则的取值。词法错误指的是实际数据的结构和指定的结构不一致。比如,在一张人员表中,每个实体有四个属性,分别是姓名、年龄、性别和身高,而某些记录只有三个属性,这就是语法类异常。值域格式错误则指的是实体的某个属性的取值不符合预期的值域中的某种格式。值域是数据的所有可能取值构成的集合。比如,姓名是字符串类型,在名和姓之间有一个“,”,那么“John,Smith”是正确的值,“John Smith”则不是正确的值。不规则的取值指的是对取值、单位和简称的使用不统一、不规范。比如，员工的工资字段有的用“元”作为单位，有的用“万元”作为单位。

（2）语义类异常指数据不能全面、无重复地表示客观世界的实体，该类异常具体可分为四种：违反完整性约束规则、数据中出现矛盾、数据的重复值和无效的元组。其中违反完整性约束规则指一个元组或几个元组不符合完整性约束规则（实体完整性、参照完整性和用户自定义完整性）。比如，我们规定员工工资字段必须大于0，如果某个员工的工资小于0，就违反了完整性约束规则。数据中出现矛盾指的是一个元组的各个属性取值，或者不同元组的各个属性的取值违反这些取值的依赖关系。比如，我们的账单表里的账单金额为商品总金额减去折扣金额，但在数据库某个账单的实付金额不等于商品总金额减去折扣金额，这就矛盾了。数据的重复值指的是两个或者两个以上的元组表示同一个实体。无效的元组指的是某些元组没有表示客观世界的有效实体。比如，员工表中有一个员工，名称叫“王超”，但是公司里并没有这个人。

（3）覆盖类异常则主要包含两种类别：值的缺失和元组的缺失。值的缺失指的是在进行数据采集时就没有采集到相应的数据。元组的缺失指的是在客观世界中存在某些实体，但是并没有在数据库中通过元组表示出来。

3.数据清洗的常见方法

针对不同的数据异常，通常采用不同的数据清洗方法。

（1）针对语法类异常，主要使用平滑去噪的方法来清洗数据。该类方法主要分为四类：桶方法、聚类分析方法、人机结合检查方法和回归方法。桶方法是通过利用平滑数据点的周围点（近邻），对一组排序数据进行平滑。排序后的数据被分配到若干桶中。聚类分析方法则是将相似或相邻近的数据聚合在一起形成各个聚类集合，进而将那些位于这些聚类集合之外的数据对象认定为异常数据。人机结合检查方法，也可以发现数据中的语法类异常。例如，利用基于信息论的方法可帮助识别手写符号库中的异常模式，所识别出的异常模式可输出到一个列表中，然后由人对这一列表中的各异常模式进行检查，并最终确认无用的模式（真正异常的模式）。这种人机结合检查方法比手工方法的手写符号库检查效率要高许多。回归方法则是借助多变量回归方法，获得多个变量之间的拟合关系，从而达到利用一组变量值来预测另一个变量取值的目的。利用回归分析方法所获得的拟合函数，能够平滑数据及除去其中的噪声。

（2）针对语义类异常数据，通常需要利用数据与外部的关联，通过关联分析，挖掘数据语义异常的内容和位置，从而进行数据清洗。例如，数据录入错误一般可以通过与原稿进行对比来加以纠正。此外，还有一些方法可以帮助纠正使用编码时所发生的不一致问题。知识工程工具也可以帮助发现违反数据约束条件的情况。

（3）覆盖类异常数据，则是数据清洗中常见的一种异常类型。针对该类型异常，通常使用忽略和填补两种策略。

忽略策略的一般方法是直接将一条异常类记录排除，尤其是没有类别属性值而又要进行分类数据挖掘时。然而，这种方法并不是很有效，尤其是在每个属性的遗漏值的记录比例相差较大时，因而针对覆盖类异常数据通常使用填补策略进行数据清洗。

填补策略的方法具体可以分为：手工填补、默认值填补、均值填补、同类别均值填补和回归方法预测填补。手工填补这种方法比较耗时，而且对于存在许多遗漏情况的大规模数据集而言，可行性较差。默认值填补则是对一个属性的所有遗漏的值均利用一个事先确定好的值来填补，如都用“OK”来填补。但当一个属性的遗漏值较多时，若采用这种方法，就可能误导挖掘进程。因此，这种方法虽然简单，但并不推荐使用，或使用时需要仔细分析填补后的情况，以尽量避免对最终挖掘结果产生较大误差。均值填补则是计算一个属性值的平均值，并用此值填补该属性所有遗漏的值。例如，若患者的平均收入为10 000元，则用此值填补“患者收入”属性中所有被遗漏的值。利用同类别均值填补则是根据类别，对不同类别的数据进行均值填补。例如，若要对商场顾客按信用风险进行分类挖掘时，就可以用在同一信用风险类别（如良好）下的“顾客收入”属性的平均值，来填补所有在同一信用风险类别下“顾客收入”属性的遗漏值。然而这些方法利用的上下文语义信息较少，通常会影响结果的精度，为了进一步提升数据填补的性能，可以通过回归分析、贝叶斯计算公式或决策树根据已有数据训练合适的机器学习模型，进而推断出该条记录特定属性的最大可能的取值。

4. 数据融合的概念

数据融合（Data Fusion）也称为信息融合（Information Fusion），起源于1973年美国国防部资助开发的声呐信号处理系统，具有更广义化的概念在20世纪90年代被提出。美国国防部实验室理事联合会（Joint Directors of Laboratories，JDL）对数据融合给出的定义是：处理来自单一和多个来源的数据和信息的关联的多层次过程，以实现重新定位，并完善、及时地对其形势、风险及重要性进行评估。D.L.Hall和J.Llinas给出的定义是：数据融合技术将来自多个传感器的数据和来自相关数据库的相关数据相结合，以得出比单个传感器更准确、具体的推论。国内学者祁友杰提出，数据融合是对多个传感器和信息源所提供的关于某一环境特征的不完整信息加以综合，以形成相对完整、一致的感知描述，从而实现更加准确的识别和判断功能。周靖人指出，多源数据融合是认知、综合和判断各种数据的过程，融合过程中涉及的数据通常具有诸如多源、异质性和不完整性之类的属性。总结学者们的研究可以发现，数据融合是对多来源数据分析处理的过程，目的是得出更准确、统一的信息，通常用来增强决策过程。

5. 数据融合的方法

数据融合可以从三个方面进行展开，主要包括数据层融合、特征层融合和决策层融合。

（1）数据层融合是直接在采集到的原始数据层上进行的融合，直接对原始数据进行分析与挖掘。数据层融合一般采用集中式融合体系进行融合处理。这是低层次的融合，如成像传感器中通过对包含某一像素的模糊图像进行图像处理来确认目标属性的过程，就属于数据层融合。

（2）特征层融合属于中间层次的融合，它先对原始数据进行特征提取，然后对特征信息进行综合分析和处理。特征层融合的优点在于实现了可观的信息压缩，有利于实时处理，并且由于所提取的特征直接与决策分析有关，因而融合结果能最大限度地给出决策分析所需要的特征信息。特征层融合一般采用分布式或集中式的融合体系。

（3）决策层融合则是将不同的数据进行单独处理，得到各种不同的决策结果，然后通过关联处理进行决策层融合判决，最终获得联合推断结果。

2.1.4 大数据分析技术

1. 大数据分析的基本概念

从字面意思来看，大数据分析主要是指对规模巨大的数据进行的分析，通常包含统计与分析、导入与预处理和挖掘等步骤。统计与分析主要利用分布式数据库，或者分布式计算集群来对存储于其内的海量数据进行普通的分析和分类汇总等，以满足大多数常见的分析需求。统计与分析的主要特点和挑战是分析涉及的数据量大，其对系统资源，特别是I/O会有极大的占用。导入与预处理则是将来自前端的数据导入一个集中的大型分布式数据库，或者分布式存储集群，并且可以在导入基础上做一些简单的清洗和预处理工作。导入与预处理的特点和挑战主要是导入的数据量大，每秒的导入量经常会达到百兆，甚至千兆级别。挖掘则是使用机器学习方法，如决策树、支持向量机、深度学习和贝叶斯方法等对数据中存在的有用信息进行提取与展示。

2. 大数据分析方法

大数据分析的方法主要包括可视化分析、数据挖掘算法、预测性分析能力、语义引擎等。可视化分析主要是指直观的展示数据，让数据以富媒体的形式展示出来，更加简洁地展示数据的内容。数据挖掘算法主要是将数据抽象化，使用机器学习等算法，通过集群、分割、孤立点分析深入数据内部，挖掘价值。数据挖掘可以让分析员更好地理解数据，而预测性分析可以让分析员根据可视化分析和数据挖掘的结果做出一些预测性的判断。语义引擎主要是用来从数据中智能提取信息的工具，以解决非结构化数据的多样性带来的数据分析新挑战，更好地解析、提取、分析数据。

2.1.5 大数据处理过程的质量控制

1. 数据质量的基本概念

一般而言，数据质量是指数据的一致性、正确性、完整性和最小性这四个指标在信息系统中所得到的满足程度，它通常需要用元数据来表示。从某个角度而言，也可以通过数据的收集时间和数据来源的可信度等指标来衡量数据质量。数据质量大致可以分为单数据源模式层问题和多数据源模式层问题。通常单数据源中所存在的质量问题在多数据源中也同样存在，并且多数据源还存在着其他的数据质量问题。这是因为每个数据源的设计与维护都是为了满足某个特定的需求，它们之间在数据格式、设计模式和数据模型等方面有着很大的不同，因此当对多个不同数据源进行集成时，会产生各种各样的数据质量问题。模式层上的数据质量问题主要包括唯一性约束、命名冲突和结构冲突等，实例层上的数据质量问题主要包括缺失值、错误值、不一致数据和相似重复记录等。模式层上的数据质量问题可以通过优化设计模式加以解决，而实例层的数据质量问题则要通过数据清洗技术来解决。

2.数据质量控制方法

数据质量控制方法主要可以分为事前控制、事中控制和事后控制。事前控制针对数据处理前的质量控制，主要包括规范数据来源、制定数据采集标准和数据处理流程标准等。事中控制是对数据处理过程的质量控制，包括数据预处理、数据存储、数据分析与挖掘、数据呈现与应用等环节的质量控制。事后控制在数据分析结束后，通过建立数据质量评估体系对数据分析进行事后评价，并制订数据分析流程改善计划。

2.2 人工智能关键算法

2.2.1 人工智能的基本概念

人工智能是一门利用计算机模拟人类智能行为的科学，它涵盖了训练计算机使其能够完成自主学习、判断、决策等人类行为的范畴。人工智能、机器学习、深度学习是我们经常听到的三个热词。关于三者的关系，简单来说，机器学习是实现人工智能的一种方法，深度学习是实现机器学习的一种技术。机器学习使计算机能够自动解析数据、从中学习，然后对真实世界中的事件做出决策和预测；深度学习是利用一系列“深层次”的神经网络模型来解决更复杂问题的技术。其隶属关系如图2-4所示。

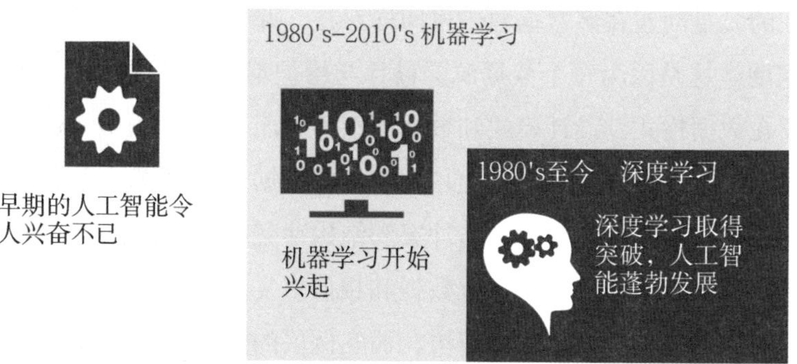

图2-4 人工智能、机器学习、深度学习的发展关系与时间
（图片来源：中国人工智能学会；罗兰贝格分析）

人工智能的概念形成于20世纪50年代，其发展阶段经历了三次大的浪潮。第一次是50~60年代注重逻辑推理的机器翻译时代；第二次是70~80年代依托知识积累构建模型的专家系统时代；第三次是2006年起开始的重视数据、自主学习的认知智能时代。在数据、算法和计算力条件成熟的条件下，第三次浪潮中的人工智能开始真正解决问题，切实创造经济效果（图2-5）。

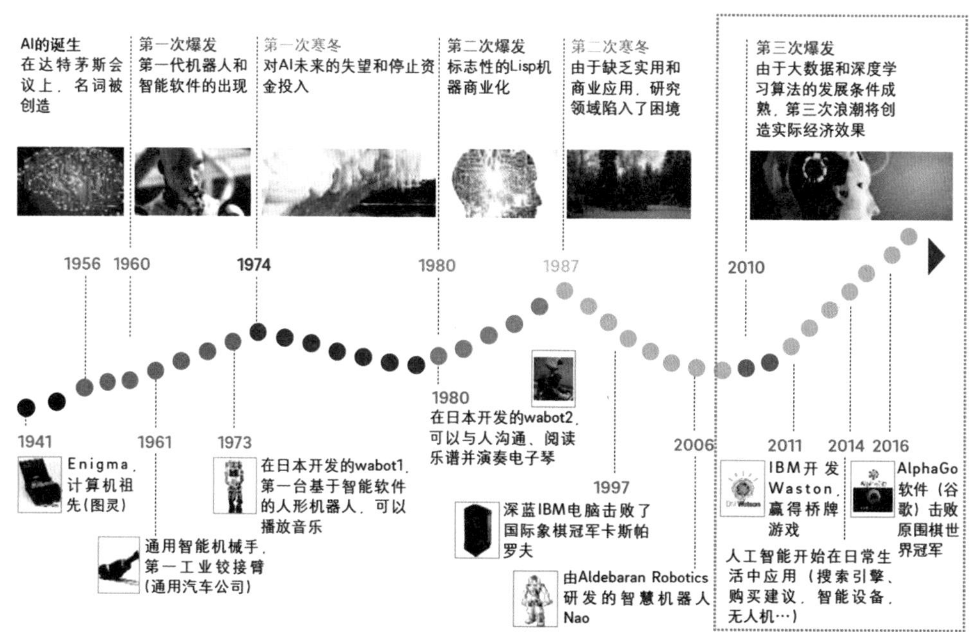

图2-5 人工智能的发展（图片来源：中国人工智能学会；罗兰贝格分析）

2.2.2　人工智能算法的基石

人工智能的发展离不开海量数据、超强计算和优秀算法，如图2-6所示。

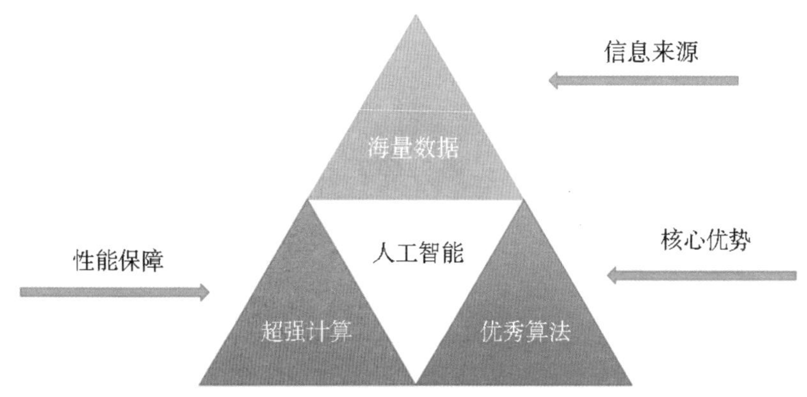

图2-6　人工智能的基石

（1）人工智能的能量来源是稳定的数据流。机器学习通过海量数据来“训练”自己，才能开发新规则来完成日益复杂的任务。目前全球有超过30亿人在线，约170亿个互相连接的设备或传感器，产生了大量数据，而数据存储成本的降低，使这些数据易于被使用。

（2）强大的计算机和互联网远程处理能力，使可以处理海量数据的人工智能技术成为可能。根据媒体报道，阿尔法围棋（AlphaGo）之所以能在与李世石的对决中取得历史性的胜利，这与它硬件配置的1920个CPU和280个GPU超强运算系统密不可分，可见计算能力对于机器学习是至关重要的。

（3）在人工智能中，学习算法（learning algorithms）创建了规则，允许计算机从数据中学习，从而推论出新的指令（算法模型），这也是人工智能的核心优势。新的人工智能技术，特别是分层神经网络，也被称为“深度学习”，启发了新的服务，刺激了对人工智能这一领域其他方面的投资和研究。

2.2.3　人工智能中的深度学习算法

由于深度学习在近期人工智能蓬勃发展中所起到的关键作用，本书着重介绍人工智能中的深度学习技术。

1. 深度学习的基本模型

深度学习的基本模型为神经网络，它是一种经典的机器学习算法。神经网络由多个神经元组成，生物神经网络的最小单元是神经元，而人工神经网络的单元是感知机。生物的神经元是一端接受化学信号，经过加工从另一端释放出来；而感知机是一端接受一个向量作为输入，经过一定加工，另一端释放出一个标量。事实上一个神经元内部经历了两个运算过程：线性运算和非线性运算。这两个运算的复合就构成了一个神经元的运算过程。线性运算就是最简单的加权求和。非线性运算所使用的函数也被称作激活函数或者激励函数。每个神经元包含多个激活函数 a 和参数 $\theta = \{W, B\}$，其中 W 是权重参数集合，B 是偏移量集合。激活函数表达式为输入变量 x 和神经元参数的线性组合，再通过非线性函数 $\sigma(\cdot)$ 计算，可表示为：

$$a = \sigma\left(W^{\mathrm{T}}x + b\right)$$

传统神经网络的典型传递函数是S形和双曲正切函数。其中最著名的多层感知器（multi-layer perceptron，MLP）具有如图2-7所示变换：

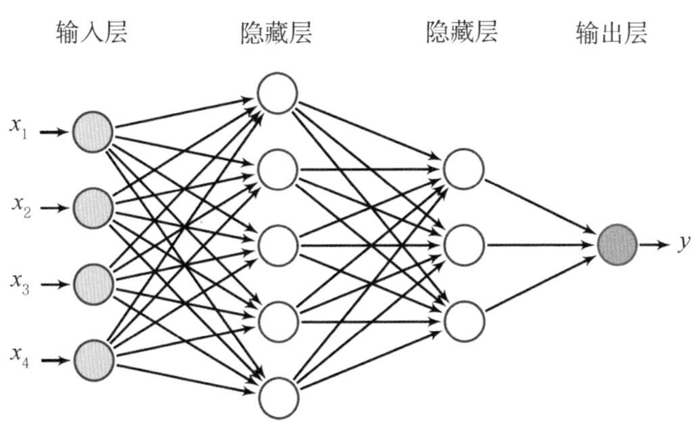

$$f(x;\theta) = \sigma\left(W^{\mathrm{T}}\sigma\left(W^{\mathrm{T}}\cdots\sigma\left(W^{\mathrm{T}}x + b\right) + b\right) + b\right)$$

图 2-7　神经网络算法中的网络结构

输入和输出之间的层通常被称为隐藏层。当神经网络包含多个隐藏层时，它通常被认为是“深层”神经网络，因此称为深度学习。具有随机梯度下降的最大

似然性是当前用于将参数θ拟合到数据集D的最流行的方法。神经网络运算由三步过程组成：正向传播、反向传播和梯度下降。正向传播的主要目的是计算预测值；反向传播的主要目的是得到参数的偏导数（也就是W和B的偏导数）；梯度下降的主要目的是更新参数，进而将损失函数的函数值尽量降低。神经网络的网络结构由输入层、隐藏层和输出层构成，如图2-7所示。医学图像通过输入层传递到网络中，经过隐藏层的计算，由输出层传递出运算结果。深度学习算法流程是先将训练集输入神经网络，通过反向传播算法得到网络参数W和b；再将测试集输入网络进行网络评估，若评估未通过则继续迭代训练网络，若测试通过即得到训练后的网络模型；将待测数据输入已训练的神经网络，则得到所需的分类或分割结果。

2.深度学习中的卷积神经网络模型

卷积神经网络是神经网络的一种变体，是目前最流行的深度学习模型之一，被广泛地应用于图像识别、文本分析、语音信号处理等领域中。卷积神经网络可以接收二维、三维甚至更高维图像作为算法的输入，输入图像通过网络中的卷积层提取图像中的局部信息。卷积神经网络通常包括卷积层（convolutions）、池化层、全连接层（full connection），卷积层和池化层通过二次抽样（subsampling）交替出现，网络的末端由全连接层输出分类结果，如图2-8所示。其中卷积层的主要作用是提取增强局部特征，每层中卷积操作包含一组卷积核$W=\left\{W_1,W_2,\cdots,W_K\right\}$和偏移量$B=\left\{b_1,b_1,\cdots,b_K,\right\}$。每层卷积层中，先对特征向量做卷积操作，然后逐个元素做非线性转换，最终生成一个新的特征向量图X_k。第l层卷积操作如公式：

$$X_k^l=\sigma\left(W_k^{l-1}X^{l-1}+b_k^{l-1}\right)$$

卷积层中卷积核大小固定，所以网络输出大小固定，极大减少了需要学习的参数量。卷积操作具有权值共享和降采样的特点，同时具有一定程度的位移、尺度和形状不变性，大大减少了模型的自由度，提高了优化效率。

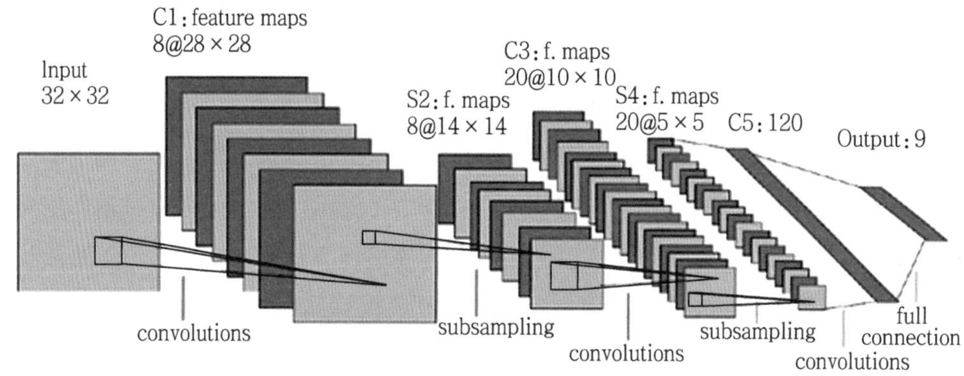

图 2-8　卷积神经网络

池化层的主要作用是减小特征图，降低每层网络中特征向量的维度，降低参数数量，优化计算。池化层在卷积层之后，对卷积层的特征映射进行降采样。具体来说，池化层特征映射中的每个节点特征值是基于对应卷积特征映射的局部感受视野计算，在感受视野节点范围内找到一个代表值（如最大值、最小值或平均值）。通常，池化层中感受视野的步长与降采样感受视野的大小相等，这样有助于卷积神经网络保持平移不变性。

LeNet 和 AlexNet 是两个经典的卷积神经网络（convolution neural networks，CNN），两个网络相对深度较浅，分别由两个和五个卷积层组成，并且在靠近输入的层中使用具有较大的接收场的卷积核，而靠近输出层则用较小的卷积核。2012 年之后，新型架构的探索发展迅速，在过去五年中，人们更倾向于采用更深层次的模型。通过堆叠较小的内核，而不是使用具有大的感受野的单层内核，可以用较少的参数来表示类似的函数。这些更深层次的架构通常在推理期间具有较低的存储器占用空间，这使得它们能够应用在诸如智能电话等移动计算设备上。Simonyan 和 Zisserman 是最早探索更深层次网络的人，他们在每一层中使用较小的固定大小的内核。通常被称为 VGG19 或 OxfordNet 的 19 层模型赢得了 2014 年的 ImageNet 挑战。自 2014 年以来，ImageNet 基准测试的性能已经饱和，难以评估性能的小幅提升是否真正归功于“更好”和“更复杂”的架构。通常对于医疗应用而言，那些提供较低内存占用的算法优势并不重要。因此，AlexNet 或其他简单模型（如VGG）仍然受到医学数据的欢迎。

3.深度学习中的递归神经网络模型

递归神经网络是深度学习中另一种广泛使用的网络模型结构，它通常和卷积神经网络结合使用（图2-9）。具体来说，递归神经网络是一种具有反馈连接的循环神经网络，其本质属性是网络的状态会随时间演化，适用于提取数据的时序特征。递归神经网络是为离散序列分析而开发的。它们可以看作是MLP的一般化，因为输入和输出都可以有不同的长度，使它们适用于机器翻译等任务，其中源语言和目标语言的句子是输入和输出。在分类设置中，模型是在给定序列$X_1,X_2,\cdots,X_T$的情况下学习的分类$P\left(y|X_1,X_2,\cdots,X_T;\theta\right)$，而不是类似CNN输入的是单个向量$X$。在某个时间$t$，隐藏层神经元状态$h_t$由输入$x_t$和前一层神经元状态$h_{t-1}$来确定：

$$h_t = \sigma\left(Wx_t + Rh_{t-1} + b\right)$$

其中：W表示隐藏层神经元与输入节点的连接权值矩阵，R表示神经元时间的连接权值矩阵。对于分类任务，通常在其后加全连接层和softmax分类层，将序列映射到特定的分类标签：

$$P\left(y|X_1,X_2,\cdots,X_T;\theta\right) = \mathrm{softmax}\left(h_t; W_{\mathrm{out}},b_{\mathrm{out}}\right)$$

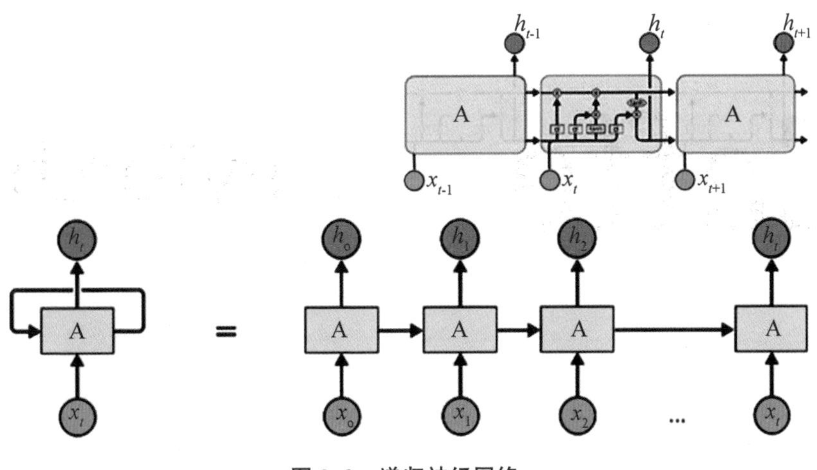

图2-9　递归神经网络

目标函数梯度需要从输出通过时间反向传播计算与((recurrent neural networks，RNN）循环神经网络自身的深度特性，因此与常规深度神经网络一样，存在与训练相同的问题。为此，研究人员已经开发了几种专用存储器单元，最早和最流行的是长短期记忆（long short-term memory，LSTM）单元。门控循环单元是LSTM的最新简化，也是常用的解决方法。尽管最初RNN用于一维输入的网络，但最近几年RNN越来越多地应用于图像。在计算机图像学中，“pixelRNN”被用作自回归模型，生成模型最终可以产生类似于训练集中样本的新图像。在医学应用方面，它们已被用于分割问题，在MRBrainS挑战中Stollenga等的研究具有最具潜力的结果。

2.2.4 深度学习平台

深度学习作为人工智能的主要实现途径，其爆炸性增长推动了许多开源框架的发展，使开发人员更容易学习其技术。目前行业内主流框架（图2-10）有以下几种。

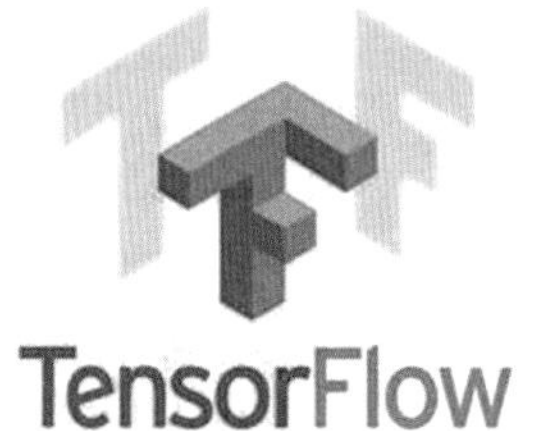

图2-10　深度学习主流框架

1.TensorFlow

TensorFlow是一个基于数据流编程（dataflow programming）的符号数学系统，被广泛应用于各类机器学习（machine learning）算法的编程实现，其前身是谷歌（Google）的神经网络算法库DistBelief。它支持在多GPU上运行深度学习模型，为高效的数据流水线提供使用程序，并具有用于模型检查的可视化和序列化的内置模块。

优点：由Google支持，低级和高级接口网络训练，完全地多GPU支持。

缺点：在运行速度上，对RNN支持仍不如Theano。

2. PyTorch

PyTorch是从Lua的Torch库到Python的松散端口，由脸书（Facebook）的人工智能研究团队提供支持，特别适合中小型机器学习项目和深度学习初学者。

优点：更为灵活，完全支持动态图，高级和低级API的混合。

缺点：除了官方文档以外，只有有限的参考文献/资源。

3. Caffe

Caffe具有很好的卷积神经网络建模能力，所以它更多的是面向图像识别、推荐引擎和自然语言识别等方向的应用，而不是面向其他深度学习应用，诸如语音识别、时间序列预测、图像字幕和文本等其他需要处理顺序信息的任务。

优点：具有良好的CNN建模能力。

缺点：不够灵活，有限的参考文献与资源。

4. Theano

Theano是数值计算的主力，它支持了许多其他的深度学习框架。其API水平较低，并且为了写出效率高的Theano，需要对隐藏在其他框架幕后的算法相当熟悉。如果具有丰富的学术机器学习知识，正在寻找模型的精细控制方法，或者想要实现一个新奇的或不同寻常的模型，Theano是首选库。为了灵活性，Theano牺牲了易用性。

优点：灵活，正确使用时的高性能。

缺点：具有较高的学习难度，低水平的API，编译复杂的符号图可能很慢。

上述框架均为主流机器学习框架，相比于使用Python、Java等语言直接编写人工智能算法，使用框架能够更加方便快捷地完成模型构建、模型调参等工作，但整体而言，目前大多数框架仍然需要复杂的环境配置、版本控制等。对于人工智能算法工程师而言，入门门槛较高且会浪费较多时间，因此亟须建立统一的人工智能计算云平台，为工程师提供更好的人工智能算法开发环境。

2.3 智能医学其他相关技术

除了大数据技术和人工智能技术，智能医学仍需要其他相关技术的支撑，如网络通信技术、云计算技术等。网络通信技术主要是指组网和网络间信息相互传输的技术，智能医学的发展离不开网络通信技术，通过网络通信技术才可以实现医学数据的实时传输、存储、展示等智能化需求。云计算则是一种基于互联网的计算方式，通过这种方式，可以将软硬件资源按需求共享给各种终端设备，使用服务商提供的设备基建作为计算和存储资源。通过云计算可以有效地降低智能医学对庞大算力需求的压力。

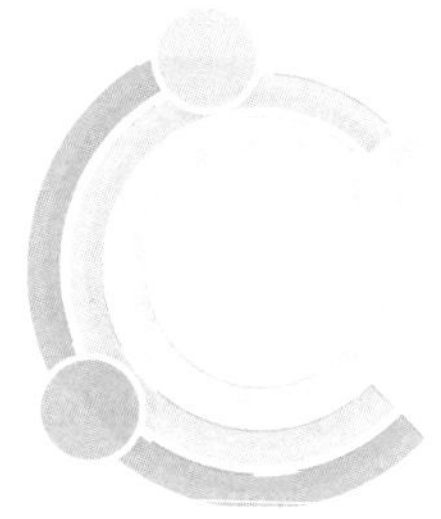

第3章　临床智能辅助诊断

3.1　临床智能辅助诊断概述

临床智能辅助诊断是将飞速发展的人工智能技术应用在临床医生辅助诊疗中，通过深度学习、迁移学习等技术，让计算机在临床大数据中“学习”专家的诊疗技术，模拟医生的思维和诊断推理方式，给予临床医生快速、高效、精准的辅助诊断和治疗方案。临床智能辅助诊断是目前人工智能在医疗领域最重要、最核心的研究领域和应用场景。

随着数字化信息技术的发展，人工智能成为现阶段发展最为迅猛的前沿学科。自20世纪50年代人工智能学科创立以来，遗传算法、神经网络、深度学习、增强学习、迁移学习等算法和技术不断演化。自从人工智能算法被提出，即被应用在许多行业领域。而医疗领域具有大数据等特征，和人工智能的结合尤为紧密。但由于数据量过于庞大、医工结合人才缺乏等因素限制，直到20世纪90年代，人工智能在医疗领域才有了较为深入的应用，在医疗领域才出现了基于人工智能的临床智能辅助诊断系统。

随着近年来国内外医疗机构信息化水平不断提升，临床文本数据、影像数据、病理数据逐步实现全面数字化，为人工智能提供了充足的数据储备；同时，大数据处理、深度学习等人工智能技术的不断发展，为人工智能提供了先进的技术支撑；硬件水平的大幅度提升，为人工智能提供了充足的算力支撑。因此，充足的数据、算法和算力支持造成了人工智能在医疗领域的应用井喷式的发展，使人工智能应用在影像辅助诊断、临床决策支持等多个临床智能诊断领域。

3.1.1 临床智能辅助诊断发展现状

1.医疗信息语义理解智能诊断

数字化信息技术在医疗行业的广泛应用，促进了数字化医疗数据的大规模积累，这些医疗数据来自临床的各个科室，集合了医院实验室信息管理系统（laboratory information stem，LIS）、医院信息管理系统（hospital information system，HIS）、电子病例系统（electronic medical record，EMR）、影响归档和通信系统（picture archiving and communication system, PACS）、放射学信息系统（radiology information system, RIS）等多个系统，来源丰富，格式多样，所以需要对这些数据按照数字化信息标准，进行转换、整合和提取，形成标准化信息。各个医疗机构在标准化信息的基础上建立医院统一的医疗信息档案，这项工作不但存储了大规模的可用医疗大数据，同时还结合人工智能技术，促进了医疗机构的临床辅助智能化的发展。目前，医疗机构还对医疗大数据信息进行了全面整合，构建了医学知识图谱。以医学知识图谱为基础，设计了智能语义网络结构，服务于临床医疗人员与医学科研工作者，满足了他们对信息检索高效性的需求。基于完善的医学知识图谱，技术人员可以进行信息推理、隐性知识挖掘、药物研发、智能医疗指导等工作。这样的医疗信息化整合和分析可以有效地提高医生的工作效率，为分级诊疗提供智能辅助。

2.医疗影像辅助诊断

近些年，深度学习方法在计算机视觉领域取得了巨大的成功，其技术也受到医学影像领域学术专家的关注，并将其应用在医学影像处理的各个方面，如影像中器官的识别与分类、病灶的定位与检测、病灶分割、影像配准与融合等。这些医疗影像智能辅助诊断方法对辅助临床医生准确、高效诊断，以及分级诊疗都发挥了至关重要的作用。

X射线、CT、MRI等影像的诊断通常是由影像放射科医生完成阅片工作，做出诊断结果。患者的个体差异和医生长时间的工作疲劳程度，都会影响医学影像诊断结果。目前，人工智能技术已经应用在临床医疗影像辅助诊断中，该技术已经“替代”了一些人工的工作，这种“替代”不是完全取代临床医生，而是提升整个临床放射科医生的工作效率和阅片准确率，是对临床医生的一种技能补充。

3.1.2 临床智能诊断数据集构建的发展现状

人工智能是近年来异常火热的话题，其对世界的影响和改变已经随处可见，其中机器学习是当前人工智能的主要实现途径。机器学习尤其是深度学习，对人工智能取得的进展发挥着至关重要的作用。

随着机器学习的深入发展，训练数据集、模型和测试数据集三者构成了一种较为固定的研究范式。机器学习根据不同的任务需求，可以大致分为监督学习和无监督学习两大类。

监督学习：先对训练集（输入集）进行一定程度的标注，之后得到相应的输出集。所谓标注，就是指人工构建一个机器学习的“标准答案”。此时，计算机从输入集和输出集之间的关系中学习得到相应的模型，之后就可以根据模型对新出现的类似问题进行预测。根据输出集中数据的离散或连续的特点，监督学习还可以细分为分类和回归两种。

无监督学习：训练集没有经过任何标注，计算机要自动地从数据中挖掘出所需要的结果。与监督学习中的分类相对应的，就是无监督学习中的聚类，两者之间的区别在于，分类任务是在计算机学习之前已有预先定义好的类别，而聚类任务未预先定义的类别，需要根据数据的特点自行决定类别和类别数量，并进行相应的分类。

机器学习的核心在于提供足够的数据供模型去“学习”，因此监督学习和无监督学习的发展都离不开数据的支撑。根据数据的不同定位，通常将数据集拆分为三个集合：训练集（training set）、验证集（cross validation set）与测试集（test set）。对数据进行三个集合的划分，是为了能够选出效果（可以理解为准确率）最好的、泛化能力最佳的模型。

训练集：其作用是用来拟合模型，通过设置分类器的参数，训练分类模型。后续结合验证集作用时，会选出同一参数的不同取值，拟合出多个分类器。

验证集：当通过训练集训练出多个模型后，为了能找出效果最佳的模型，使用各个模型对验证集数据进行预测，并记录模型准确率。选出效果最佳的模型所对应的参数，即用来调整模型参数。如支持向量机（support vector machine，SVM）中的参数c和核函数等。

测试集：通过训练集和验证集得出最优模型后，使用测试集进行模型预测，用来衡量该最优模型的性能和分类能力。即可以把测试集当作从来不存在的数据集，当已经确定模型参数后，使用测试集进行模型性能评价。

对原始数据进行三个数据集的划分，是为了防止模型过拟合。当使用了所有的原始数据去训练模型，得到的结果很可能是该模型最大限度地拟合了原始数据，即该模型是为了拟合所有原始数据而存在的。当新的样本出现，再使用该模型进行预测，效果可能还不如只使用一部分数据训练的模型。

考虑到医疗数据集的重要性，目前国外已有较多机构开展了相关工作，但大都集中在图像领域，具体如下：

DeepLesion数据集，含来自10 000多个病例研究的超过32 000个病变标注。该数据库中图像包含多种病变类型，包括肾脏病变、骨病变、肺结节和淋巴结肿大，是目前世界上最大的CT医学病变图像数据集。

ABIDE自闭症脑成像数据集，由16个国际影像站点合作，这些影像站点聚集并公开分享来自539名孤独症谱系障碍（autistic spectrum disorder，ASD）患者和573名典型对照的神经影像数据。这1112个数据集由结构和静止状态功能MRI数据及大量的表型信息组成。

ANDI阿尔茨海默病数据集，包含临床数据、磁共振成像、标准化磁共振成像数据集，正电子发射型计算机断层显像（positron emission computed tomography，PET）图像数据，遗传数据与生物样本数据。

DRIVE数据库，由40张照片组成，其中7张显示出轻度早期糖尿病视网膜病变迹象，用于比较研究视网膜图像中血管的分割。

OASIS是一项旨在为科学界免费提供大脑核磁共振数据集的项目，有横截面和纵向集两个数据集可用，共包含566例数据。

上述数据集大多由国外机构构建，且多为医疗图像类数据集，缺乏医疗文本相关的数据集，数据内容与国内数据可能存在一定差异，在数据规模、开发性等方面也存在一定制约。

3.2 人工智能与医学影像处理

随着深度学习算法在计算机人工智能领域的迅猛发展，CNN算法已迅速成为医疗图像分析的首选方法。将医学影像数字化载入计算机中，影像分析系统可为医疗工作者自动分析出所需要的信息。早期，从20世纪70年代到90年代，医学影像分析系统主要通过像素级处理技术（如边缘检测、线性滤波器、区域增长）和数字建模（如图形拟合）构建基于规则的复合系统，来完成所需的兴趣区域识别任务。20世纪90年代末，基于数据训练的监督技术在医学图像分析中变得越来越流行，如兴趣区域分割、图形匹配、特征提取和统计分类等技术。这种模式识别和机器学习的方法已经用于成熟的商业医学图像分析系统当中。计算机算法已经代替人工从医学图像中提取特征向量，该算法已经可以从高维特征空间中优化出最优决策树。这些算法关键的步骤是从医学图像中提取判别特征信息，但是特征信息的判别过程还需要研究人员手工确定。

接下来，研究人员主要研究方向是如何让计算机自动学习到代表图像数据的特征信息。根据这个方向，大批量的深度学习算法应运而生。深度学习算法是由多层网络组成的训练模型，将影像图像作为输入数据导入模型，学习计算出高维特征（如是否有疾病、病灶区域等）。其中CNN是针对医学影像分析应用最广泛的模型，该模型通过卷积过滤器将输入的医学图像转换成很小的多维向量进行处理。CNN最早在1980年由Fukushima等人提出，S.-L.A.Lou等人将CNN技术应用在医学影像分析中。2012年，Krizhevsky等人提出了一种名叫AlexNet的CNN，该网络在2012年的ImageNet比赛中远超其他算法赢得冠军。在今后的几年中，深度CNN在计算机视觉方向上成为最广泛的图像分析技术。随着计算机视觉领域的发展，深度学习技术越来越多地应用在医学影像分析领域。在AlexNet技术暴发前，该领域主要研究医学图像特征的学习，如主成分分析、图像特征聚类、数据字典等方法。目前，科研人员采用的图像分析方法绝大多数都是基于深度学习算法。

本节整理了近几年具有代表性的人工智能中深度学习算法在医学影像处理中

的应用技术，根据临床应用的目标，将算法分为医学影像的分类、目标定位和目标分割三方面进行介绍。

3.2.1 医学影像分类

图像分类是深度学习对医学影像分析做出重大贡献的第一个领域。在检查分类中，通常具有一个或多个图像作为输入，其中单个诊断变量作为输出（例如，疾病是否存在）。在这样的设置中，每个诊断检查都是样本，并且与计算机视觉中的数据集相比，诊断检查数据集数量通常较小（例如，数百、数千样本）。因此，迁移学习广泛用于图像分类方面的研究，它可以减少算法对数据集中样本数量的需求。

迁移学习的本质，是使用预先训练的网络来尝试解决用于深度网络训练的大数据集的要求。针对诊断检查样本量小的问题，迁移学习通常先在自然图像数据集中训练出初始的网络模型，再将模型应用在诊断检查数据集上。目前有两种迁移学习策略：①使用预先训练的网络作为特征提取器；②微调预先训练的医疗数据网络。第一种策略的优点是根本不需要训练深度网络，允许将提取的特征容易地插入现有的图像分析管道中。第二种策略的优点是可以避免训练过多参数，降低过拟合的风险，并且通过针对相对特殊的特征进行训练回报更高。上述两种策略都已被广泛应用。Antony等人的实验表明，微调预先训练的网络在膝关节性关节炎多级评估中的准确率达到57.6%，高于使用预先训练的网络53.4%的准确率（图3-1）。

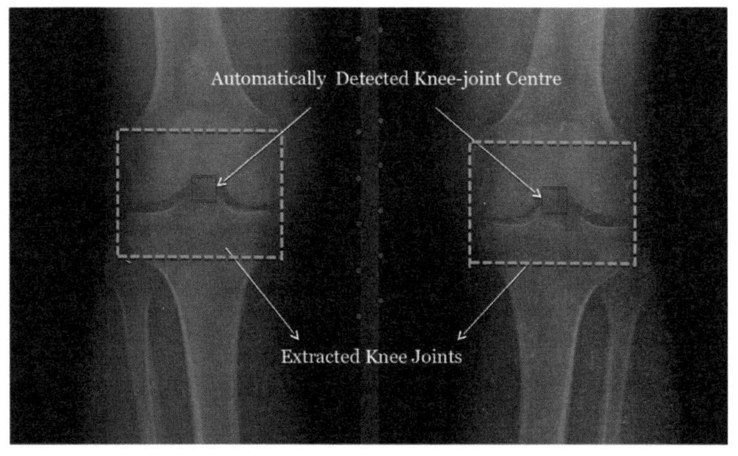

图3-1 膝关节性关节炎多级评估示意图

在最近有关CNN的论文中，一些作者还经常从头开始训练他们自己的网络架构，而不是使用预先训练的网络。Menegola等人进一步对实验进行完善，比较了从头开始训练网络架构的方案和使用预先训练网络然后进行网络微调的方案，实验证明后者效果更好，因为后者实现特征识别与提取仅需要大约1000张皮肤病变图像的小数据集，少于前者对数据集中样本量的需求。然而，由于这些实验规模太小，无法得出任何普适性结论。

Hosseini-Asl等人和Payan等人利用医学数据独特的架构，使用3D卷积代替了2D卷积，对阿尔茨海默病患者进行分类。Kawahara等人将CNN架构应用于源自MRI扩张张量成像的脑连接图。为了做到这一点，他们开发了几个新的网络层，这些层构成了他们网络的基础，即所谓的边到边、边到节点和节点到图的层。他们使用该网络预测大脑发育，结论是在评估认知和运动评分方面优于现有方法。Haenssle等人使用了10万幅恶性黑色素瘤和良性痣训练出卷积神经网络模型来识别皮肤癌，诊断结果与58名皮肤科医生的诊断结果进行比较，实验结果表明人工智能的漏诊、误诊率更低（图3-2）。

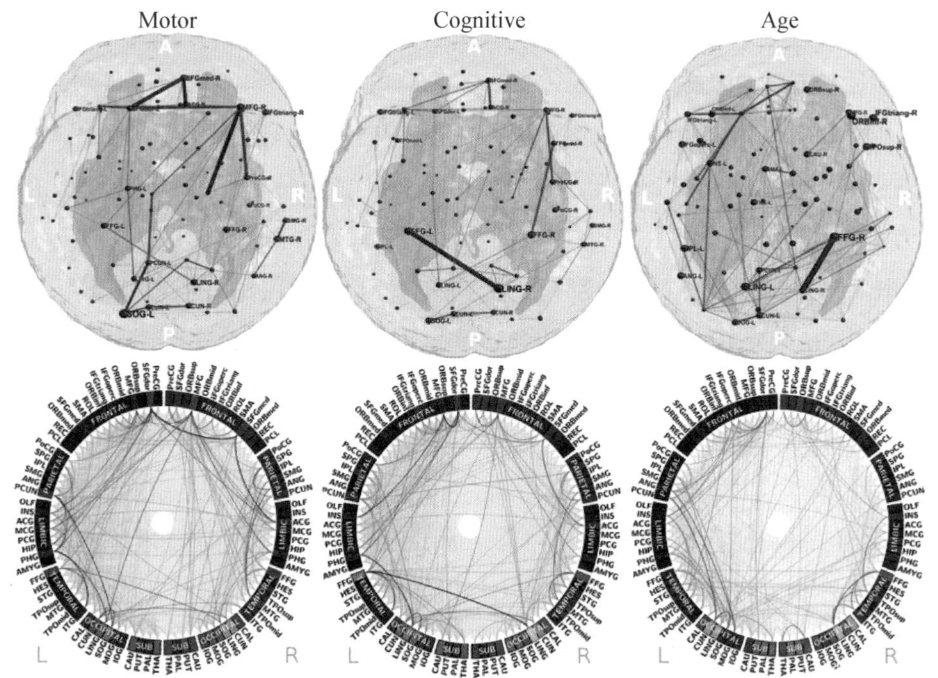

图3-2　MRI扩张张量成像（DTI）的脑连接示意图

总之，在当前的图像分类技术中，CNN是最常用的并且效果最好的分类技术，特别是在自然图像上预训练的CNN，已经显示出令人震撼的结果，在一些任务中已经可以挑战人类专家的准确性。

3.2.2 医学影像目标定位

解剖对象定位（如器官的边界）已经成为分割任务或用于治疗计划和干预的临床工作流程中的重要预处理步骤。医学成像中的定位通常需要解析3D成像。为了利用深度学习算法解决3D数据解析，目前有将3D空间视为2D正交平面的组合的研究。杨东等人通过处理常规CNN的三组独立的2D磁共振切片，来识别股骨远端表面上的边界，其边界的3D位置被定义为具有最高分类输出的三个2D切片的交点。de Vos等人通过2D图像解析CT图像的3D模型之后，识别出立方体的3D边界框，进一步在解剖区域定位感兴趣区域（region of interest，ROI），如心脏、主动脉和降主动脉。预训练的CNN架构及受限玻尔兹曼机（restricted boltzmann machine，RBM）的研究，其目的是克服了缺乏数据以学习更好的特征表示。所有这些研究都将本地化任务作为一项分类任务，因此可以利用通用的深度学习架构和学习过程。

一些研究希望通过修改网络学习的过程直接预测目标的位置。如Payer等人创新地采用CNN直接归回计算，使用标注数据，其中每个标注用高斯函数表示作为实际的输入数据，并且直接训练网络以预测该目标的位置。一些研究关注3D图像空间中的标志点和区域的直接定位的计算复杂度极高问题：赵健伟等人通过将3D卷积分解为CT数据中的颈动脉分叉检测的三个1D卷积，来降低这种复杂性；Ghesu等人提出了一种由边缘空间学习驱动的稀疏自适应深度神经网络，用来识别三维食管超声心动图检测主动脉瓣的数据。CNN还用于在时间数据中定位扫描平面或关键帧。Baumgartner等人在视频帧数据上训练CNN，以检测怀孕中期胎儿中多达12个标准化扫描平面。程曦等人通过优化配准算法估计两个图像的相似度，从而评估定位头部CT和MRI图像。

总之，通过使用CNN进行2D图像分类实施本地化，似乎是识别器官、区域和标记点的最常用策略，并且精准度较高。这些策略表明，深度学习技术可以适应广泛的本地化任务，非常值得进一步探索。

3.2.3 医学影像目标分割

医学影像中的器官和其他子结构的分割允许定量分析与体积和形状相关的临床参数，如在心脏或脑分析中就可以如此运用。此外，它通常是计算机辅助检测管道中重要的第一步。分割的任务通常被定义为识别构成感兴趣对象的轮廓或内部的体素集合。分割是将深度学习应用于医学影像中最常见的研究方向，其中包括基于CNN、RNN的分割架构。

在医学影像分析中，近年来最著名的CNN网络是由Ronneberger等人在2015年提出的U-Net卷积神经网络。U-Net中的两个主要网络结构是相同数量的上采样层和下采样层的组合。U-Net诞生的一个主要前提，是很多时候深度学习的结构需要大量的样本和计算资源，但是U-Net基于全卷积神经网络（fully convolutional networks，FCN）进行改进，并且利用数据增强（data augmentation）技术可以对一些样本比较少的数据进行训练，特别是医学方面相关的数据（医学数据比一般我们所看到的图片及其他文本数据的获取成本更大，不论是时间还是资源的消耗），所以U-Net的出现对于深度学习用于样本较少的医学影像是很有帮助的。Cicek等人对U-Net进行了扩展，通过向U-net馈送来自相同体积的2D标注切片，可实现完整的3D分割。Milletari等人提出了一种U-Net架构的3D变体——V-Net，使用具有直接基于Dice系数的目标函数的3D卷积层来执行3D图像分割。Jeffrey等人提出了一种新颖的深度学习模型，可直接应用于临床异构三维光学相干眼底断层扫描影像组，通过14 884张扫描影像训练出深度学习模型，其分割出的视网膜疾病结果优于专家的推荐建议。

总而言之，深度学习的相关方法已经大量应用于医学成像中的分割，已创建自定义体系结构，以直接定位分段任务。这些研究获得的结果，可以与全卷积神经网络获得的结果相媲美，并且准确度也有所提高。

3.3 人工智能与医疗信息语义理解

3.3.1 医学知识图谱构建

知识图谱就是在大数据背景下产生的一种知识表示和管理的方式，强调语义检索能力。近年来，在人工智能的蓬勃发展下，知识图谱涉及的知识抽取、表示、融合、推理、问答等关键问题得到一定程度的解决和突破，知识图谱成为知识服务领域的一个新热点，受到国内外学者和工业界广泛关注。

著名的通用知识图谱中有谷歌的“Knowledge Graph”、搜狗的“知立方”、YAGO、DBpedia等，它们具有规模大、领域宽、包含大量常识等特点。目前，医学是知识图谱应用最广的垂直领域之一，如上海曙光医院构建的中医药知识图谱、本体医疗知识库SNOMED-CT、IBM的Watson Health等应用近两年也开始进入人们视线。

知识图谱是人工智能大数据的前沿研究问题，它以独有的技术优势顺应了信息化时代的发展，比如渐增式的数据模式设计，良好的数据集成，现有RDF、OWL等标准支持，语义搜索和知识推理能力等。随着区域卫生信息化及医疗信息系统的发展，医学领域积累了海量的医学数据。如何从这些数据中提炼信息，并加以管理、共享及应用，是推进医学智能化的关键问题，是医学知识检索、临床诊断、医疗质量管理、电子病历及健康档案智能化处理的基础。

人工智能算法中的深度学习模型近年来开始被广泛应用于构建医学知识图谱中的命名实体识别，最具代表性的模型是2011年Collobert提出的一个深层神经网络模型，其效果和性能超过了传统算法。通过提出的CNN与RNN级联的方法生成词嵌入特征，其结果优于目前最好的算法且不需要过多的特征工程。在医学领域，有些研究是基于条件随机场（conditional random field，CRF）和双向RNN生成特征，再使用SVM进行疾病命名实体识别。目前医学信息命名实体识别任务中最主流的深度学习模型是BiLSTM-CRF模型，一些研究人员对比了CRF、BiLSTM、BiLSTM-CRF三种模型，以及一些它们的改进模型，在英文电子病历命名实体识别的效果。实验结果表明，所有基于LSTM的模型都比CRF效果更好，并且BiLSTM结合CRF模型能够进一步提高评测结果2%~5%的准确率。

3.3.2　医疗文本结构化

电子病历结构化，指的是从以文本形式存储的临床病历、巡查记录和化验单中抽取出各种语义要素，服务于药物临床试验和医疗科研分析等应用场景。简单地说，就是从病历中抽取患者信息、症状信息、用药信息、诊断信息等诸多知识点。电子病历结构化是人工智能应用于医疗领域的核心技术之一。例如，药厂的药物四期临床试验和真实世界试验通常要对成千上万例病历进行分析，医院的临床研究通常也要阅读大量病历并进行反复分析和多维度统计，电子病历结构化可以大幅减少这些重复烦琐的工作。

病历结构化，就是将无结构的人类自然语言，通过词法分析、句法分析及语义技术，转化为可用于查询、统计、分析的结构化病历数据。病历结构化过程，在计算机中是通过自然语言处理（natural language processing，NLP）完成的。自然语言处理主要通过分析文本和语音来推断词的语义。RNN能高效处理该领域的序列数据，如语言、语音和时序数据等，它在NLP中起到了非常重要的作用。NLP中的机器翻译、文本生成和图像描述取得了显著成功。在医疗领域中，序列深度学习和语言技术为电子健康档案（electronic health records，EHR）等应用提供了很多支持。EHR目前正在迅速普及，大型医疗机构的EHR能记录超过1000万患者过去10年内的医疗活动，单独一次住院大约能产生15万条数据，因此从这些数据中获取的有效信息与优势是十分明显的。EHR构建深度学习系统的主要技术流程，是首先汇集多个机构的数据来构建原始数据，确保构建一个可泛化的系统；然后将各种非结构化的EHR数据标准化并解析为患者的时序数据，让数据更适合使用深度学习进行训练。

下一代语音识别和信息抽取模型可能会开发出临床语音助手，从而准确地转录患者就诊信息，并通过自动化分析，实现更多、更有价值的服务。基于RNN的语言翻译模型能够使用端到端的技术，直接将语音转换为另一种语言的文本。这种技术能直接将患者和医生的对话转化为文本记录。不过关键难点在于，在准确总结对话的同时，模型还需要在对话中对每个医疗实体的属性和状态进行分类。虽然早期的人机交互实验非常有前景，但这些技术还没有广泛应用到医疗实践中。未来的研究工作可能会集中在开发新算法，以更好地利用EHR中信息丰富的非结构化数据。例如，在开发预测系统时，临床记录通常被省略或采用节选编辑，这种非结构化数据就含有非常多的诊断信息。这种数据组合允许模型从更广泛的数据类型中学习更多的知识，并在多项任务中的完成效果超过其他技术，这些任务包括死亡率、再入院率、住院时间和诊断预测等。

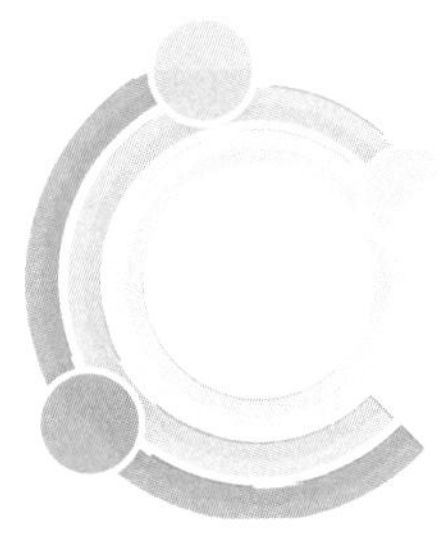

第4章　智能医用机器人

4.1　医用机器人发展概述

医用机器人技术是多种医疗技术与信息技术的结合产物，它包含机器人技术、计算机技术、网络控制技术、医学数字图像分析技术、增强现实技术和医疗外科技术等医疗信息化技术。医用机器人技术的应用十分广泛，主要用于实现智能手术、智能康复医疗、智能医院服务等功能。

医用机器人逐渐受到国内外医疗及自动化科研领域和产业化的广泛关注，目前是国内外研究领域最活跃、投资最多的方向之一，众多国家科研领域对此给予了极大的关注，促成了该领域研究工作的蓬勃发展。从20世纪90年代起，国际先进机器人技术计划（international advanced robotics programme，IARP）已召开过多届关于医用机器人的研讨会，美国国防部高等研究计划局（defense advanced research projects agency，DARPA）在基于遥控操作机器人领域立项展开研究，用于对战争受伤的士兵进行模拟手术，并且对战地医生进行远程手术、解剖等培训教学。欧盟众多国家也将机器人辅助外科手术及虚拟现实外科仿真手术系统作为医疗信息化发展的研究重点项目。

我国人口众多，且人口老龄化加剧，随着人们生活水平的日益提高，我国逐步成为高新技术医疗器械的生产和使用大国。但由于中国相关医疗技术和自动化产业相对欧美国家处于落后状态，医用机器人大量依赖进口，从而造成了医疗费用的增长，加重了医疗负担。随着我国综合实力的增强和自动化产业的发展，越来越多的科研机构和企业投身到智能机器人的行业，近年来该领域也有了突飞猛进的发展。

4.1.1 医用机器人主要临床应用领域

1985年，医疗科研人员借助PUMA560工业机器人完成了机器人辅助定位的神经外科活检手术，这是机器人技术首次运用在医疗外科手术中，是医疗手术机器人发展的开端。随着医疗机器人的不断发展，制造技术、自动化技术的不断提升，以及计算机技术、网络控制技术等技术的引入，目前医疗机器人在准确性、可靠性和精准性上已经远远超过了有经验的外科医生和医疗护理人员。医用机器人经过近四十年的发展，已经逐步应用在脑神经外科手术、整形手术、腹腔镜手术、胸腔镜手术等多个智能辅助手术导航方面，同时在新的医疗领域也得到应用，如康复机器人、护理机器人、医疗服务机器人等。本章将从智能手术机器人、智能康复机器人和智能医用服务机器人三个方面进行简单介绍。

1.智能手术机器人

智能手术机器人最重要的两个特征是在手术过程中的精准定位和细致的操作，它能大幅度减轻医生因经验和疲劳在手术过程中产生的手部抖动，从而大幅度提升手术的精准程度，进而提升手术的操作性和安全性。目前，达芬奇手术机器人是技术上最先进、最成熟和最完备的外科手术机器人，它可以通过微创伤口进行复杂的手术过程，在大幅度减少患者创伤和手术风险的同时，完成复杂的手术，其精细化程度和操作方式都远胜于其他的智能手术机器人。达芬奇手术机器人已被广泛应用于普通外科、脑神经外科、心脏修复、妇产科、泌尿外科、整形外科等多方面的手术，堪称“全科型”手术机器人。此款手术机器人，在技术上还在不断追求结构尺寸适度化、小型化；在应用上将更广泛用于远程医疗、微创手术等领域，并能通过对数据的智能化分析，帮助医生避免操作上的失误（图4-1）。

2.智能康复机器人

智能康复机器人主要用于辅助患者进行身体的康复治疗，主要分为两大类型：辅助型和治疗康复型。辅助型智能康复机器人主要面向老年人、残疾人等行动不方便人群，机器人辅助该类人群适应日常的工作和生活，摆脱因行动不便产生的问题，从而提高生活质量。治疗康复型机器人主要是用来帮助患者恢复正常人所具有的机体功能。目前国内外科研院所和产业界的研究主要集中在康复机械手

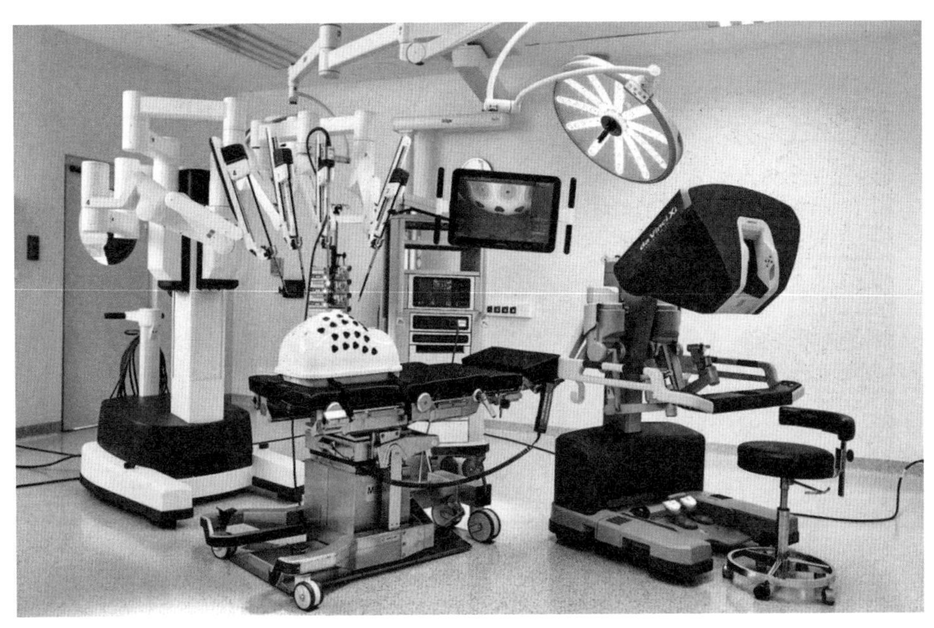

图4-1 达芬奇手术机器人

臂、智能假肢和康复治疗机器人等几个方面。由英国Mike Topping公司研制的Handy1是目前世界上研制最成功的智能康复机器人。Handy1机器人具有操作简洁、功能繁多和价格低廉等优势，被广泛用于残疾人群的康复治疗。

3.智能医用服务机器人

医用服务机器人主要用于辅助护士完成日常的工作，如对患者进行引导就医，照顾患者（喂药、喂食），并且向医生提供医疗数据和影像信息等，从而减少医疗资源的消耗。我国人口老龄化的加剧，医疗资源配置不均衡，人工护理严重短缺，将智能医用服务机器人引入医疗机构的日常工作中，不仅可以缓解医护工作者的工作压力，同时也能满足患者及孤寡老人群体多层次、多样化、精细化的护理需求，提升整体患者的就医质量。英国研制的“Care-O-Bot3”智能医用服务机器人（图4-2），不仅可以帮患者做多种家务，并且可以与患者对话。日本研制的“Rober”和“Resyone”两款医用机器人，可同时完成几个护理人员才能完成的工作。

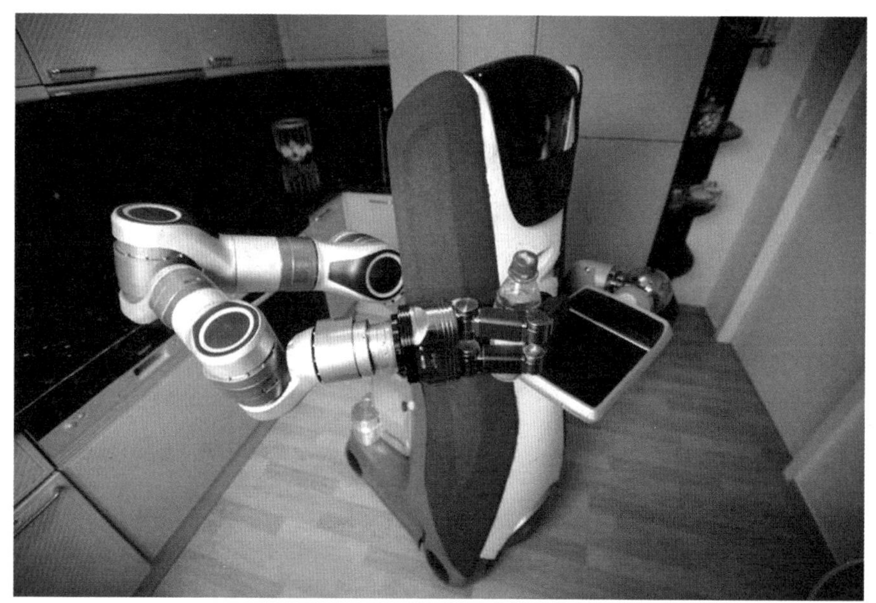

图4-2 英国研制的“Care-O-Bot3”智能医用服务机器人

4.1.2 智能医用机器人应用中的伦理问题与应对策略

在智能医用机器人辅助医疗机构对患者进行辅助治疗过程中，医务工作者始终是主体，而医疗人工智能是客体。治疗患者是首要目标，而医疗人工智能只是手段。将人工智能引入医疗辅助诊断，其目的是通过高新技术解决医疗难题，使患者得到更有效的医疗服务。从人类整体来说，主体性原则要求人类能够更好地操控智能医用机器人服务于人类的日常工作，这是在医疗过程中实现安全性原则的必要前提。目前，智能医用机器人还无法做到直接对患者进行医疗诊断，需要临床医生进行操作，智能医用机器人更像是临床医生在对患者治疗时的一种辅助医疗工具。但随着人工智能技术和自动化技术的发展，智能医用机器人将逐步取代医护人员重复性的工作，进一步发展在某些时刻可能会做出自主的选择，从而获得部分主体地位。这样一来，人与机器的地位的颠倒可能会造成机器对人的控制，甚至会引发对人类的安全威胁。

人的主体性还体现在医用机器人不能作为道德和法律的主体。依据目前人工智能技术，智能医用机器人本质上是医疗人员实行自己意志的工具，其所做出的判断和行为受医疗人员的操作和预先程序员设计的程序所控制。因此，智能医用机器人在使用过程中出现的所有安全问题，对患者造成的各方面损失应由哪些主体来承担，承担的具体标准是什么，等等，这些问题都值得深思。

医用机器人作为现代智能医学的重要工具，必须在研发、生产、应用过程中受到医疗监管部门的严格管控。国家也需要制定相关的法律法规、详细的医用机器人产品技术标准和安全标准，划分医用机器人的责、权、利。在发生医疗纠纷时明确责任归属，确保谁使用谁负责的原则，追究相关责任人。健全的监管组织和完善的法律制度才能保证医用机器人能够良好地服务于患者，从而在医疗领域长久健康地发展。

4.1.3　智能医用机器人应用中的信息安全问题与应对策略

基本医德准则是每个医护人员所必须遵守的准则，其中最重要的准则是诚实守信和保守秘密。保守秘密指的是医生不公开患者的个人基本信息和病情，这体现了医护人员对患者人格、权利的尊重和维护。隐私权受到侵犯，患者的生活就可能受到控制和干扰，人的平等权和尊严就会遭到践踏。随着医疗机构数字化的发展，人工智能促进了医疗大数据的采集、传输与分析，患者的数据会被分布式地存储在多台服务器中，并且还会在多台服务器中备份存储。这样的备份数据相对容易进行拷贝，并且为了保持数据的完整性，数据便于恢复但难以完全删除。为了在患者诊疗过程中达到更加安全、精准、高效的治疗和救助效果，医用机器人对患者的采集信息更加全面，通过了解患者更详细的基本信息来掌握患者的病情。在使用护理机器人或者康复机器人时还会获取患者实时定位、运行轨迹等私人信息。随着人工智能设备越来越复杂，所获取的私人数据也随之越来越多，数据信息管理压力也越来越大，同时数据泄露的风险也在增加。

患者的个人信息或者就医信息大量泄露，会对患者或医疗机构造成不必要的烦恼或危害。随着医疗机构的信息化发展，患者信息的存储海量化，信息的转移便利化，加之医用机器人的商用化，患者的数据信息不可避免地会被一些企业获取；利用患者信息进行基于人工智能的大数据分析和处理，从而对患者进行有针对性的营销，则会给患者和医疗机构造成不必要的困扰。更有不法分子，通过分析患者的位置信息对患者进行跟踪和监视，无形中对患者及其家庭造成安全隐患，从而使患者对医用机器人甚至是医疗机构产生不信任，以致影响医用机器人乃至医疗行业的发展。

医用机器人在对患者服务前和辅助诊疗期间，需要采集、存储、传输患者大量的个人基本信息和病历，这些数据信息包含了患者大量的个人隐私。医务工作者、企业技术人员和信息管理人员都有可能接触到患者的个人信息。因此，患者的个人数据安全管理是医用机器人服务患者过程中的重要环节。欧盟在2018年5月制定了《通用数据保护条例》（GDPR）用于保护用户的隐私数据，其中规定了数据的合法性使用、用户的被遗忘权及数据泄露的违法处理等，这也包括用户个人可以要求责任方删除关于自己的数据记录。我国2018年出台的《国家健康医疗大数据标准、安全和服务管理办法（试行）》，也对责任主体就医疗数据、患者隐私的管理提出了原则性要求，其中第十七条规定："责任单位应当建立健全涉及国家秘密的健康医疗大数据管理与使用制度，对制作、审核、登记、拷贝、传输、销毁等环节进行严格管理。"

医用机器人在辅助医疗机构对患者提供服务过程中，除了要严格遵守国际和国内的数据信息管理的法律法规之外，还需要对数据信息在计算机技术上进行防泄密操作。如在数据传输和拷贝过程中，在患者的姓名、身份证号等个人隐私信息部分打上马赛克；对数据的电子文档进行加密设置；对存储数据的服务器和网络系统设置防火墙等。只有依据国家政策建立完备的医用机器人相关法律法规，要求医疗机构和产品企业严格遵循，并高度重视患者隐私信息的管理，才能保证在使用医用机器人的过程中医疗机构及患者的利益最大化，减少患者与医疗机构可能面临的麻烦和风险，增强患者对医用机器人使用的信任度，从而推动医用机器人市场的发展。

4.2 智能手术机器人的关键技术与临床应用

随着计算机智能技术和自动化技术的迅猛发展，智能手术机器人在临床手术中的应用越来越受到医疗科研院所和企业的重视。目前，智能手术机器人已经成功地应用到神经外科、整形外科、腹腔镜和胸腔镜手术中。智能手术机器人依靠医学成像、微装置、传感器、机械手等计算机器械进行辅助操作，帮助外科手术医生将一个开放的人工手术改为微创手术。微创手术与传统手术相比，有入侵性创口小、对周围的组织创伤小、术后恢复快等优点。此外，在执行复杂手术过程中，智能机器人的手术导航技术能辅助医生选择最佳的手术路径，提高手术的成功率，降低手术风险。

智能手术机器人与其他医用机器人不同，主要体现在手术机器人的操作对象和工作环境。智能手术机器人操作的对象主要是患者的器官和软组织，稍有差错就会影响到患者的生命健康安全，所以对手术机器人的精准定位、操作精度及安全等方面要求极高。因此，手术机器人的行为必须严格由有经验的临床医生控制，在遇到特殊情况时，临床医生可以采取紧急措施。智能手术机器人除了具有机械自动化设备，还需要配套的计算机完成智能的数据处理，如影像分析技术和三维器官建模技术等。在手术前，智能手术机器人的工作主要包括多模态影像间的匹配，器官的CT影像三维重建，手术方案与手术路径的制定；在手术过程中，主要包括影像数据的采集、机械手臂的操控、术前模型与术中模型的配准、术中三维显示和辅助手术导航等。

4.2.1　智能手术机器人的发展概述

传统的外科手术是外科医生通过医疗器械对患者的病灶器官进行切割、缝合等，如用刀、剪、针等手术器械对患者身体内器官或者软组织进行局部操作，去除患者体内的病变组织、修复损伤、移植器官等。在有些手术中需要切割长达十几厘米的伤口，给患者带来巨大的痛苦。智能手术机器人的引入，可以让医生对患者进行微创手术，有效地避免了因传统手术切口大带来的出血多、感染等风险，从而减少患者的痛苦，提高手术精度，降低手术风险。

智能手术机器人经历了从简单的串联或并联结构，发展到现在的主从手或串并混连结构的过程。串联结构在工作空间、灵活性、手术空间等技术指标方面都优于并联结构，并联结构在刚性和稳定性方面要好于串联结构，而串并混联结构可将这二者的优点集中在一起。

1. 历史上首台机器人手术

美国在智能手术机器人方向发展最早。早在1985年，美国研发出全球第一台手术机器人Puma 560，并将之应用在临床手术中。美国洛杉矶医院的医生使用Puma 560，通过机器人辅助定位完成了神经外科脑部活检手术。但严格来说Puma 560并不是一台专用的手术机器人，该机器人仅仅是一台关节式的臂式工业机器人，不能完成复杂的手术全过程，而仅仅是辅助医生对脑部器官进行活检采样（图4-3）。但这台手术具有划时代的意义，它首次将机器人技术运用到医疗外科手术中。可惜的是，由于公司考虑到安全的原因，没有继续对机器人进行研发，之后禁止了使用该机器人进行外科手术。

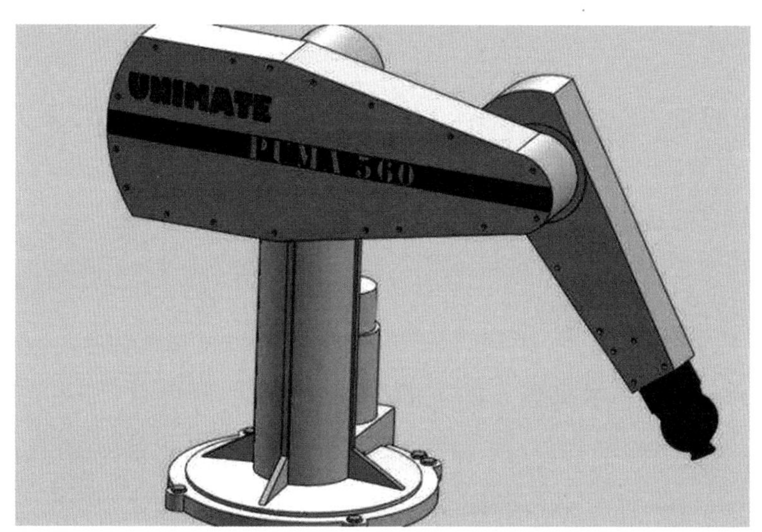

图4-3　Puma 560手术机器人

2. 第一台医疗手术机器人

全球第一台专门辅助外科医生的手术机器人在20世纪90年代初诞生。1986年，美国IBM公司的托马斯华盛顿研究所和加利福尼亚大学合作研发，在1992年成立Integrated Surgical Systems公司，研发成功第一台通过美国食品药品监督管理局（food and drug administration，FDA）认证的医疗手术机器人——RO-BODOC（图4-4）。该手术机器人可以辅助临床外科医生完成、全髋骨置换及修复、全膝关节置换等手术。在髋关节置换手术过程中，手术机器人对股骨的调整精度从手工精度75%大幅度提高到96%，从而有效地辅助外科医生进行手术。

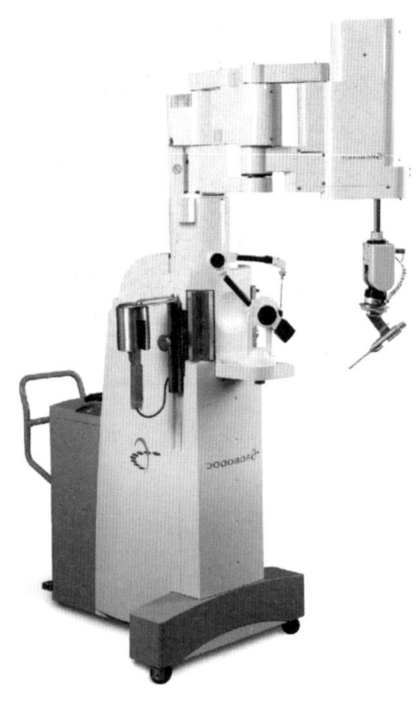

图4-4　ROBODOC手术机器人

3.最早走上商业化道路的手术机器人

美国Computer Motion公司研发的AESOP（伊索）系列机器人首次将手术机器人推向商业化的道路。为了避免外科医生长时间手扶腔镜产生生理疲劳而导致镜头不稳定的情况，伊索手术机器人推出了可以由手术医生声控的“扶镜”机械手臂。伊索手术机器人的机械臂可以模仿人类手臂，不再需要外科医生手动辅助控制内窥镜，通过声控装置实现了比人为控制更精确一致的内窥镜的镜头运动，为外科医生提供了更直接、稳定的视野。1997年在比利时布鲁塞尔，伊索手术机器人完成了全球首例腹腔镜手术。伊索手术机器人也成为FDA批准的第一台微创手术机器人。截至2014年，伊索手术机器人已经辅助外科医生在全球完成超过7.5万例次微创手术（图4-5）。

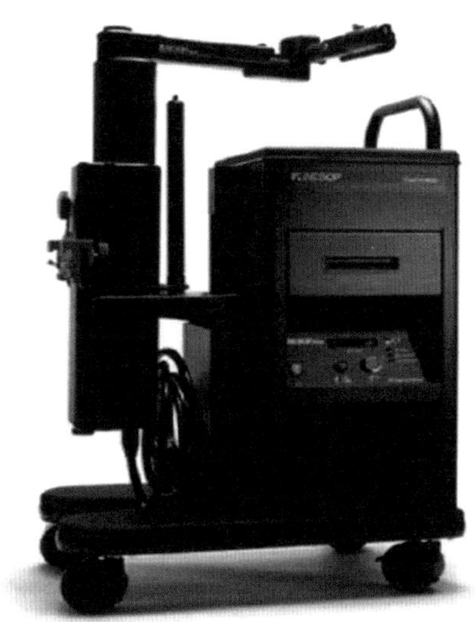

图4-5　AESOP（伊索）系列机器人

4. 拥有内窥镜的医疗手术机器人

1998年，Computer Motion公司对伊索手术机器人进行改进，为其配备了腹腔镜，逐渐演化出ZEUS（宙斯）手术机器人（图4-6）。外科医生可以远程操控宙斯手术机器人，形成了一个完整的手术器械机器人系统。该系统主要分为两个部分：Surgeon-side系统和Patient-side系统。Surgeon-side系统由一对主手和监视器构成，外科医生可以通过操作主控手柄控制患者体内的内窥镜，在控制台显示器上观察内窥镜在患者体内采集的影像信息。Patient-side由用于定位的两个机器人手臂和一个控制内窥镜位置的机器人手臂组成，医生可以用声音控制操作腹腔镜的手臂，同时可以用双手操作其他两个机械手臂进行手术。宙斯手术机器人在一台输卵管重建手术中就已初现微创手术的优势，患者腹部只有几个筷子粗细的小切口供内窥镜和机械臂出入。

5. 最成功的手术机器人

Intuitive Surgical公司在1999年研制成功了达芬奇手术机器人，目前已经推出了第四代产品。达芬奇手术机器人是目前全球最成功的、应用最广泛的手术机器人，代表着当今手术机器人的最高水平。该手术机器人主要由三个部分组成：医生操控系统，三维成像视频影像平台，以及由机械臂、摄像臂和手术机械臂组

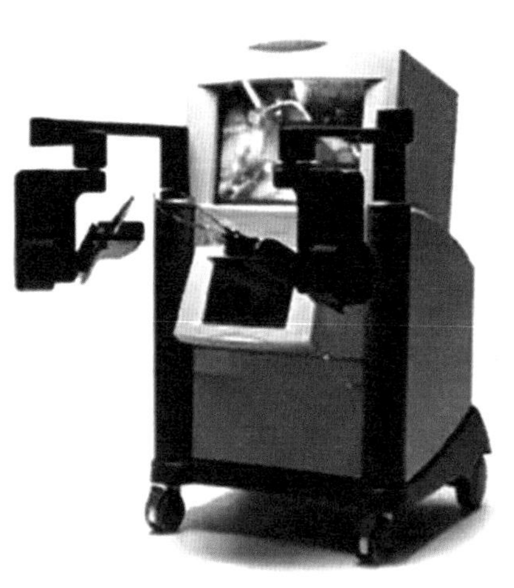

Surgeon-side系统

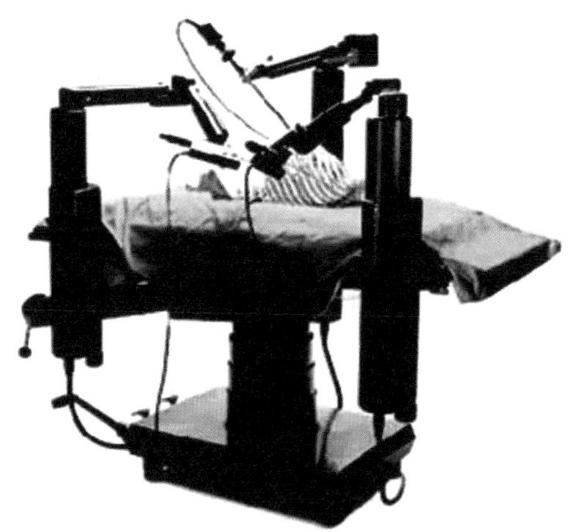

Patient-side系统

图4-6　ZEUS（宙斯）手术机器人

成的移动平台。在微创手术过程中，外科主刀医生可以不与患者直接接触，通过三维视觉系统和动作标定系统对机械臂进行操作控制，由机械臂和手术机械模拟完成外科医生的技术动作和手术操作（图4-7）。

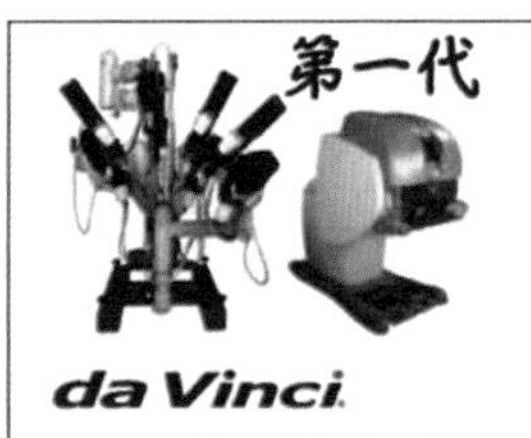

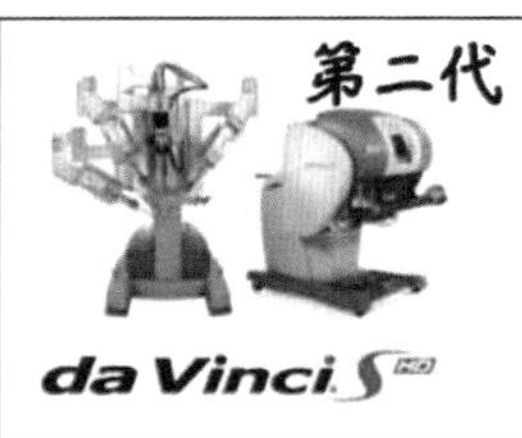

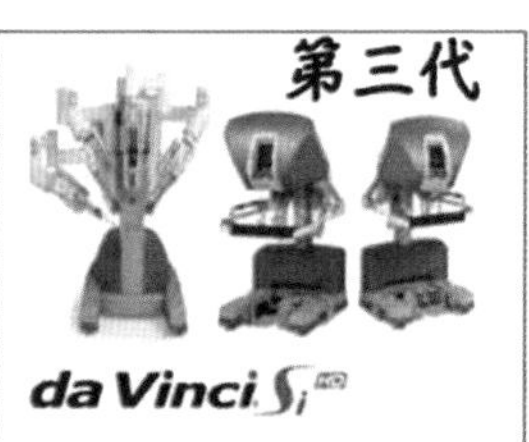

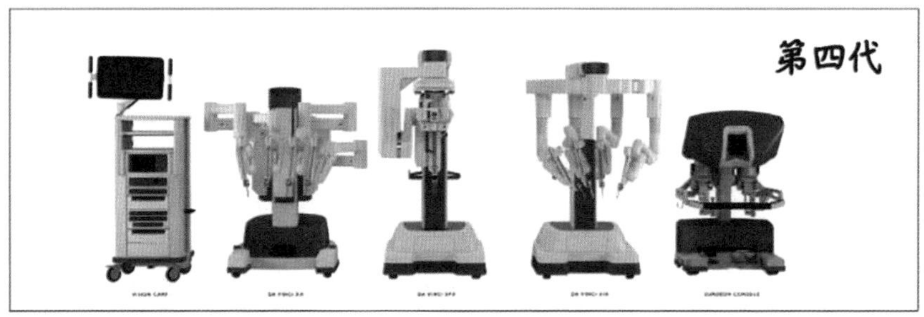

图4-7　达芬奇手术机器人

2000年，达芬奇手术机器人获得了FDA认证，成为第一台具有内窥镜的FDA认证手术机器人。2003年Computer Motion公司和Intuitive Surgical公司合并，达芬奇手术机器人成为全球唯一获得FDA认证的外科手术机器人产品。目前达芬奇手术机器人几乎垄断了全球的手术机器人市场。

4.2.2 智能手术机器人中的关键技术

传统的外科手术依赖外科医生的临床经验，通过腔镜传输的图像进行手术，外科医生难以从腔镜传输的二维图像准确定位患者的病灶位置。计算机辅助导航技术能通过计算机准确定位，辅助外科医生对患者病灶位置进行切除手术。其优点是通过三维重建技术和虚拟现实技术，在手术过程中不仅为外科医生准确定位病灶的精准位置，而且还能显示出患者器官与软组织的三维成像，避免医生在手术过程中破坏患者体内的健康区域。此外，计算机辅助导航技术还具有术前仿真、术中检测和术后验证等功能，从而达到精准的手术治疗，降低手术风险，为患者提供尽可能的安全保障。

微创手术虽然具有创伤小、疼痛轻、恢复快的优越性，但由于视野有限的问题，增加了手术的难度。计算机辅助导航技术的应用，能有效解决微创手术中视野有限的问题。在手术前，通过三维重建成像技术重建患者器官与软组织结构，进行术前模拟手术，从而设计手术方案、规划手术路径。在微创手术中，计算机辅助导航技术通过可视化组织表面下的重要解剖结构（如肺结节、支气管、血管等），将重建的虚拟器官模型与腔镜内现实环境相融合，实时配准到医生视野内。这样可以指导医生精准切除靶段，降低了手术难度，增加了手术安全性。计算机辅助导航技术打通了从海量数据中提取精准定量诊疗关键信息的层层壁垒，以智能、开放、共享的技术，为智慧医疗时代对信息的应用和产业化提供必备工具，提高医疗服务的精准化水平。2017年7月国务院印发的《新一代人工智能发展规划》，也将手术导航技术列为新阶段智能手术机器人的发展重点。

1.计算机辅助导航技术整体流程

计算机辅助导航技术的核心，是将术前重建的三维模型在手术中投影在外科医生的视野中，扩大医生在术中的视野，同时在投影影像中标记出医生想要的重要器官、病灶区域、手术路线等重要信息。计算机辅助导航技术主要分为三部分：术前数据、术前模型与术中影像配准、投影显示，图4-8展示了计算机辅助导航技术的流程。

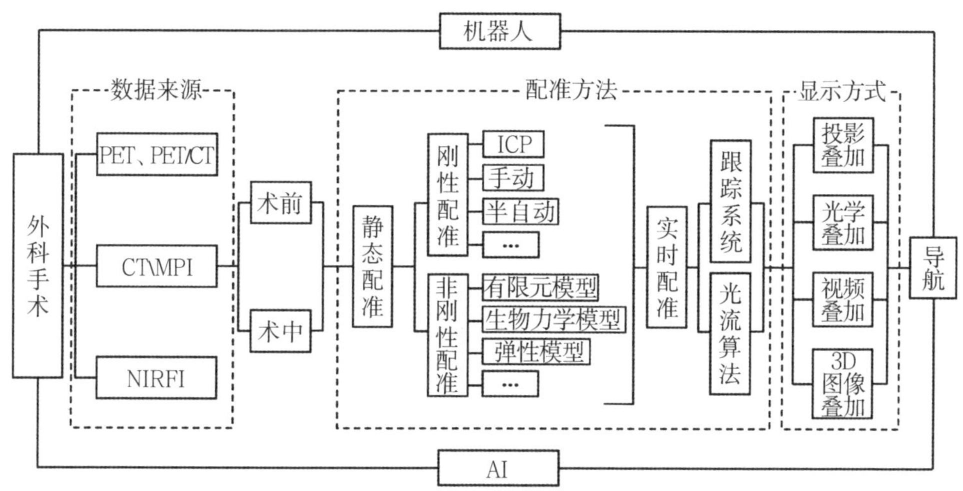

图4-8 计算机辅助导航技术示意图

计算机辅助导航技术在手术过程中展现的三维模型数据的来源，主要是术前的重建模型，基于PET/CT、CT和MRI等影响数据，通过三维重建模型技术在手术前重建出患者体内的器官、软组织、血管等重要的信息，并且规划出手术的操作路径。在术中通过静态配准和实时配准技术，将术前模型与术中腔镜影像进行配准，计算出术前模型投影在术中腔镜影像坐标系下的坐标变换，其目的是能够将术前模型与术中影像进行叠加。最后通过投影叠加等显示方式，将术前模型投影在腔镜影像中，指导和辅助外科医生进行手术操作。

2.计算机辅助导航技术中的数据来源

计算机辅助导航技术的数据主要来源是术前医学影像，其包括CT、MRI、PET、SPECT（单光子发射计算机断层成像术）、PET/CT、PET/MRI及近红外荧光成像（NIRFI）等。

CT、MRI属于形态显像，即组织结构形态外观的显像。CT属于密度成像，是通过X射线穿透人体，根据人体不同组织对X射线吸收率的不同，产生的有密度差别的断层图像。MRI也是一种断层成像技术，它利用磁共振现象从人体中获得电磁信号，重建出人体信息，相比于CT成像技术，MRI对软组织有较好的分辨力。对CT或MRI采集患者的影像进行识别、分割等操作，获取患者器官解剖结构影像，再通过断层扫描重建技术得到患者器官的三维数据，该三维数据作为导航技术中的核心数据。术前获取的CT和MRI影像分辨率高，影像质量好，并且术前重建不需要实时性，所以重建精确高。但术前重建不能应对在术中软组织形变问题。目前也有术中实时采集CT和MRI影像技术，该技术虽然能解决在手术过程中产生的器官形变等问题，但是术中实时CT、MRI采集设备价格非常昂贵，并且安装复杂，对环境条件要求高。术前CT和MRI数据采集方式仍是当前计算机辅助导航技术最主要的数据来源方式。

PET、SPECT为发射型计算机断层成像（emission computed tomography，ECT)，属于功能显像。该成像技术虽然没办法实现组织形态，但是能显示新陈代谢情况，属于核医学范畴。成像原理是将生命代谢物质（如葡萄糖、蛋白质等）标记上短寿命的放射性核素（示踪剂）后注入人体，通过该物质在组织代谢中的聚集差异来反映生命代谢活动。相比CT、MRI成像技术，其对代谢物灵敏度高，可根据组织器官的代谢异常提早发现患者病情，从而进行更早的治疗。但是由于PET、SPECT无法显示解剖结构，造成该成像方法定位的精度有限，无法应用于计算机辅助导航技术。之后出现了PET/CT、PET/MRI成像方法，该方法结合了PET、CT和MRI成像的方法，但检查价格非常昂贵，对图像的诊断需要医生同时熟悉放射学及核医学，推广难度大，所以该方法也很少应用在计算机辅助导航技术上。

3.计算机辅助导航技术中的配准方法

为了让术前重建模型投影在腔镜影像中，从而获得手术中导航信息，需要将术前重建模型与术中影像信息进行配准，其配准的精度直接决定计算机辅助手术导航的精度。配准过程是在寻找同一物体在两个参考空间S和V的变换关系T，即同一器官在术前重建空间V和手术时腔镜的影像空间S，使得S和V对应的术前重建器官模型P_s和术中影像模型P_v满足$P_s=T$（P_v）的关系，进而将两个模型转换到统一的坐标系下。如图4-9所示，计算机辅助导航技术中的配准是将虚拟场景（术前重建的器官和组织结构的三维信息）和实际场景（手术中的腔镜影像或者术中实时重建的组着结构三维信息）统一到同一个坐标系下的过程，得到术前医学图像坐标系①到术中器官坐标系②或者腔镜影像坐标系③的坐标映射关系，即可将术中影像信息和虚拟的三维信息进行叠加。计算机辅助导航技术中的配准过程可以分为：术前重建模型与腔镜影像的三维模型与二维图像之间的配准（①-③）和术前重建模型与术中实时重建器官模型的两个三维模型之间的配准（①-②）。

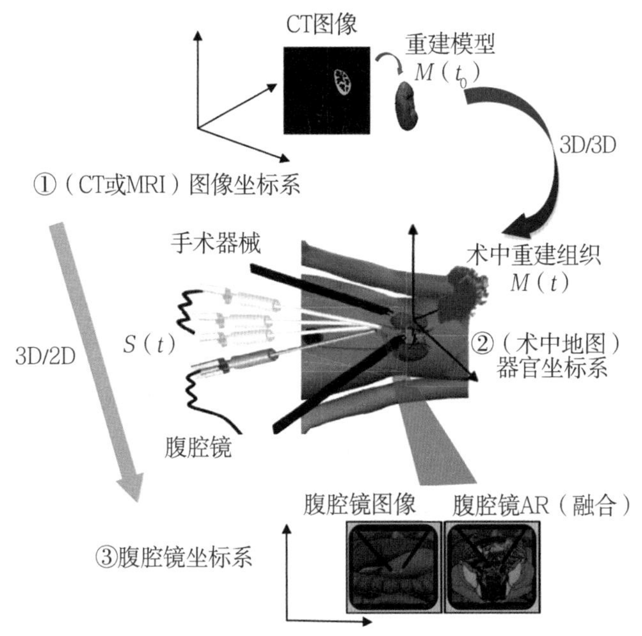

图4-9 计算机辅助导航技术中的配准过程

计算机辅助导航技术中的配准过程主要分为两个部分：静态配准和实时配准。静态配准主要作为初始配准，配准的精度取决于配准模型的选取。配准模型主要分为刚性配准模型和非刚性配准模型。刚性配准模型在配准过程中，模型只会做整体的刚性变换，模型内部没有相对位移变换。其优势是配准过程相对简单，仅需要计算术前模型与术中实时重建模型之间的匹配，忽略了手术中模型内部的形变。刚性配准模型可以满足简单的手术导航的要求，然而在手术中因操作产生的器官实时形变，需要非刚性配准模型才能获得高精度的配准结果，所以静态配准常作为配准过程的初始配准。

静态配准过程一般是在手术时外科医生操作前，给出模型配准的初始结果，之后的实时配准过程，是通过软硬件的优化配准模型来进一步提高配准的精度。相比静态配准过程，实时配准出现在手术的操作过程中，对算法的实时性要求较高。实时配准过程是对增强现实场景进行运动补偿的过程，该运动补偿过程可以通过光学或者电磁学等跟踪设备进行跟踪实现，也可以通过对腔镜影像信息进行分析，利用光流法、特征匹配跟踪法等算法计算完成跟踪。

4.计算机辅助导航技术中的显示方式

计算机辅助导航技术中的显示方式有光学叠加、3D图像叠加、投影叠加、视频叠加等方式。

（1）光学叠加（图4-10a）：常用方式是头戴式显示器（head mounted display，HMD），头戴式显示器能够在手术过程中辅助医生增强术中的场景。常见的头戴式显示器如微软的Hololens和谷歌公司推出的谷歌眼镜（GoogleGalss）。谷歌眼镜可以显示术中肌电图检测信息，辅助医生判断最敏感神经，从而提高选择性脊神经后根切断手术的手术效率。虽然谷歌眼镜等头戴式显示器在众多计算机辅助导航手术中得到应用，但其仍然有一些不足，如头戴式显示器相对沉重，其显示图像分辨率较低，外科医生佩戴时间过长会产生头晕、颈部沉重等身体不适感。该设备目前没有大规模应用在计算机辅助手术导航中，而是更多地应用在手术培训中。

（2）3D图像叠加（图4-10b）：它是利用增强现实技术，将半透明的术前重建器官信息投影在现实当中的一种方式。半透明眼镜是常见的增强现实窗口，外科医生在手术过程中能够看到正式的手术场景与眼镜上的虚拟场景的叠加，将虚拟信息（组织解剖结构3D图像）以半透明的形式投影在眼镜上，实现增强现实辅助手术导航。3D图像叠加的透视手术导航系统，将术前MRI和CT影像重建模型与光学半透明反射装置相结合，使得手术场景实现增强现实的同时，还可以提供手术目标原位的放大指导，并且实现患者相应部位上的关键解剖结构的可视化，从而指导外科医生进行手术。然而，3D图像叠加的显示方式不适用于腹腔镜、胸腔镜等微创手术导航，因为此类手术会产生组织器官的形变，该显示方式不能应对。3D图像叠加的增强现实手术导航主要应用在骨科、神经外科及整形外科等刚性组织环境中。

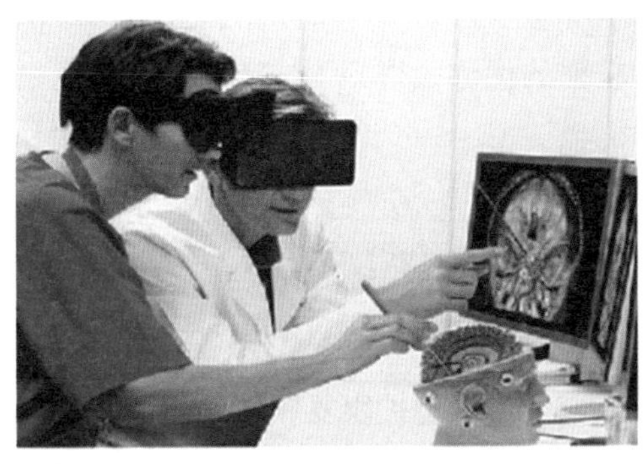

a.光学叠加

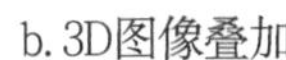

b.3D图像叠加

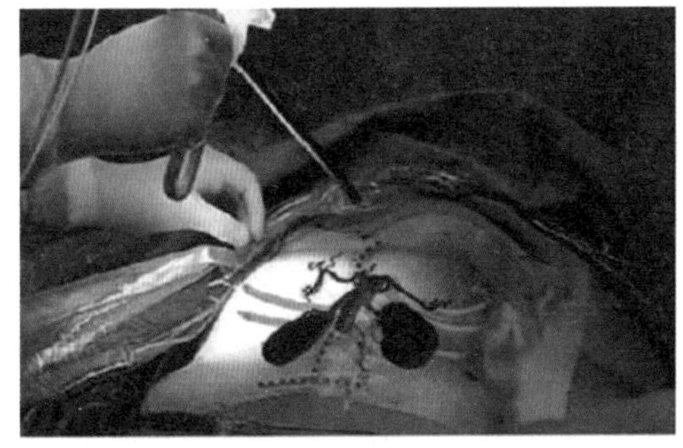

c.投影叠加

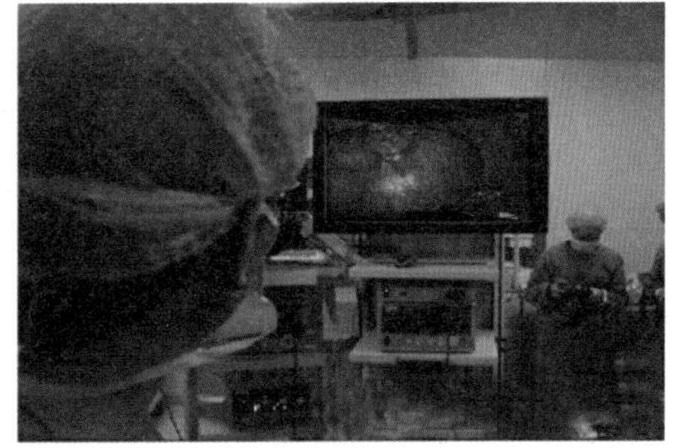

d.视频叠加

图4-10　计算机辅助导航技术中的显示方式

（3）投影叠加（图4-10c）：它是将人体解剖组织结构通过投影仪直接投射到手术中患者的器官表面，来辅助指导医生进行外科手术的一种计算机辅助导航现实方式。投影系统将手术前重建的器官模型在手术过程中实时投影在患者皮肤或器官上，通过皮肤或器官表面的标记点进行跟踪，实现了实时的增强现实手术导航技术，从而增强外科医生对手术的环境感知。然而，由于手术中患者器官状态的变化和外科医生视角的不断变化，该增强现实显示方式中的导航信息不能与实际手术场景中的信息高度匹配，从而导致导航精度差。目前，投影叠加的增强显示方式主要用于外科手术教学或手术器械的插入引导。

（4）视频叠加（图4-10d）：它是将术前重建虚拟器官组织叠加到手术中内窥镜视频中，进行增强现实的叠加显示的一种方式。在微创手术中，医生在内窥镜视图的指导下工作，这种方式的增强现实显示形式在实际运用中自然方便，使该导航显示方式相较于其他显示方式具有较强的优势，得到了广泛的发展。视频叠加是当前微创手术增强现实导航的主要形式。

4.3 智能康复机器人的关键技术与临床应用

智能康复机器人主要应用在帮助残疾人或老年人看护康复领域，用于辅助患者重获正常的行为能力的康复疗法。目前，对神经系统所引起的肢体功能障碍的恢复治疗主要由主治医师进行一对一的康复训练，对于高强度的、有针对性的和重复性的康复训练要求难以实现。并且一对一的康复训练所消耗的人力成本较高，价格昂贵，康复评价大多为主观评价，对于治疗的效果无法实时监控。智能康复机器人可以代替主治医师对患者进行康复训练，有效地对患者进行康复治疗，改善患者的运动行为能力，从而提高生活质量。

目前，在医疗健康领域，智能机器人技术与康复医疗技术结合，用于医疗与功能康复等多个方面。智能康复机器人作为康复医疗中的一个重要的研究方向，受到国内外科研院所和企业的高度重视，拥有巨大的实用价值和广阔的市场。智能康复机器人具有方便、可靠、数据测量精准、反馈共享等优点，可广泛用于运动功能有障碍的人群，帮助他们进行有效的康复治疗，使其回归正常的生活。

4.3.1 智能康复机器人发展概述

20世纪80年代，智能机器人开始受到全球医疗工作者和医疗企业的关注，将之引入康复医疗领域。20世纪90年代，56个智能康复机器人研究中心已经遍布全球，主要分布在北美、欧洲等地区。2000年，美国成功研制一种运用传感器设备测量人体运动学和力学参数，并通过机械臂引导患者下肢运动的智能康复机器人。

2014年6月，以色列Re Walk Robotics公司研制了一款Re Walk智能康复机器人（图4-11）。Re Walk康复机器人基于人体工程力学，用绑带把人体外骨骼和双腿进行捆绑，患者手腕放置于中央控制器来控制整个设备，通过安装在整套设备中的各个节点中的传感器，将传感器测试重心的前移量反馈到中央控制系统中，系统对传感器信息进行计算，重新传输到辅助节点，模仿人体走路的形态，从而辅助患者进行行走、转身、站立等日常操作。

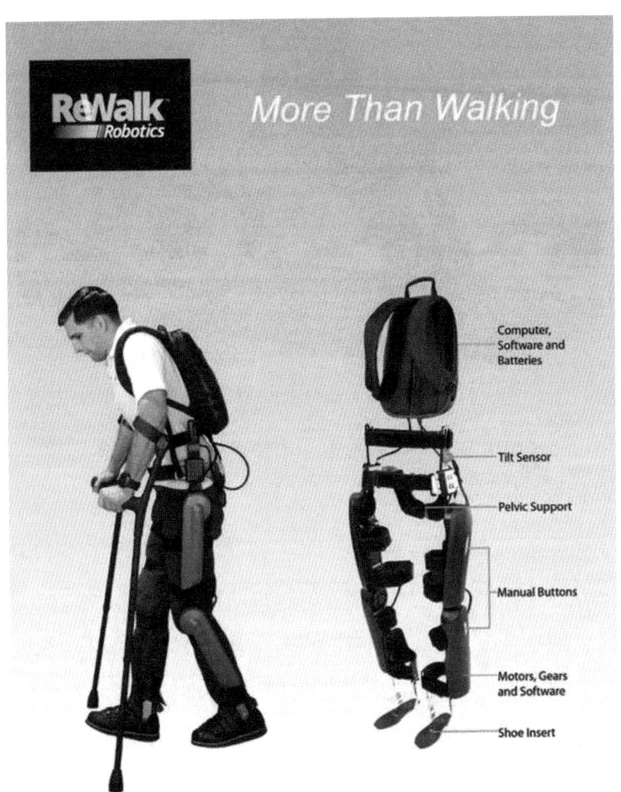

图4-11　Re Walk智能康复机器人

Lokomat下肢康复机器人是由瑞士Hocoma公司与Balgrist大学附属医院脊髓损伤中心紧密合作开发而成的机器人步态训练系统（图4-12），用于因脑部损伤、脊柱损伤、神经性损伤、肌肉损伤和骨科疾病等原因造成步态异常的患者进行步态训练，并提高神经疾病患者的行动能力。Lokomat机器腿可根据患者的自身解剖学特征进行调节，按照患者骨盆的宽度、大腿和小腿的长度轻松调整带扣的大小和位置，确保训练时患者下肢关节的正确对位及舒适度。

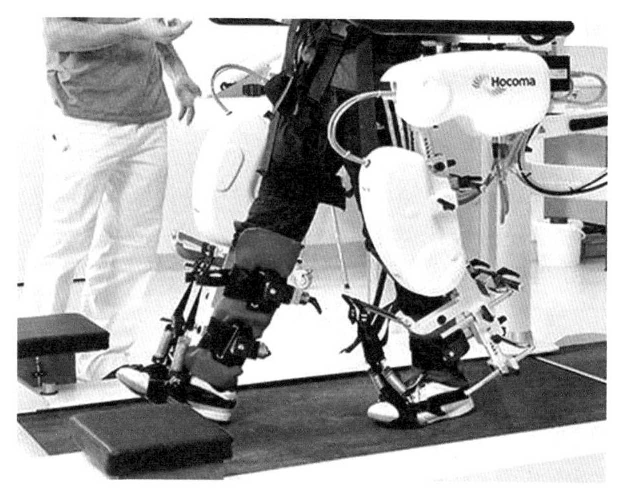

图4-12　Lokomat下肢康复机器人

2019年8月，Ekso Bionics公司推出了EksoNR外骨骼康复机器人（图4-13），它是市场上最受欢迎的康复机器人EksoGT的改进版。EksoNR的设计初衷是帮助中风患者康复，使患者大腿做出正常的动作，帮助其重新学习行走、就座和其他受中风影响的动作。EksoNR的中风复健步态训练机械外骨骼装置，有助于提升病患功能性平衡，延长行走距离，改善步态速度。该产品可协助病患重新学习以更自然的步态走路，已获得美国与欧洲相关机构批准上市。EksoNR在步态方面进行了优化，更加自然，能够更好地匹配不同患者，配备了供医生使用的触屏界面，还有一整套分析工具，用于实时监视患者状态，并进行相应调整。

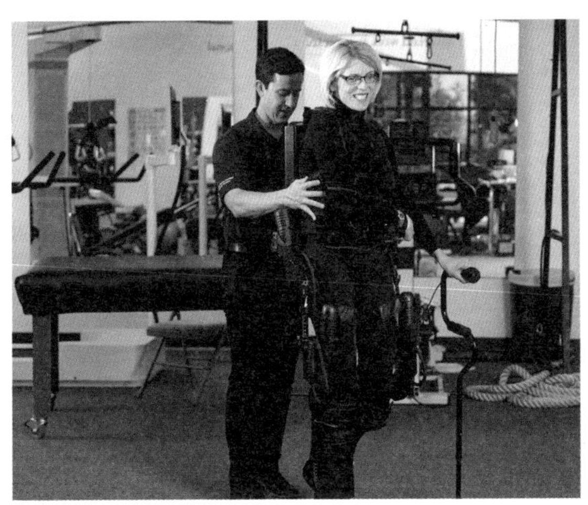

图4-13　EksoNR外骨骼康复机器人

4.3.2　智能康复机器人中的关键技术

智能康复机器人的工作原理，是将传感器安装在装置的各个部位，使传感器获取患者穿戴设备的各个点的角度、扭矩、能量等各项数据，并将数据传输给该设备的中央控制处理器，再经过中央处理器的计算，将转化的结果传输给智能康复机器人的各个节点，对患者的动作进行调节，最终由驱动装置帮助患者完成一系列的运动动作。外骨骼康复机器人工作原理如图4-14所示。

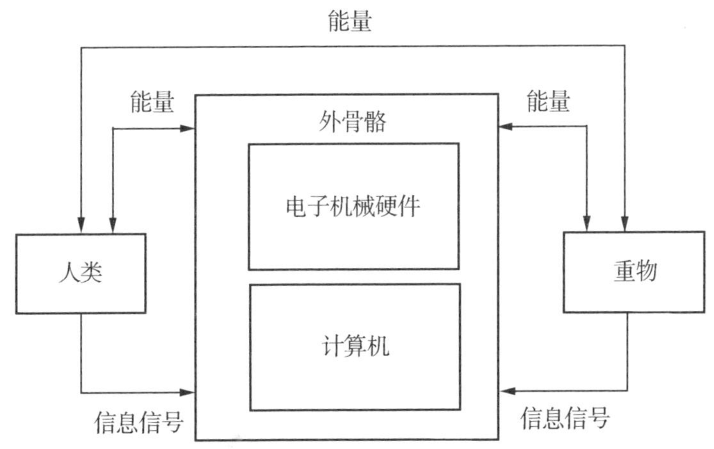

图4-14　外骨骼康复机器人工作原理

智能康复机器人是一种由机械机构组成的人工制造外骨骼，该设备能够给行动不便的患者提供一定的辅助运动能力和一定程度的保护能力，使患者在没有医疗人员陪护的情况下能够完成正常的日常活动。该设备属于一种机械构造的穿戴设备，要使患者不借助辅助人员能够自己顺利穿戴该设备进行康复治疗。智能康复机器人的外骨骼材质应质地坚硬，能够支撑患者的重量，并且能够支撑患者完成日常的运动强度。在材质坚硬的同时，还需要有足够的舒适性，外骨骼结构和人体各个关节部位的运动动作要有很好的协调性，设备的配置要与人体的结构与自由度相互匹配。

智能康复机器人与自动化应用机器人的最大差别，是操作方式不同，智能康复机器人操作主体是人，而不是机器控制。使用者通过穿戴智能康复机器人设备，在使用过程中始终处于设备系统的回路之中，形成一个人机结合的一体化系统。系统控制目的是辅助使用者进行运动，运动的发起者是使用者，而不是机器。机器系统的操作目的是能够让使用者和机械装置相互协调、共同工作。目前，主流的智能康复机器人系统的控制方法如下：

1.操作者控制

一些用于康复治疗的外骨骼康复机器人，设备的步态矫正装置能够利用外部能源进行驱动。在这些设备中，属于操作者控制的主要是下肢外骨骼康复机器人。下肢外骨骼康复机器人支撑患者的重量，使设备在患者的操作下能够轻松顺利地帮助患者进行下肢的康复训练。这些由操作者控制设备的命令信号，是在前期通过测量正常人的动作而得到的。

2.预编程控制

一些智能康复机器人采用预编程控制，是指在设备生产过程中将设备的控制系统预先编好控制运动关节的程序，在使用过程中使用者不能进行程序的干预。例如，下肢矫正装置的运动轨迹是依据正常人的运动习惯来设计的，将之提前设计好固定的程序保存在中央服务器中，使用者通过预先设计的程序进行康复训练。预先编好的程序也可以根据使用者的习惯进行定量的调节，如设置设备的步幅、速度等参数来调节康复机器人。

4.4 智能医用服务机器人的关键技术与临床应用

智能医用服务机器人一般用来辅助医护人员完成一些日常琐碎事务，从而节省医疗成本，更好地服务于患者。智能医用服务机器人受到了医疗机构和企业的广泛关注，如美国运输研究协会研究的HelpMate机器人，可以日夜不间断地在医院里完成食品和药品的运输工作。该机器人不需要在医院内设计运行轨道，而是通过传感器和轨迹规划算法进行自主行走。日本机械工程研究所研发的MEL-KONG护理机器人用于照顾行动不便的患者，该机器人可以轻松而平稳地将患者从床上托起，并将其安全运送到卫生间、浴室或餐厅。

4.4.1 智能医用机器人系统概述

智能医用机器人模型如图4-15所示，该装置总体上分为四个部分：头部、躯干、手臂和轮子。其中，头部具有2个自由度（侧摆、俯仰），安装有2个CCD摄像头和3个麦克风（语音指令输入设备）；躯干部分安装有液晶显示屏、CPU板、2个DSP板、视频处理板、扬声器和镍-氢电池；手臂部分有7个自由度，每个关节均安装有力/力矩传感器，手臂末端安装具有触觉传感器的手爪；轮子部分有2个主动自由度和1个被动自由度，用来定位2个超声、光学距离传感器，以及用来测速的陀螺仪等。

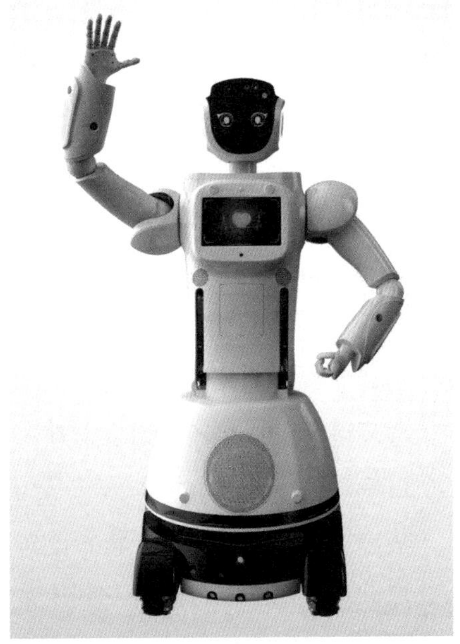

图4-15 智能医用机器人模型

4.4.2 智能医用机器人中的关键技术

通常智能医用机器人系统由三部分构成：移动机构、感知设备和控制系统。移动机构包括步行机构、轮式机构、履带式机构和混合式机构等，它是智能医用机器人的运动装置，负责机器人的运动行为。感知设备一般包括深度摄像机、激光测距仪、红外传感器和雷达定位传感器等，该设备负责感知外界信息，识别路径和服务对象。智能医用机器人的关键技术主要包括路径规划技术、传感器信息融合技术、语音识别技术、人机交互技术等。

1.路径规划技术

路径规划技术通过智能医用机器人的感知设备获取工作环境信息，按照设定的工作目标，制定出机器人从当前位置到目的地位置的一条可运动的轨迹信息。该路径规划是实时制定的，可随时根据感知到的环境信息调整规划路径，从而躲避路径中的障碍。智能医用机器人根据其获取环境信息的方式不同，其路径规划分为三种类型：一是基于模型的路径规划，主要处理结构化环境，规划方法有栅格法、可视图法、拓扑法等；二是基于传感器信息的路径规划，主要用于非结构环境，克服环境条件或形状无法预测的因素，方法有人工势场法、确定栅格法和模糊逻辑算法等；三是基于行为的移动机器人路径规划，这种类型是移动机器人路径规划问题研究中的新方向，它是把导航问题分解为许多相对独立的单元即行为单元，如避障、跟踪、目标制导等。随着计算机技术和传感器技术的快速发展，传感器精度和计算方法精度不断提升，智能手术机器人已经能够适应更复杂的工作环境，并且路径规划更合理，工作效率更高。

2.传感器信息融合技术

传感器信息融合技术是将智能医用服务机器人不同位置、不同类型的传感器所获取的外界信息进行融合。利用多传感器信息间的相互融合，去除掉感知的冗余和错误信息，合成更全面、更精确的外界信息，提高对外界环境的感知能力，从而提高智能系统的决策准确度、系统的反应能力，降低决策风险。

为了保证智能服务机器人的正常工作，不仅需要对机器人位置、速度、系统内部状态等信息进行实时监控，同时还要通过传感器感知其所处的工作环境的静态信息和动态信息。传感器信息融合技术对提高机器人定位、障碍物识别、环境建模、避障的精度等具有重要的作用。融合的主要方法有SLAM算法、SFM算法、Kalman滤波法、Bayes估计法、统计决策法、D-S推理法、模糊逻辑法及产生式规则法等。

3.语音识别技术

智能服务机器人在服务时与患者交互，可以采用语音方式与机器人进行交流，按照患者的语音指令完成操作，因此需要给服务机器人配置能与患者语音交流的设备和语音识别系统。智能服务机器人与患者的语音信息交流可以从两个方面进行分析：一方面是为了使患者能够更好地与服务机器人进行交互所开发设计的软件；另一方面是机器人在工作时的信息交互。智能服务机器人的发展趋势不仅要求机器人本身具有高度的自动化能力，辅助医护人员更智能地完成患者就医过程中的日常工作，并且还需要机器人与患者之间能够有很好的交互。为了达到这个目的，自然语言作为智能服务机器人与患者之间进行信息交互的手段起到了重要的作用。

4.人机交互技术

在智能医用服务机器人的智能人机交互中，无论是对环境信息的处理、碰撞检测还是路径优化的计算都会遇到诸多问题。单纯地依靠机器人内部的智能计算很难完美地解决这些问题，需要机器人与人很好地交互配合。以目前的自动化技术水平，机器人无法完全代替人类行为，尤其是人类的分析决策能力。通过人机交互技术来指导机器人进行分析和判断，是解决该问题的有效手段。当借助人工交互技术，人主动参与智能服务机器人的行为时，机器人系统的运行比自主分析判断运行更为有效，且具有更强的容错能力和更好的环境适应能力。与工业机器人的人机交互系统相比，智能医用服务机器人交互系统服务群体是普通患者，所以需要更容易操作的系统与更友好的界面，使没有相关知识背景的用户也能轻松使用该系统，进行一些相对复杂的操作。

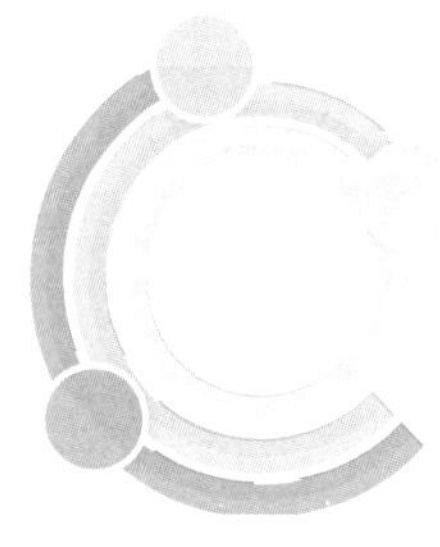

第5章　人工智能与药学

我国自古以来对求医的重视度远高于对求药的重视度。古代名医的行医时间是有限的，但其药方不会随着名医的消失而消失，药方的价值可以无限保留，由此可见药学的重要性。随着国家对药学的重视，我国从药品匮乏的仿制药大国，向创新药大国迈进；医院药房的设备和工作流程有了飞跃式的提升，从木斗药柜到智慧药房，从小勺分袋到自动分包，从推车送药到管道物流，从手工入库到扫码传送；医院药学部门的工作内容从采购供应保障到以患者为中心的药学服务，工作职能从调剂制剂向控制用药风险、药物治疗管理的合理用药转变；药学服务与管理从完全人工到信息智能化转变，从传统的“单一供应型”服务模式向信息时代的“科技服务型”模式过渡。这些跨越式的发展，互联网、人工智能等信息化技术功不可没。

5.1　中国药学发展概述

5.1.1　中国药学发展历程与现状

自中华人民共和国成立以来，中国药学70余年栉风沐雨，发生翻天覆地的变化，以下通过梳理，回观纵览中国药学发展的历程。

1.第一阶段：药品匮乏，无序管理

在中华人民共和国成立初期，我国药学主要矛盾为药品匮乏。据不完全统计，彼时中国共有269家药厂，主要集中于上海、天津、北京、广州等地。仅能生产二三十种化学原料药，上市的药品总共不过几百种。1950年统计数据显示，全国仅有2803所医院，且绝大多数存在医疗设施老旧的问题，全国范围内缺医少药的问题非常严重，药品规格、剂型不全，供不应求，完全是卖方市场，不能满足对药品多样化与及时供货的医疗需求，临床上最大的困难就是无药可用。临床科室寻问药剂科最多的一句话是："你能不能找到药?"此时医院药学的主要精力用于保障门诊、病房患者的药品供应，四处找药，自己配药。这一时期药师的工作主要局限在采购、供应、保管药品、调剂、制剂及药品检验等方面。药师严重缺乏，医院药房设备条件极差，药师工作是小房间，发药是小窗口，贮药是小药柜，调剂是小转台，很难发挥应有的技术水平，职业地位低下。

该时期医院药学主要承担药品供给和门诊调剂工作，大致可以分为两个阶段：20世纪70年代前，基本是以药品调剂为主的阶段，按协定处方调配，医院药房中心工作是保障药品供应；70年代后，是以制剂业务为主的阶段，医院制剂品种从数十种到数百品种，剂型从外用、内服制剂发展到注射剂乃至大输液，从西药制剂到中药制剂，满足临床医疗需求。

（1）以调剂为主的时期：20世纪50年代，我国医院药学的主要业务是按方调配，处方调剂的工作量大，手工操作多。临时包装的散剂也较多，凭医师开出的数量发出，这样不仅费时费力，且质量不易保证，门诊患者等药时间长。20世纪60年代以后，随着门诊患者增多，原来配方调剂无法满足需求，产生协定处方配药。按协定处方规定，医生按协定处方内容开方，药师按协定处方规定预先配制，并分装、包装好，减少患者等候时间，这样不仅提高效率，也利于保证药品质量。此种制度类似国外的"医院处方集"和"单剂量包装"。

（2）以制剂为主的时期：20世纪60年代后，药品供应短缺、品种单一，许多临床治疗需要的药品只能由医院药房调配。为满足临床用药需要，从基层医院到大型综合性医院都设立制剂室，医院制剂从小规模发展到大规模。同时开展快速分析、热源检查及安全试验等药检工作。为了配合临床，医院开展中西医结合工作，开始研究中西医结合的复方制剂，进行中药制剂改革及有效成分提取，应用制药技术与工艺配制中药片剂、丸剂及注射剂等，弥补当时市场供应的不足。尤其是70年代以后，制剂工业处于停顿状态，医院被迫扩大制剂生产。医院制剂剂型从外用、内服到注射剂，品种大幅度增加，并开展中草药运动，采、种、制、用中药制剂，使医院制剂室几乎成了小药厂。当时的医院制剂为供应不足的药品市场起到了拾遗补阙的作用，满足了临床需要，为发展我国传统医药事业做出了不可磨灭的贡献。

2.第二阶段：以药养医，供大于求

20世纪80年代至21世纪初，随着国际先进制药企业进入中国和国内制药企业迅速发展壮大，药品从过去的供不应求变成供大于求。药品价格放开，很多产品迅速过剩，医院药剂科历史性地承担了“以药养医”的重任。“以药养医”机制起源于1954年国家出台的“医院药品价格加成”政策，国家允许医疗机构在销售药品时，在批发价格基础上进行加成，形成药品零售价格，药品批发和零售的差价即为药品加成，采取免税政策，所得全部收入都留给医疗机构。制度的不合理设计，把药师推向了医院经济利益的前沿。临床科室询问药剂科最多的一句话就是：“你能不能进这个药?”医院收入有约50%来自药品利润，药剂科成为医院经济支柱（图5-1）。这个时期，药剂科主要人力集中在药品采购和制剂工作上，而忽视了药师的临床服务职能。

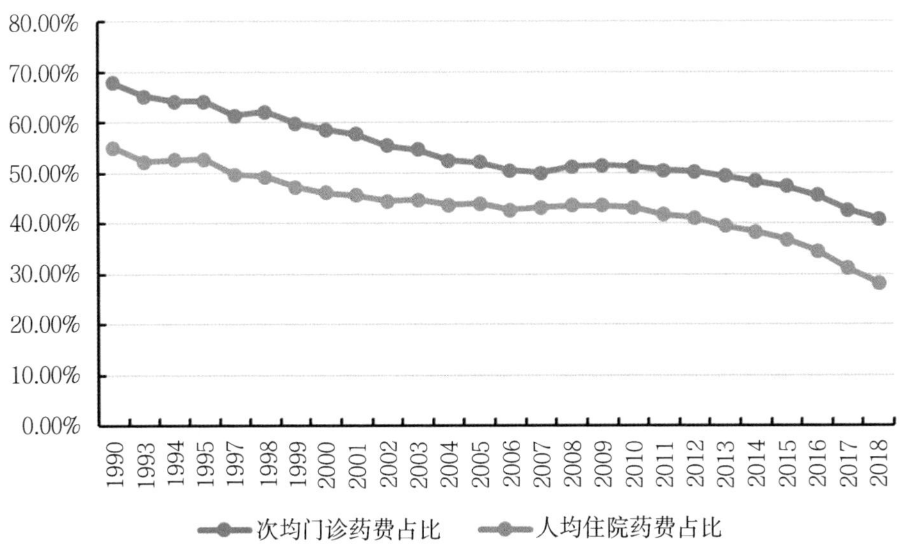

图5-1　我国公立医院药占比（数据来源：中国卫生统计年鉴、我国卫生事业发展统计公报）

20世纪80年代后，我国临床药学得到初步发展。美国于1960年首次使用“临床药学”概念，美国临床药学学会（American college of clinical pharmacy, ACCP）将其定义为“以合理使用药物的科学与实践为核心的药学领域”。我国临床药学工作在20世纪60年代萌芽，由王国芬、张南森等于1964年最初提出了“临床药学”的概念，国家对临床药学重视程度逐渐提升。1991年，卫生部颁布并印发医院分级管理文件，其中明确体现了三级医院必须开展临床药学工作这一规定，与此同时，还列出了一系列治疗药物检测的项目。2002年1月，《医疗机构药事管理暂行规定》由卫生部与中医药管理局制定并颁布，这是第一次正式规定在我国现有的医疗机构中将逐步建立临床药师制度。在国家的鼓励及带动下，临床药学发展取得了显著进步。从21世纪开始，临床药学服务成了一项重要的药学工作内容，在全国范围内的各级医院中展开。

该时期医院的药学工作中，处方调剂更强调合理用药；制剂组方注重科学性研究；用符合药品标准原料生产的制剂增加；药物质量控制标准中除含量测定外，还注重药物稳定性、药物溶出度及生物利用度的测定；开展体内药物浓度监测；计算机技术也应用于医院药学工作；药品与器材供应分开，药品供应工作走向专一化。药师开始接触临床，开展治疗药物监测、药物情报咨询、药品不良反应监测与报告，参与临床药物治疗，协助医师选用药物、制定合理的给药方案等。临床药学逐渐成为医院药学工作的重心，支持这一工作的基础学科为化学、药理学、药物动力学及计算机学。但此阶段临床药学工作关注和研究的重点依然是药物本身，以生物药剂学为核心，许多工作还属于临床药理学的范畴。

总体而言，这一时期，药学部门实施环境中的软、硬件得到改善，医院药学部门先后承担药品供应、药品调剂、药品检验、质量控制、学术科研、临床药学及药品监督等功能，药学部门的名称从“药房”到“药剂科”，再到“药学部”及“药事部”等，药事管理体系得到构建，临床药学得到初步发展（图5-2）。

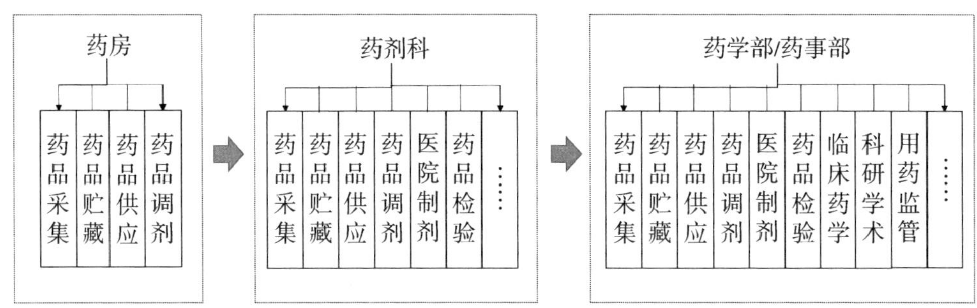

图5-2　药学部门职能发展变化

3.第三阶段：药学服务，创新驱动

2009年以来，取消药品加成开始逐渐进行试点推广。到2017年9月，全国所有公立医院全部取消药品加成，跨越60余年的“以药养医”机制正式退出历史舞台，在医药卫生体制改革的历程中具有划时代的意义。随着以药养医机制的终结，公立医院迎来了全面改革的新时代，巩固前期改革成果，进一步健全公立医院维护公益性、调动积极性、保障可持续的运行新机制和科学合理的补偿机制，成为下一步公立医院综合改革的方向。药学服务逐渐走上舞台，医院药师回归本位，更加关注如何用药，这个时候临床科室询问药学部门更多的是：“这个药怎么用?”

在推动药学服务发展方面，国家出台了一系列法律法规，如表5-1所示。

表5-1　国家在促进医院药学服务发展方面出台的相关法律法规

法律法规	颁布部门	颁布时间
《医疗机构药事管理规定》	卫生部，国家中医药管理局，总后勤部卫生部	2011年1月
《二、三级综合医院药学部门基本标准（试行）》	卫生部	2010年12月
《中医医院管理评价指南（2008版）》	国家中医药管理局	2008年8月
《医院管理评价指南（2008版）》	卫生部	2008年5月
《处方管理办法》	卫生部	2007年2月
《优良药房工作规范》	中国药学会医院药学专业委员会	2005年12月
《药品不良反应报告和监测管理办法》	卫生部	2011年5月
《中华人民共和国药品管理法实施条例》	国务院	2002年8月

国内外药学界普遍认为，未来医院药学应是以患者健康为目标、以药学服务为重点的药学专业服务工作。我国药学界于20世纪90年代初期开始接受药学服务（pharmaceutical care）概念并引入我国医疗服务体系，到现在为止已经30年，虽有不足，但依然取得了巨大的进步和长足的发展。我国相关学者通过向国外学习并与中国现状相结合，根据我国的实际情况升级了该理念，明确了“全程化药学服务”概念，其定义表达出药学服务不应该只是药学专业人员的工作，而且应该被视为医疗机构全体药学服务人员一致的任务，药师不应该只对自己负责的患者尽责，也要对全体享受药物治疗的受众负责，在新的社会环境下，医疗机构药师的职责被注入了新的内涵（图5-3）。更专业的服务一定会成为医院药学深入研究和前进的方向。

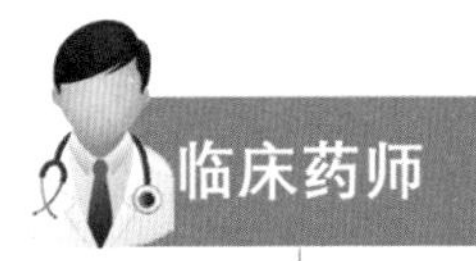
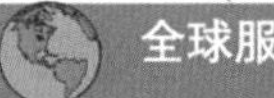
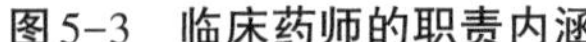

图5-3　临床药师的职责内涵

药师参与临床用药，干预及纠正不适宜用药已逐步成为医疗常规，具体表现为：①参与临床药物治疗，提高合理用药水平；②积极参与抗感染药物治疗和专项整治，提供专业技术支撑；③加强处方审核，减少用药差错；④积极对患者进行用药教育，提升患者诊疗的依从性。王小川等学者的《我国药学服务病例文献分析》显示，目前药师参与不同类型药学服务中前三位依次为药物治疗方案设计与调整、血药浓度监测、医护人员指导（图5-4）。另外有研究指出，中国187家

医院中约71%的医院开展了治疗药物监测，约48%的医院开展了个体化给药基因检测工作。

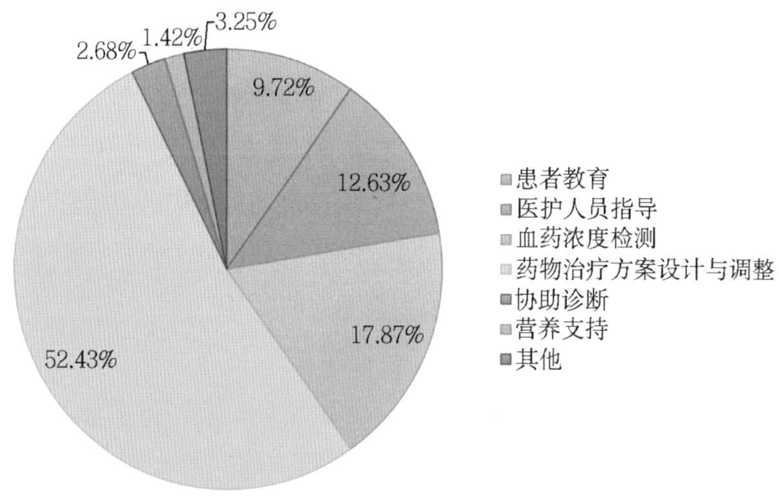

图5-4　我国不同类型药学服务所占比例

药师深入参与患者的临床治疗工作，可以使药学服务更专业化与精细化，更易发现患者用药过程中出现的状况；全程闭环式服务，更易于药师、医师和护士之间沟通患者用药过程的监护及相关问题；药师在防范易错药品的风险、发现药物与食物的相互影响、药物与药物相互作用和不良反应等方面更敏感，更利于患者药物治疗的安全有效，有利于医院药师临床服务能力的提高及临床药学人才梯队建设，明显提高患者对药学服务的满意度。

总体而言，20世纪90年代至今，医院药学处于药学服务阶段，以现代药学及临床药学为支柱，支持这一工作的基础学科为药物治疗学、临床药学及计算机网络化管理技术。医院制剂规模不断缩小，医疗体制的变化促使药学服务意识增强，医院药学工作重心也随之从“药物”转移到“患者”，工作模式从传统的“供应保障为主”向“技术服务为主”转变。药学的主要工作内容向药学服务转变，医院药学工作开始以临床疗效作为工作质量标准，积极开展药物临床试验研究、临床用药评价、联合用药及药物经济学研究，培养临床药师参与临床药物治疗工作、实施药学服务；医院药学工作逐步实现机械化、信息化及自动化，药学管理科学化、规范化，计算机的大规模应用及计算机网络化管理极大提高医院药学的工作效率与管理水平。

5.1.2　人工智能对中国药学发展的推动作用

中华人民共和国成立后，药学发展迅速，但依然存在医疗成本高、医生培养和药品研发周期长、临床药学服务发展缓慢且不平衡、药事管理不完善等现实问题。随着信息化水平大幅提升，AI政策的不断落地，互联网、物联网、人工智能等创新科技在药学领域展现出巨大潜力和可观前景。

药学领域作为最早应用人工智能技术的医疗健康领域，在药物挖掘、药品调配、健康管理、药事管理、临床合理用药等诸多方面，都已经实现了AI技术的广泛应用。AI技术可用于提高新药研发转化效率、提供新的药物靶向手段（如飞利浦“蜂群”机器人）、实现智能用药监测及不良反应风险评估（如计算机辅助的贝叶斯不良反应诊断系统）、辅助临床治疗药物检测、临床用药咨询、合理化药物设计（如计算机辅助药物设计），进一步用于综合分析患者各类临床信息及药物经济学数据、形成科学合理的个体化处方意见，以及解决药品物流管理、药学科研等痛点。

AI技术在药学领域中的快速发展和成果转化，对我国药学发展影响巨大。它可以弥补药学人员短缺、提高药学服务与管理效率，创新了我国药学发展之路，实现药学服务信息化、智能化转型。

1. AI技术弥补药学人员短缺

我国药学服务领域存在的首要问题是药学专业人员严重短缺，每万人口执业药师人数不足4人，中西部地区人数更少。随着人工智能的发展，“智能药师”一定程度上能够缓解药学人员严重不足的现状，满足群众对药学服务的基本需求，对药学专业人员严重匮乏的地区，不失为一个较好的选择。同时，人工智能可替代药师从事部分处方调剂、配药发药等工作，将药师从烦琐而重复的基础性事务中解脱出来，使其有较多时间与患者沟通交流，为患者提供更细致的用药咨询和用药知识科普，提高患者对药师的信任度和服务满意度，从而由“以药品为中心”逐步向“以患者为中心”的药学服务模式转型。

2. AI技术提升药学服务品质

调查显示，药师平均调配一张处方需要2～5分钟，面对医院人满为患的现状，常常需要加班加点才能满足患者需要，长期高强度的工作易产生疲劳，发生错误在所难免，因此医院处方合格率一直有起伏。《三级医院评审细则》也仅要求处方合格率高于95%。而人工智能在处理繁杂的重复劳动、数据计算及大量知识记忆方面，比人脑更能胜任，能弥补上述不足。智能化发药模式可帮助患者平均缩短取药时间至50秒左右，优势突出，且患者满意度高达95%。与此同时，智能化机器可加班加点进行处方调剂、配药发药等重复、机械性工作，而不会有疲劳、厌倦及懈怠感，极大提高了药学服务工作效率和质量，减少了工作失误。计算机的巨大存储功能、快速查询功能及网络共享优势，可以及时、准确、全面地向医护人员、患者提供药物相关信息，用药指导意见、药物治疗方案建议等，为高质量药学服务提供基础与保证。

3. AI技术支撑药物利用分析

AI技术成为药学利用分析的主要工具之一，它的飞跃式发展推动医院药学信息服务模式的改变。例如，网络通信技术实现数据共享、综合利用；各种药学数据库的建立改变药学数据信息的整理与贮存方式；在互联网上建立电子病历，电子药历或药学信息查询、分析及决策系统，为临床药物治疗方案制定、药物利用分析决策提供极大的支持。信息化的飞速发展，为处方前置审核技术提供了硬件支持，大数据的出现为其提供了数据支撑。医生在开具处方后，前置审核系统再加上专业药师的人工审核，在患者完全没有感知的情况下，两秒钟就完成了处方审查，帮助患者规避潜在的用药风险。

4. AI技术加速药品供应链运行

随着信息网络技术、条码技术乃至无线射频识别技术等新技术日益发展，使人工智能在医疗机构中的支撑领域已经扩大到整个供应链的管理、调控、数据挖掘及处理的流程中，可以为患者提供用药即时提醒等远程药学服务。以无线网络和智能终端构成的移动药师知识库，为合理用药咨询服务提供了强大的后台支持；智能手机的发展，也为药学的后续个性化服务提供了可能性。药品管理向全面量化迈进，使药品验收、入库、移仓及调剂等多项工作实现数据共享、信息快速汇集、流程高效运行及一体化配送，真正实现“金额管理、全面数量统计、分析决策有依据”的现代化医院药品管理模式。

5. AI技术提高医院药学管理效率

运用计算机网络与信息技术，实现医院药学管理与知识服务的信息化，建设新的药学信息系统，成为医院药学发展的新思路与新方法，将大大改变医院药学管理的现状，不仅可为医院各级人员提供国内外药品信息，也可促进药品管理、制剂生产及科研教学进入全新的管理模式，药品的进、销、存、调配及制剂管理的全过程实现信息化、网络化及自动化，提高医院药物治疗质量与合理用药水平。

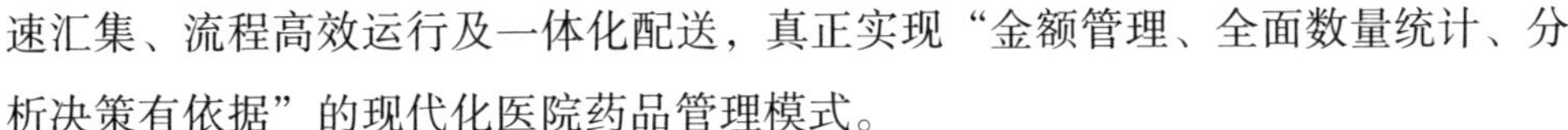

5.2 人工智能在药物研发中的应用

早期我国因为人力、原材料、场地等方面具有成本优势，国内制药企业迅速发展壮大，药品由匮乏变为供大于求。但药物研发具有研发周期长、投入巨大、成功率低、风险大的特性，因技术创新实力不足，国内的制药工业存量市场以仿制药为主。随着国内对于药品研发的大力扶植、海外优秀生物医药人才的归国，以及一系列重磅利好政策的出台，加上人工智能技术应用于新药研发，可以大大缩短筛选候选药物分子的时间，缩短研发周期，进而节约新药研发成本。未来几年内，创新将是医药行业发展主旋律。

5.2.1 人工智能在药物发现阶段的应用

1. AI缩短科学发现药物靶点周期

在制药工业中，对许多不同的性能进行复合优化时，会收集大量的数据集。应用人工智能技术访问这种针对目标和非目标的大型数据集，系统地用于训练机器学习模型从而驱动数据集的预测属性，可以帮助研究者充分理解疾病机制，缩短靶点发现周期。

利用不同方法预测激酶活性的研究就是一组很好的应用实例。在不同的激酶项目中，选择性分析可以生成更大的数据集，这些数据集再被系统地用于算法模型生成。美国学者Martin从一个大而稀疏的数据矩阵中产生模块分析定量构效关系（quantitative structure activity relationship，QSAR）、二元贝叶斯QSAR模型，该矩阵包含作用于92个不同激酶的13万个化合物的数据。这些经过训练的模型被应用到新的化合物上，生成可以在较少的数据点上预测新激酶的生物活性亲和指纹图谱，再用新的实验数据迭代地改进模型，从而实现利用机器学习迭代的方法来发现新的激酶抑制剂。DeepMind研发的AlphaFold工具通过深度神经网络，根据氨基酸列表来预测蛋白质的结构，成功地从43种蛋白质中预测出25种3D结构（图5-5）。人工智能应用于预测蛋白质折叠方式，将为解决科学界最棘手的问题提供方案。

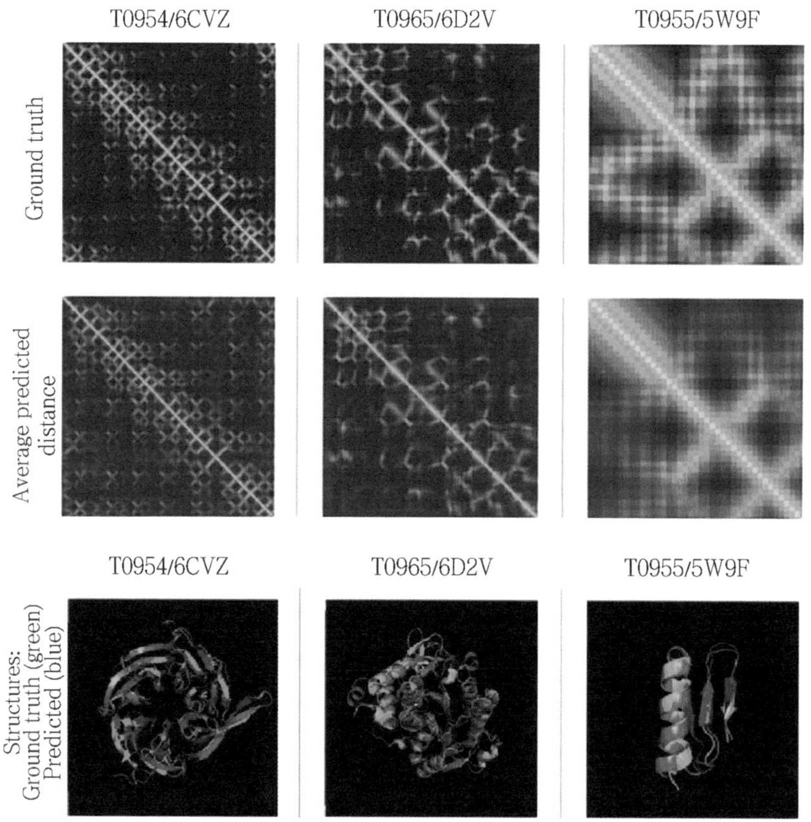

图5-5　AlphaFold预测三种蛋白质结构准确性可视化

2016年，AccutarBio（冰洲石科技）公司自主研发的药物数据AI平台，已经完成了基于十几万晶体学数据的学习运算，搜寻能够与化合物相结合的靶点，为先导化合物的筛选与合成奠定基础。通过该平台可以将靶点发现耗费的时间从数年降低至几个月、几天甚至几个小时，为药物发现带来突破性进展。

晶泰科技开发的“药物固相筛选与分析系统”，基于人工智能技术的深度学习和认知计算能力，能够在短时间内通过对医学文献、临床试验数据等非结构化数据进行处理、学习和计算，预测各种晶型在稳定性、熔点、溶解度、溶出速率等方面的差异，以及由此而导致在临床过程中出现的副作用与安全性问题，在短时间内筛选出稳定性和溶解度最佳的晶型结构（图5-6）。

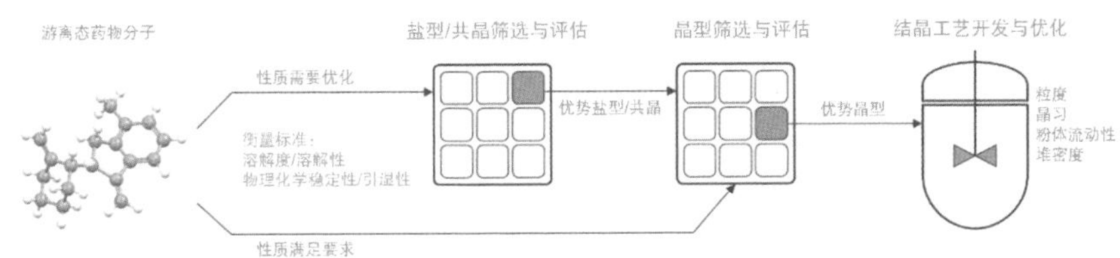

图5-6 晶泰科技固态筛选与评估

美国普林斯顿大学化学系Ahneman等学者和默克公司的研究者们证明，机器学习可以利用高通量实验获得的数据来预测多维化学空间中合成反应的性能和化学反应的产率，有望在新药开发上得到广泛应用（图5-7）。

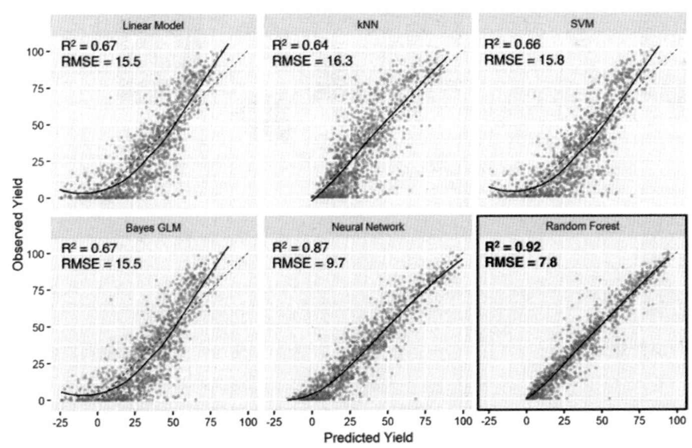

图5-7 各类机器学习算法与线性回归应用于化学反应产率预测性能

（SVM：支持向量机；GLM：广义线性模型；kNN：k近邻算法）

2.候选分子的多维度复合优化选择

在药物发现中，临床候选分子必须满足一系列不同的标准：需要对生物靶标具有合适的潜力；具有较强的选择性用于对抗非预期靶标；表现出良好的理化性质和吸收、分布、代谢、排泄和毒性性质。为了有效地进行化合物设计，在模型的优化过程中应用了大量的计算机方法，特别是一些机器学习技术，如支持向量机、随机森林或贝叶斯学习，已经被成功应用。

Cyclica开发并验证了一个名为“Ligand Express”的云计算蛋白质组学筛选平台（图5-8）。该平台发挥了生物物理学、生物数据和人工智能技术的组合效力，制药科学家正在积极利用它来更有效地探索药物发现的新途径。平台允许使用者提交感兴趣的小分子，在人工智能、基于结构的分子模拟等技术辅助下，通过使用云计算，不需要现场庞大的基础设施，只需要一台笔记本电脑、互联网接入和浏览器便可完成蛋白质组筛选。

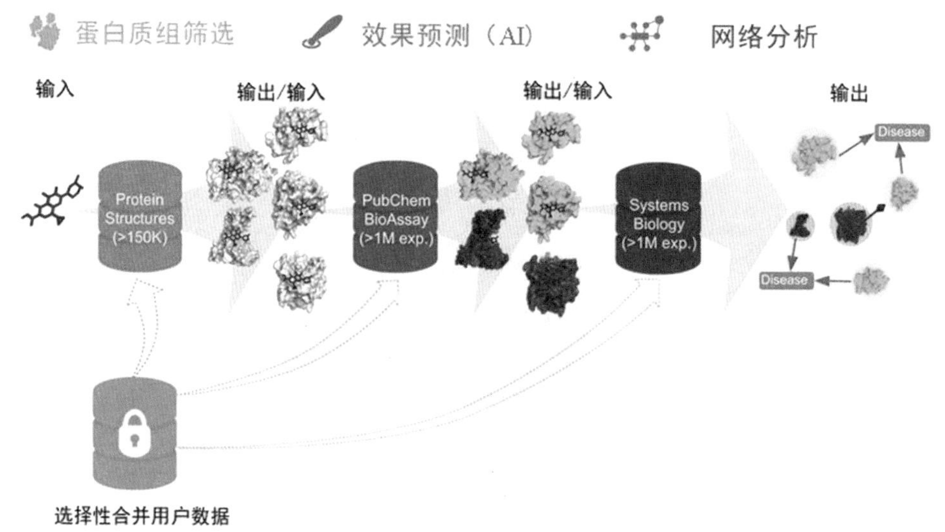

图5-8 Ligand Express云计算蛋白质组学筛选平台（来源：cyclica官网）

美国生物治疗技术公司Virvio公司成立于2015年，致力于利用深度学习算法模拟蛋白质合成，用于满足分子靶标和适应证的要求，其合成的蛋白质具有结构超稳定性和可制造性。针对美国每年56 000例的流感死亡人数和市场上流感疫苗的高耐药性、低效率的状况，Virvio的蛋白质合成平台模拟出一款名为HB36.6的蛋白质结构，能够加强对诸如H1N1和H5N1型流感病毒的免疫能力，降低感染风险，将很快应用到药物制备（图5-9）。

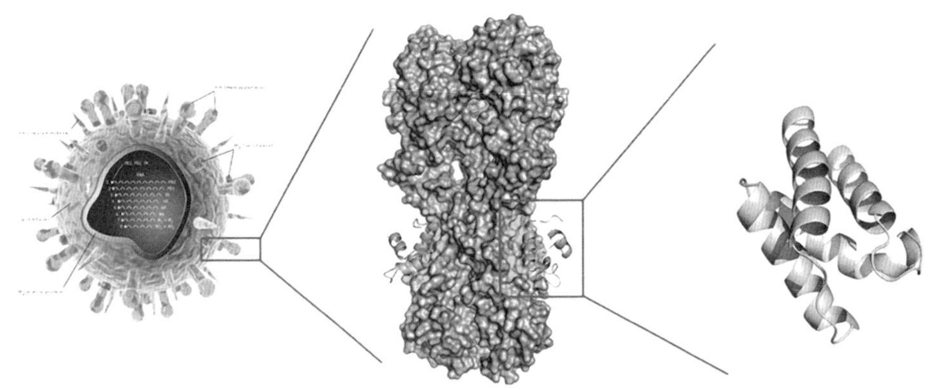

图5-9 Virvio蛋白质合成平台模拟蛋白质结构（来源：virvio官网）

Atomwise公司开发的AtomNet化合物筛选系统，是一款基于卷积神经网络的AI系统，旨在运用超级计算能力和复杂的算法模拟制药过程，来预测新药的效果，能够在几天时间内完成对新药的评估，为制药公司、创业公司和研究机构提供化合物筛选服务。Atomwise是较早开展商业化落地应用的公司，在2012年5月，与默沙东公司签署合作协议，帮助其完成药物研发早期的化合物筛选工作。

2015年，Atomwise利用AI技术，在不到一天的时间内对7000多种药物进行了分析测试，成功地寻找出能控制埃博拉病毒的两种候选药物，并且成本不超过1000美元，采用传统技术则需要数年时间和数十亿美元成本（图5-10）。

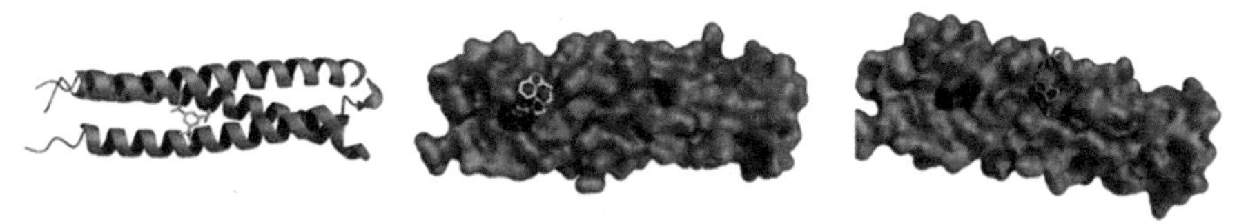

图5-10 AtomNet预测治疗埃博拉病毒的候选药物方法（来源：atomwise官网）

晶泰科技开发的Renova人工智能药物研发平台能够提供结合口袋探测、新药物骨架设计、活性预测、ADME/T预测等用于新药研发的AI模型，覆盖结合位点分析、先导物发现、先导物优化几个部分。对已知靶点的研发项目，Renova平台可以利用深度学习方法，高效产生高质量、定制化的分子库，为筛选出优质的活性分子提供良好基础。Renova还结合多项关键物理化学性质的预测模型对分子进行综合打分，在药物筛选和设计阶段优先选出药物性质最理想的先导物（图5-11）。

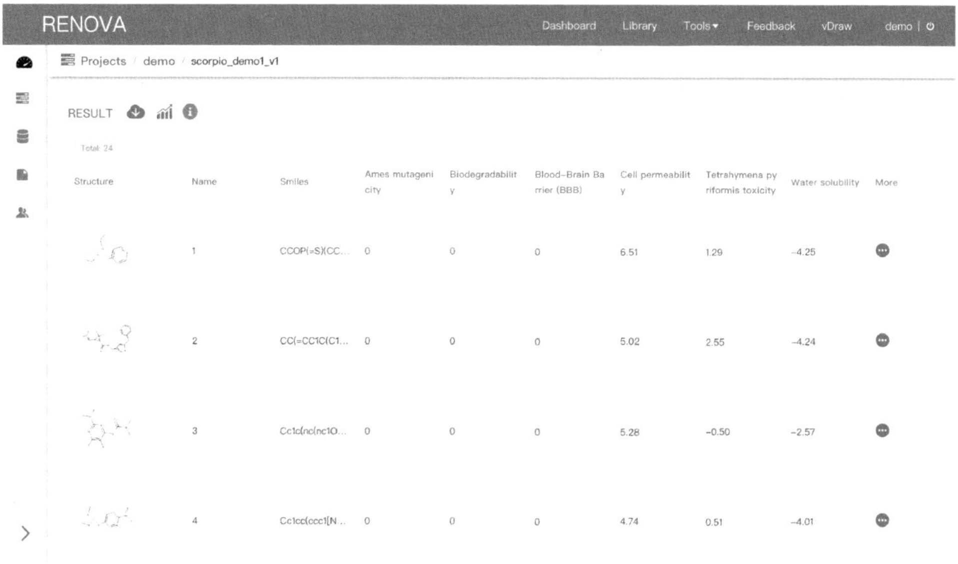

RENOVA Dashboard Library Tools Feedback vDraw demo

Projects / demo / scorpio_demo1_v1

RESULT

Total: 24

Structure	Name	Smiles	Ames mutagenicity	Biodegradability	Blood-Brain Barrier (BBB)	Cell permeability	Tetrahymena pyriformis toxicity	Water solubility	More
	1	CCOP(=S)(CC...	0	0	0	6.51	1.29	-4.25	
	2	CC(=CC1C(C1...	0	0	0	5.02	2.55	-4.24	
	3	Cc1c(nc(nc1O...	0	0	0	5.28	-0.50	-2.57	
	4	Cc1cc(ccc1[N ...	0	0	0	4.74	0.51	-4.01	

图5-11　晶泰科技Renova人工智能药物研发平台

5.2.2　人工智能在临床前研究阶段的应用

除了前文所述的一些潜在药物分子发现的过程外，临床前研究还关注药物的分子特性、水溶性、毒性、口服吸收潜力等方面的问题，AI技术在此阶段也有部分应用。

奥地利林茨大学生物信息学的研究发现，深度学习在毒性预测方面优于其他许多计算方法，如朴素贝叶斯、支持向量机和随机森林。该研究开发了DeepTox，针对1.2万种化合物，利用专门设计的检测方法来对12个芯片数据的化合物毒性进行测量，利用深度学习预测化合物毒性，发现深度学习能够实现多任务学习，即在一个神经网络中学习所有的有毒效应，学习高信息量的化学特征（图5–12）。

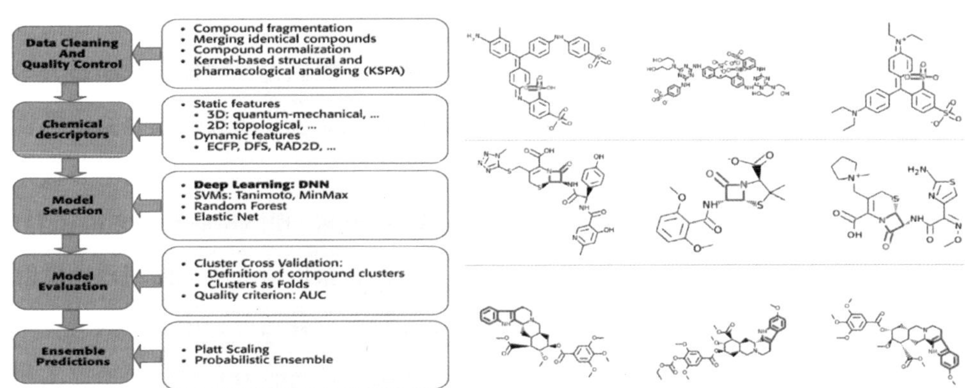

图5–12 DeepTox预测化合物毒性步骤与结果展示（右图红色提示有毒物质结构）

（来源：*Frontiers in Environmental Science*）

都柏林大学计算机科学与信息学院的Yankang Jing将浅层机器学习方法应用于化学信息学问题，并特别展示了递归神经网络方法如何应用于预测分子性质。深度学习方法在预测药物的水溶性、分子的作用位点和基因表达数据等方面发挥着作用。体外人结直肠癌细胞法Caco–2是一种常用的研究药物小肠吸收的体外模型，用于预测口服药物的吸收能力。基于Caco–2测定数据的计算机预测方法，可以提高新药筛选的高通量有效性。然而，以前开发的预测化合物Caco–2细胞渗透性的计算模型使用了手工制作的特征，这些特征可能是数据集特有的，并会导致过拟合问题。韩国Moonshik Shin等学者用深度神经网络（DNN）方法，对原始特征进行非线性变换，生成高级特征，具有较高的判别能力，从而建立了良好的广义模型，设计出了一种基于DNN的二进制Caco–2渗透率分类器，纠正了过拟合问题和非线性激活问题。在预测Caco–2细胞系中不同结构化合物的细胞通透性时，DNN产生的高级特征发挥了更好的作用。

5.2.3 人工智能在临床研究阶段的应用

1. 药物重定向

老药新用是目前寻找药物的常用方式，它的实现方式是将市面上已曝光的药物和人身上的1万多个靶点进行交叉研究及匹配。在公共领域，大数据集可以用来推导出预测跨目标活动的机器学习模型。例如，利用相似性集成方法，将与药物靶点已知配体二维结构相似性较高的化合物筛选后再做深入研究。这些模型可以应用于药物的再利用，为现有药物识别新的靶点。美国得克萨斯州休斯敦大学华旭博士通过EHR和自动化信息学方法，验证了使用二甲双胍可降低癌症患者死亡率，表明二甲双胍化学治疗的潜力。

云势软件在2018年4月发布新一代AI驱动的新药发现引擎——GeniusMED，该引擎从大量数据源中整合了与药品、疾病、基因、蛋白质等相关的多种药物研发数据，构建了一个大规模的综合性药物研发知识库，并结合临床试验数据，匹配药物靶点与新适应证的结合，发现药物的新用途。GeniusMED整合药物信息和疾病信息两大系统，形成药物相似性网络、疾病相似性网络和已知的药物-疾病关联性网络。借助AI的深度学习能力和认知计算能力，将已上市或处于研发管线的药物与疾病进行匹配，发现新靶点，扩大药物的治疗用途。目前，公司利用GeniusMED系统已经验证了3款用于治疗阿尔茨海默病的候选药物和2款用于治疗红斑狼疮的候选药物。

伦敦独角兽公司BenevolentAI推出的JACS系统，凭借其自然语言处理能力和深度学习能力，在短时间内能够集成结构化和非结构化的生物医学数据，包括疾病数据、药物数据、试验数据等，并发现它们之间的新联系，找到药物的新适应证，实现药物重定向，帮助科学家发现药物更有价值的适应证。BenevolentAI与帝国理工学院联合借助深度学习和知识图谱，发现经典JAK激酶抑制剂——巴瑞替尼（Baricitinib）或可用于治疗新型冠状病毒肺炎。在致病机制上，大部分病毒进入细胞是通过受体介导的内吞作用（receptor-mediated endocytosis）进行的；而新型冠状病毒（2019-nCoV）是经由肺部的AT2肺泡上皮细胞（AT2alveolar epithelial cells）的ACE2受体感染的，因此阻断这一感染过程就可以抑制病情（图5-13）。

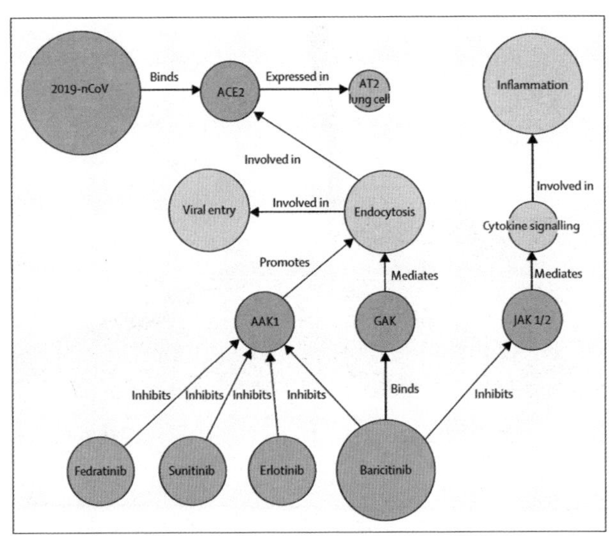

图5-13　新冠病毒感染和使用药物进行阻断的流程图（来源：《柳叶刀》）

2. 患者招募

新药审批的必经之路是进行三个阶段的临床试验，而临床试验顺利开展的基础是找到合适的临床患者。传统的试验管理人员通常是在海量的病例中逐一筛选并通知符合药物试验的受试者，费时费力。2016年的一个研究表明，在美国国家癌症研究所国家临床试验网络（US National Cancer Institute's National Clinical Trials Network）2000年到2011年开展的癌症试验中，有18%的癌症试验经过三年甚至更长时间的寻找之后，仍然招不到它所需要患者数量的一半，或者因为报名的志愿者实在太少干脆放弃了该项试验。经估算，20%的癌症患者适合参与类似试验，但真正参与的不超过5%。来自纽约哥伦比亚大学的生物信息学家翁春华说："志愿者招募是临床试验的第一障碍。"

很多人希望AI可以改变这一困境。自然语言处理（natural language processing，NLP），作为人工智能的子领域，可以从海量的病历中自动配对适合参与特定临床试验的患者，提高精准匹配效率，在短时内完成试验招募入组的基础工作。

哥伦比亚大学翁春华团队开发了一款"标准查询"（Criteria2Query）的开源网站，通过运用NLP，使研究者和管理者不需要掌握数据库查询语言就能够进行数据库检索，从而精准匹配患者（图5-14）。

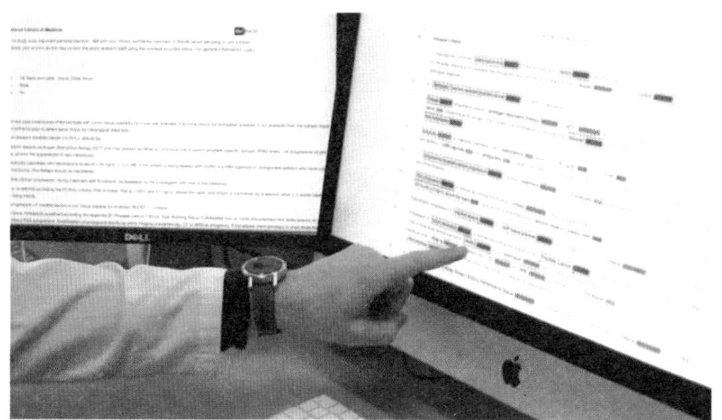

图5-14 开源网站（Criteria2Query）便于研究者搜索数据库

零氪科技研发的精准临床招募系统——Link Recruitment，基于国内最大规模的医疗大数据资源库，能够快速完成在临床试验文件里提取相关数据，评估出患者到底适合哪一种治疗方法，并自动上传相关患者病历与临床试验数据库登记的相关试验，进行实时精准匹配和动态更新，通知受试者及时参加相关试验。

3.优化临床试验

临床试验阶段在药品研发过程中属于后期，一旦失败，造成的成本损失巨大。一般来说，最主要的失败原因是由药物治疗靶点和疾病关联不佳引起的。运用随机森林、支持向量机、梯度迭代增强、k近邻算法等机器学习方法，对临床试验、动物模型、基因关联分析、通路分析、文本分析等数据进行挖掘，预测治疗靶点，有望提高后期临床试验的成功率。同时，试验方案设计、试验流程管理、试验数据管理统计分析等药物临床研究工作是烦琐而重要的环节。药品临床试验效率低下的主要原因之一是试验方案设计不科学和缺乏对受试者的动态监控。Trials是一家位于美国圣地亚哥的AI公司，致力于通过改善试验设计方案和试验流程管控来加速临床试验进程和提高试验效率。该公司开发的临床试验管理系统整合了方案设计、流程监控、用药依从性、数据分析等功能，能够实现对整个临床试验的全流程管理，全面提升临床试验的效率。

5.2.4 人工智能在批准上市阶段的应用

人工智能在批准上市阶段的应用主要集中在药物研发情报汇总方面，通过自

然语言处理技术等完成海量文献和大型数据集的信息综合和汇总，为新药研发人员持续提供药物研发情报的信息数据库。国外如瑞士的全球性生命科学数据库Biotechgate，它作为一个为生命科学行业设计的全球业务发展数据库，包含62 000多家涉及生物技术、制药、医疗技术和数字健康等领域的公司的关键信息；国内包括药智、咸达、丁香园、米内、医药魔方、医药地理等，纷纷在药品研发、生产检验、合理用药、市场信息方面建立综合数据库。例如，北京大学医学部药品上市后安全性研究中心，主要通过对国内主要类型电子医疗数据结构特点调查后，使用医疗数据开展药物流行病学、方法学研究，构建主动监测的数据通用模型，以糖尿病治疗药物安全性评价等具体临床项目为抓手，制定相关药品上市后研究方法学指南，为药品上市后安全评价提供理论基础与科学依据。深度智耀公司开发的AI药物警戒系统（Deep-PV），依靠自然语言处理技术，实现个例药物不良反应/不良事件报告的快速无人化采集、翻译、编码、评估和评价，支撑药企临床研究及上市后的药物安全监测。

综上，以深度学习为代表的人工智能技术在药物研发上的应用，不再局限于靶点筛选，已经向药物筛选、药物优化、患者招募等更多方面开始拓展。人工智能的加入，将极大改善新药研发风险大、周期长、成本高的难题，重构新药研发的流程。在实验验证前最大程度虚拟化、人工智能化，由计算机评估药物成药的各个指标，最大程度降低失败率；通过选取最可能成药的小分子进入后续实验和临床验证，节省药物研发成本，缩短药物研发时间。

5.3　人工智能在药学服务中的应用

智慧药学服务是医改驱动下药学服务转型升级的核心落脚点。信息时代的发展，需要药学服务主动引入人工智能、云计算、移动互联网、信息互联互通等前沿技术，与新技术、新理念的充分融合，真正实现“以患者为中心”的药学服务目标。以下简单介绍人工智能与药学服务的创新结合的几个方面。

5.3.1 处方审核与点评

1.智能化处方审核

处方审核是处方调剂的第一步。药师是处方审核第一责任人，高效、准确的处方（医嘱）审核是保障合理用药不可或缺的药学服务环节。根据《处方管理办法》规定，药师应对处方用药适宜性进行审核，审核内容包括：处方用药与临床诊断的相符性，剂量、用法的正确性，是否有重复给药现象，是否有潜在临床意义的药物相互作用和配伍禁忌，以及其他用药不适宜情况等。药师审核处方后，认为存在用药不适宜的，应告知处方医师，请其确认或者重新开具处方。但在传统的处方审核模式中，处方经医生开具后直接先由患者进行缴费，之后才到药师审核发药环节，药师一旦发现处方为不规范或者不适宜处方，拒绝发药时，患者往往要面临退费、再由医生修改处方、再排队、缴费后取药的重复环节，整个过程耗时长，有时甚至会引发医疗纠纷。而人工智能集合了大数据、智能决策、云计算等优势，帮助医疗机构实现处方流程再造，将后置审方改为前置审方。通过智能分析算法，解析患者症状，分析并审核用药方案，对门诊处方和住院用药医嘱进行自动预判，去除有相互作用、配伍禁忌等不合理的用药方案，实现处方审核的功能。

国家远程医疗中心建立了处方审核与流转综合服务平台，这是一个处方开放共享平台，提供药品数据智能配码、处方流转在线审方服务。采用多重认证机制确保平台接入医院、药店、药师和患者的真实性，保障信息安全及用户隐私，让患者的处方安全流转（图5-15、图5-16）。

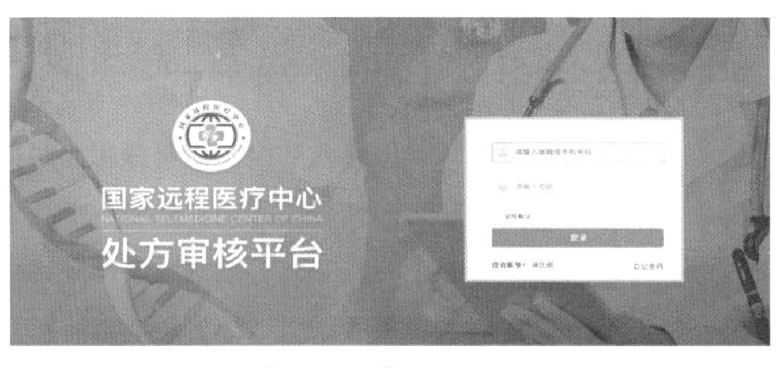

图 5-15　国家远程医疗中心处方审核与流转综合服务平台

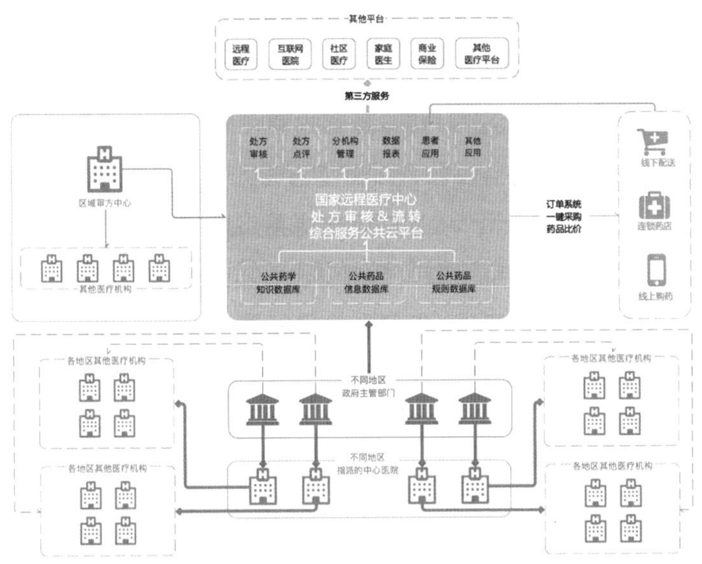

图5-16 国家远程医疗中心处方审核与流转综合服务平台架构与对接模式

首都医科大学宣武医院自主研发的“智能化处方/医嘱前置审核系统”，通过信息系统将HIS、LIS、电子病历、护理系统、集成平台等与合理用药智库深度集成，运用智能识别、语义分析及深度学习等人工智能技术，对海量药品说明书、临床指南、医学研究文献进行学习及分析，自动生成可由系统识别的药学规则库。据统计，2018年智能化前置审核系统上线后共审核处方304万张，审核医嘱413.19万条；医生对问题处方主动修改率为86.48%，处方合格率由95.60%提升到99.67%，医嘱合格率由84.27%提升到97.53%，极大促进了临床合理用药，保障了患者用药安全。宣武医院为患者节约了修改处方的时间，医生修改后的处方平均费用减少，提升了患者满意率。

2.智能处方点评

医院日常处方信息量大、临床用药复杂，处方点评方向多、要求高、人力不足，导致人工处方点评存在工作效率低、覆盖面有限、抽样随机性不强、代表性不够等缺点，不能满足及时全面的监控和分析要求。基于智能技术的医院处方点评与用药动态监控系统（图5-17），将对提升医院处方点评及用药动态监控的效率和效果起到积极作用。该领域应用的智能系统可提高医师开具处方的速度和准确性，可对处方的合理性进行实时点评，对不合理处方进行及时干预，还能为患者及家属提供全面的药学信息查询服务。

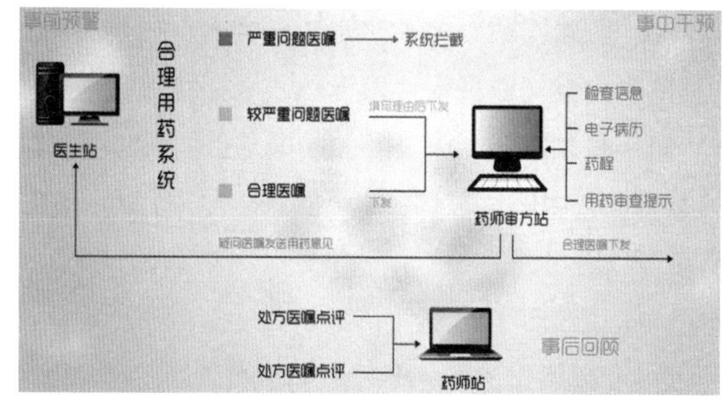

图5-17　医院处方点评与用药动态监控系统

5.3.2　用药监测

人工用药监测具有延后性和片面性。借助专门智能软件建立哨点监测网进行主动监测，将使用抗菌药物的适应证、预防用药的合理性、联合用药的正确性、有无配伍禁忌、重复用药、过度用药和根据药敏用药等作为用药监控重点，建立合理用药知识库，基于实时获取的患者历次诊疗信息，可以实现对临床用药的事中干预及事后评估等。

智能软件可同步发现前期临床研究未能收集到的罕见不良反应，提供科学可信的药品安全评价数据；也可帮助临床药师实时追踪用药治疗过程的风险，预警预测临床用药风险，有效缩短药品风险信号发现的迟滞时间，进而预防或快速采取干预措施加以控制，保障患者用药安全，实现“实时监测、预防为主”。同时，作为高效便捷的支撑工具，智能软件还可用于开展重点医院、重点品种、重点事件的多中心、多数据组合的药品风险监控等相关研究。

同济大学附属东方医院翟晓波主任长期研究不合理用药，参与设计“智能化用药监控警示互动系统”，利用处方合理性、规范性、适宜性提示预警功能，及时纠正不合理用药，为患者用药提供智能化解决方案，提高了工作效率。目前各医疗机构普遍开展血药浓度监测（由于部分药物强烈的个体差异性，要对每一个患者进行血药浓度检测），并对用药剂量及用药时间进行调整与控制，从而优化药物使用，以达到最优的作用效果。用药跟踪售后服务系统可采用线上问卷调查、用药随访等形式，收集汇总用药反馈信息，如收集不良反应等，形成门诊、急诊药学服务全流程闭环管理（图5-18~图5-21）。

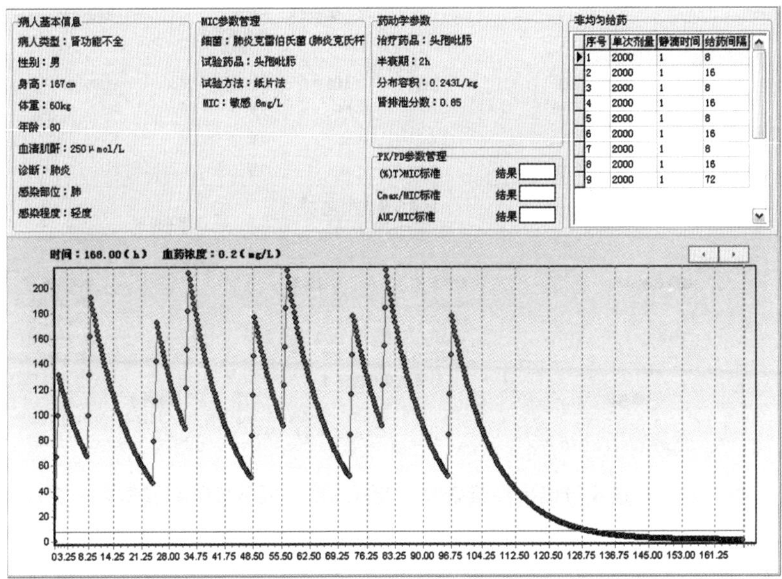

图5-18　血药浓度监测（来源：同济大学附属东方医院）

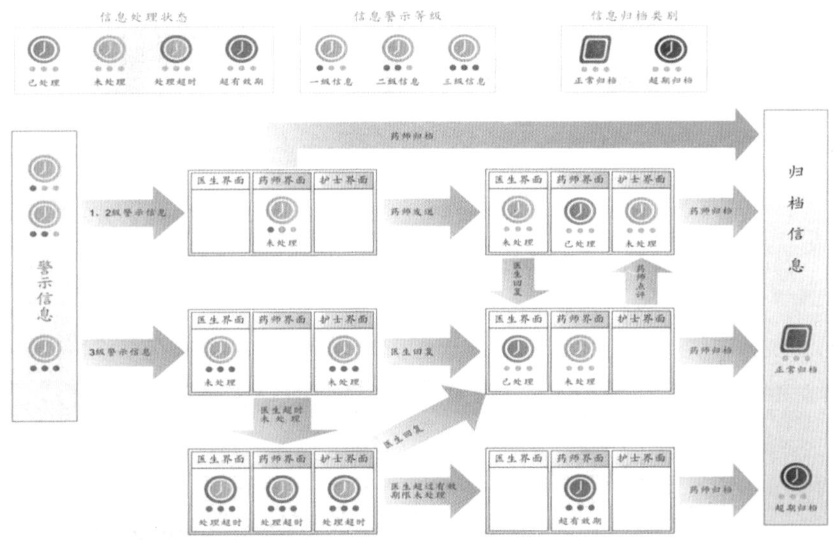

图5-19　“智能化用药监控警示互动系统”流程图（来源：同济大学附属东方医院）

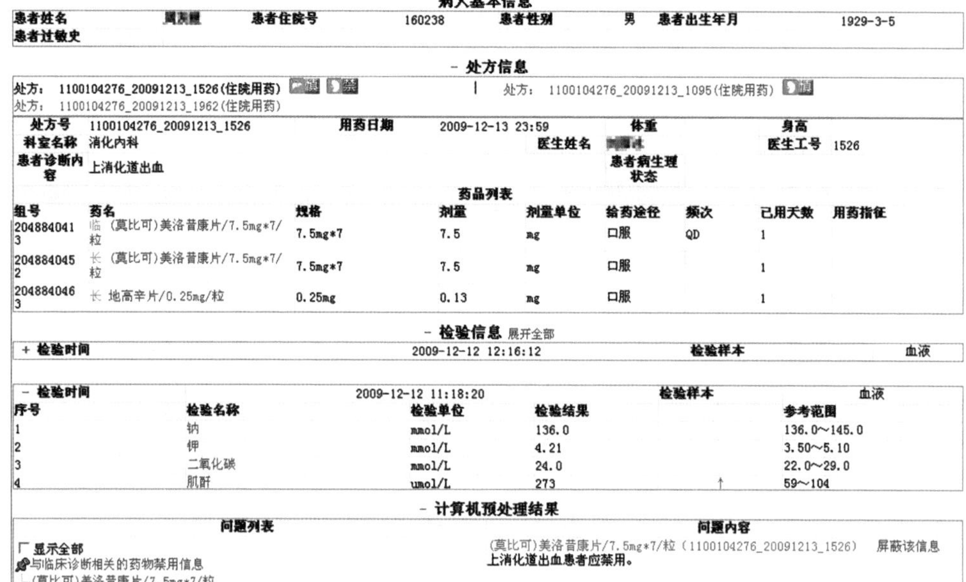

图5-20　系统审查出美洛昔康禁忌症（来源：同济大学附属东方医院）

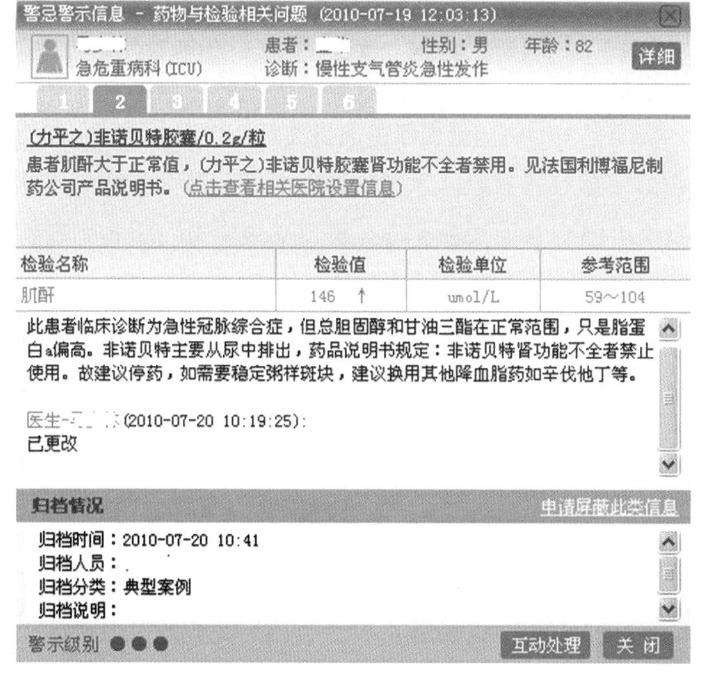

图5-21　“智能化用药监控警示互动系统”干预（来源：同济大学附属东方医院）

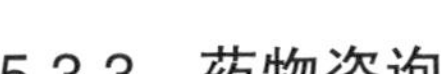

5.3.3 药物咨询

传统的用药咨询服务多由医院医护人员或药店工作人员在开具处方或发放药品时提供，具备条件的医院则在药房旁边专门设立用药咨询窗口，由专职临床药师轮流坐诊，免费为患者和医务人员解答用药问题（图5-22）。这种模式往往需要以充足的药师资源为基础。随着人工智能的快速发展，智能化咨询技术也日趋成熟。一些公司开发的智能用药咨询系统，可方便患者准确、快捷地获取所需的用药信息，自动回答患者提出的用药问题，提供安全、专业的用药指导（图5-23）。如山东省试用的机器人药师，可接受胃肠道疾病、妇科常见疾病等10余种常见病和多发病的用药咨询，并推送给患者一套安全合理的用药方案，详细介绍用药原因和每种药品的治疗作用，以消除患者对方案的疑惑，确保患者的消费体验。

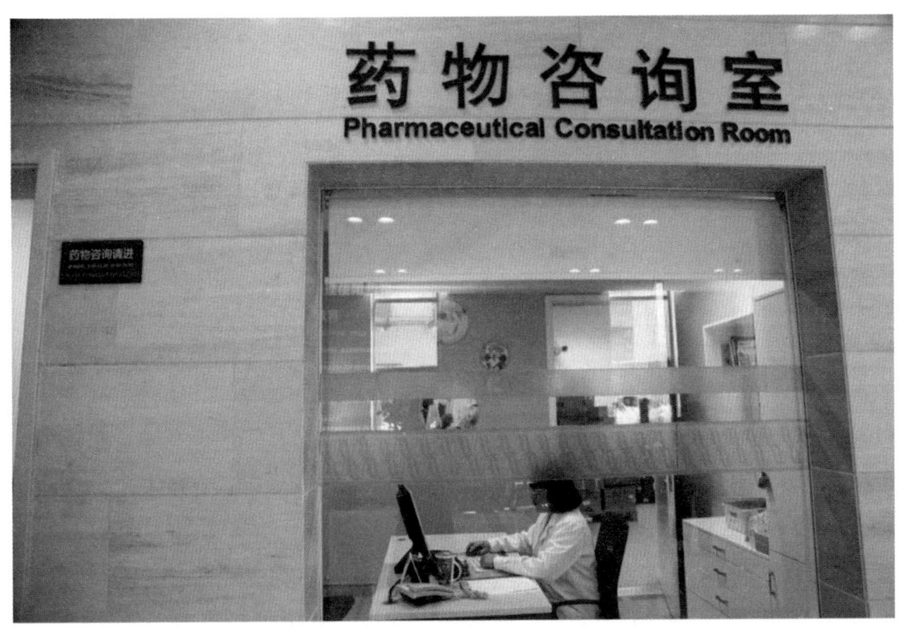

图5-22 医院药物咨询室

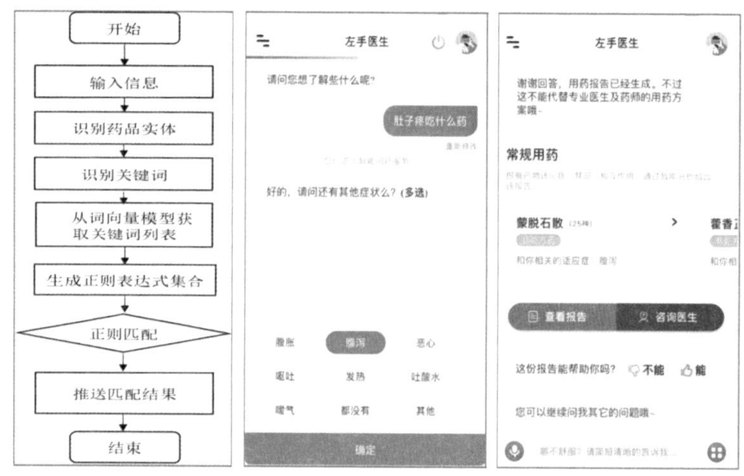

图5-23　智能用药咨询系统处理流程与“左手医生”APP示例

此外，医院及药店可通过第三方在线平台，向患者提供远程用药咨询服务，帮助患者即时获得专业的用药指导。如济南市正在试点推行的“电子处方”远程问诊服务，百姓可在药店通过类似电脑的设备远程连线网络另一端的医生，获得免费的病情诊断、处方获取、用药咨询等服务（图5-24）。机器人药师在成功推荐药品后，亦会通过用户端继续向顾客提供康复计划、用药提醒、健康保养、饮食搭配、定期体检等一系列后续健康服务。远程用药咨询服务有利于实现个性化、便捷化、移动式的用药咨询服务和用药健康科普，从而提高患者用药依从性及安全用药意识。

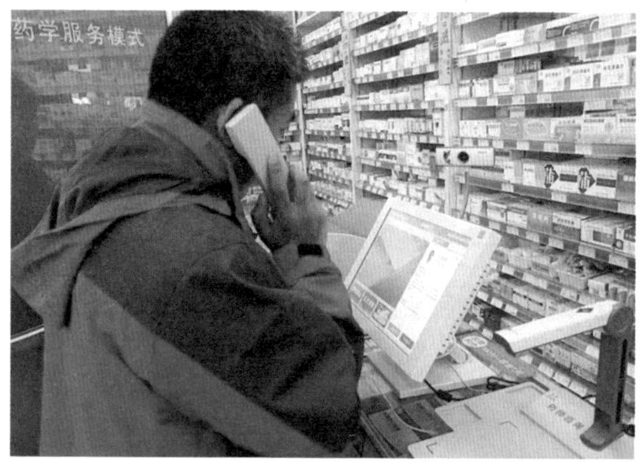

图5-24　济南市民通过远程问诊平台“寻医问药”

5.3.4　门诊药房服务

在门诊、急诊区域内配置自动化售药机，与HIS系统相连接，患者可以通过在自有移动端进行操作，确认缴费信息后，门诊、急诊药房即可获得患者处方信息。药师根据处方信息进行药品配置，并将配置好的药品通过药品传输通道放置于自动化售药机内，通过智能呼叫系统提醒患者取药，实现向患者直观显示并自动语音呼叫其取药信息，减少患者盲目问询取药信息和发药窗口拥堵现象（图5-25）。患者使用自有移动端设备进行扫描取药，也可避免发药窗口拥堵导致的潜在交叉感染风险（图5-26）。

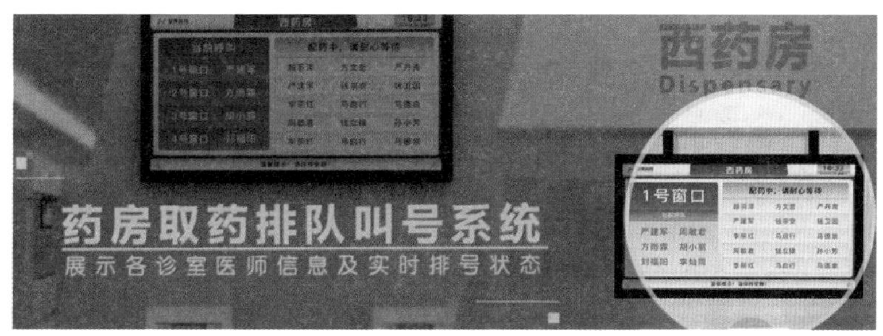

图5-25　药房智能取药呼叫系统示例

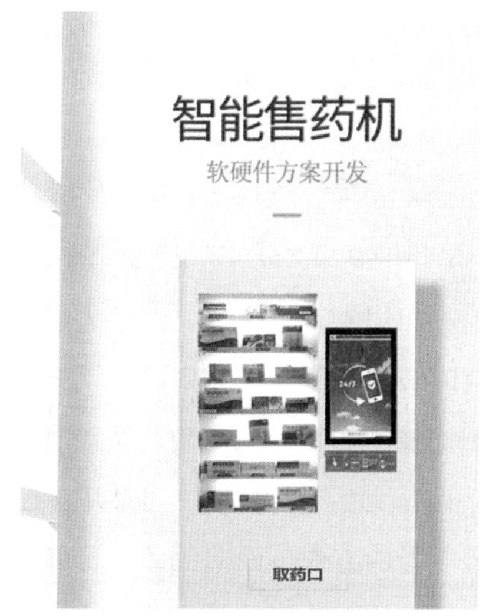

图5-26　智能售药机

5.3.5 临床用药决策支持系统

不合理用药不仅会造成经济上的巨大浪费，还会导致无效治疗甚至药源性疾病，直接危害患者健康。在取消药品加成、切断以药养医的利益链条后，如何在临床治疗过程中保障药物的安全合理使用，已成为临床医师和药师需要共同面对的重要课题。

传统的用药参考软件已经可实现较为全面的用药信息检索与查询服务，可作为医务人员用药参考工具，但是部分系统并不能在临床真实场景下给出合理用药建议。基于临床诊疗数据、药学资源数据库和药学专业知识库，探索临床用药决策系统的构建，实现处方监控、处方分析配置等功能（图5–27），为临床药师、医师提供决策依据和解决方案，提高合理用药水平，逐渐成为人工智能在药学服务领域应用的一个重要方向。

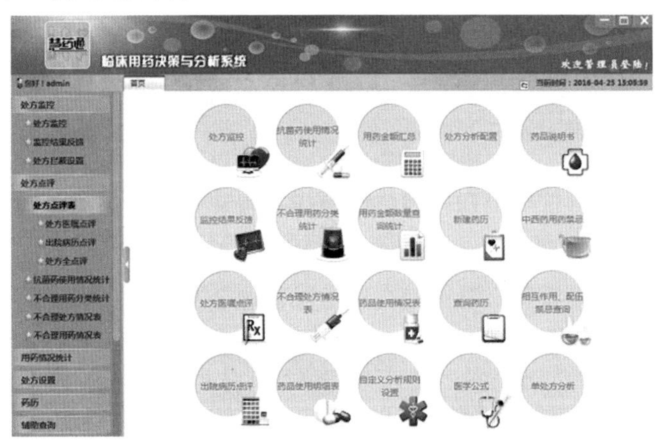

图5–27 临床用药决策与分析系统示例（来源：慧药通）

由四川省医学科学院、四川省人民医院、清华大学数字医疗健康工程研究中心、上海交通大学医学院附属新华医院、北京诺道认知医学科技有限公司等单位合作开展的“基于知识图谱技术的智能临床用药决策支持系统”（iPharma用药助手）研发项目，旨在建立具有交互应答功能、可适用于临床真实场景的智能临床用药决策支持系统，以云服务的方式，面向医务人员和患者，解答临床药物使用的各种疑问，给出个体化精准用药建议，预测药物疗效和不良反应等，规范用药行为，提升临床整体合理用药水平。该系统的关键技术在于把药学知识与真实世界数据融合创新，构建用药知识图谱，称之为“药学大脑”。

iPharma用药助手基于真实世界的用药大数据，运用人工智能技术实现个体化用药指导。个体化用药就是在最适的时间、对最适的患者、给予最适的药物和最适的剂量。目前个体化用药基于治疗药物监测及药动学参数计算，但是往往基于少量临床因素，只适用于部分人群，无法覆盖临床表现复杂的患者。人工智能机器学习的发展，可以将临床数据进行多层次挖掘，关注更大范围的影响因素，进而构建更适用于复杂情况的人工智能个体化用药模型。该系统通过对治疗药物监测的数据及相关临床数据的分析挖掘，确定适合的个体化用药方案。同时，该系统内嵌了药师常用的药动学模型，可根据药动学原理与AI原理分别给出用药方案，也支持药师自定义给药。医生可以在系统内查看患者的基本信息和重要检验检查指标，同时根据 iPharma 用药助手的智能问答提示，与患者进行交互问答，最终给出用药建议及其科学依据。

5.3.6 慢性病用药管理

2018年11月21日，国家卫生健康委员会、国家中医药管理局联合发布《关于加快药学服务高质量发展的意见》，其中第五条指出，积极推进“互联网+药学服务”健康发展。同时指出，探索开展对慢性病患者的定时提醒、用药随访、药物重整等工作，重点是同时患有多重慢性病的老年人，以保障用药安全。

政策的支持使人工智能的应用延伸至慢性病的用药管理领域（图5-28）。IBM的人工智能系统Watson与美国CVS药房合作，由CVS药房向Watson开放包括临床、购药和保险数据在内的患者行为信息，Watson可对相关指标进行分析，提前预知患者病情并提供相应的药学服务，在慢性病预测和健康管理方面优势显著。研究人员开展的一项随机对照试验，以给予常规的高血压治疗管理为对照，试验组以临床药师主导，利用智能血压计动态监测血压，根据结果及时调整用药方案，并对社区高血压患者提供健康和用药宣教药学服务。研究表明，临床药师主导的综合管理可提高高血压患者疾病知晓率、用药依从性及治疗的满意度，同时，个性化的血压管理可有效改善高血压的控制率，减少血压的变异性。

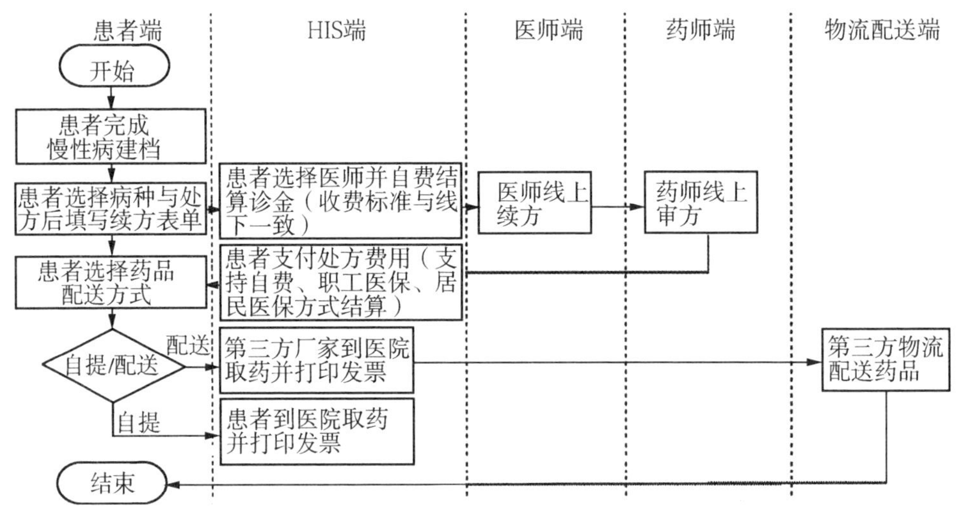

图 5-28　慢性病用药管理平台续方管理示例

近年来搭建的许多慢性病用药管理平台，可以程序化地为医、护、患提供药学服务。慢性病用药管理平台通常提供自动提醒指标检测功能，如口服华法林抗凝的患者需要检测国际标准化比值（international normalized ratio，INR）时，平台会自动提醒，患者通过便携式INR检测设备进行快速检测，如INR超出范围时平台自动警示患者、患者家人、医师和药师。慢性病用药管理平台还可以智能推送合理用药宣教资料，提供语音化、视频化等多种形式的用药交代与指导功能，为广大民众提供健康科普及用药服务；结合人工智能慢性病管理应用程序（APP），自动提醒患者服药（患者服用药物在手机上打卡，未打卡则持续提醒），提高患者用药依从性。

综上，人工智能在处方审核与点评、用药监测、药学咨询、临床用药决策、慢性病用药管理等领域的应用不断丰富与深入，前景仍具有更多、更精彩的可能性。利用人工智能技术挖掘国内丰富的循证医学证据，保障合理用药，推广使用临床用药决策支持系统，推动药学服务转型，搭建智慧药学平台，提升整体药物服务水平，将是未来行业发展的重点。

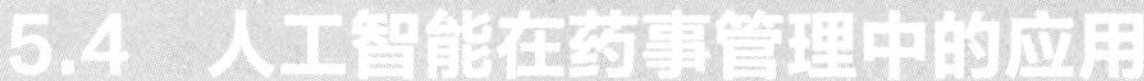

5.4 人工智能在药事管理中的应用

人工智能超速发展，在药学中的药品采购与验收、药品智能配码、药品贮存、药品分拣与调剂、药品配送、药品物流管理等多个药事管理领域均有应用。传统的药品采购、物流、调剂、配送程序繁复，耗时长，效率低，运用智慧药事管理的新模式、新设备，有助于提高供应效率和精准度，促进药学质量与管理的信息化整合、规范并加以不断完善，形成更加全面、便捷、高效的业务流程。

5.4.1 药品采购与验收

传统的药品采购与验收，主要是通过人工进行计划与复核验收。现在许多医疗机构已经利用大数据平台，根据现有库存和近期一定时间内的药品使用量进行综合推算，采购系统自动生成采购计划单，发送至预设的药品配送企业，配送企业可及时、准确地获得医疗机构需求信息，并将相应药品按要求配送到相应医疗机构。药品送达后，医疗机构通过智能复核系统进行验收，即可快速获取药品品种、规格、数量、生产日期、有效期、物流等信息，节约了大量的复核验收时间。

5.4.2 药品智能配码

2009年，国家食品药品监督管理局印发《关于实施国家药品编码管理的通知》，对批准上市的药品实行编码管理。国家药品编码包括本位码、监管码和分类码。药品首次注册登记时赋予本位码，是国家批准注册药品唯一的身份标识。国家药品编码本位码由国家食品药品监督管理局统一编制赋码，药品在生产上市注册申请获得审批通过的同时获得国家药品编码。药品注册信息发生变更时，国家药品编码本位码进行相应变更。

在处方审核过程中，不同的医疗机构药品种类不尽相同，为了能使不同医疗机构处方审核工作互联互通，国家远程医疗中心处方审核平台开发了一套智能药品配码系统（图5-29），构建药品信息标准库，为平台提供智能配码算法，面向行业用户开放药品信息数据关系映射和配码，赋能药品数据互联互通。不同医疗机构的药品可以快速在平台后台找到对应药品的映射，与传统人工配码方式相比，大大节约了工作时间。

医院1:阿司匹林0.3g肠溶片【拜阿司匹林】
医院2:阿司匹林肠溶片0.3g【拜阿司匹林】
药店1：阿司匹林肠溶片300mg【拜阿司匹林】
药品同步
智能配码
本位码：86978271002231
合成
自我完善配码专业词库，提高智能配码准确率
抽取
将用户操作行为进行提取
划分
将药品特征分类，特征文本生成和摘要，标记、解析、机器配码识别
转换
进行优化学习，生成新的配码规则

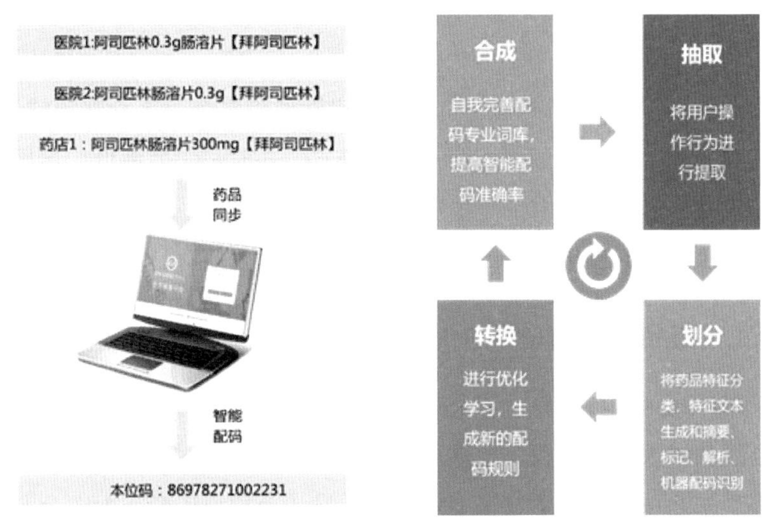

图 5-29　国家远程医疗中心智能药品配码系统

5.4.3　药品贮存

传统的药品贮存工作以人工搬运、摆放、监测为主。现在可以通过智能系统操控传输带、机械手臂、智能导航等系统进行传送、分区并定位存放，根据药品性质对贮存温度、湿度、光照强度等因素进行实时监测与调控。药品智能存取柜作为发药终端，发放病房常用药品。药品智能存取柜通过对接HIS系统，可同步患者信息和医嘱信息，扫描或输入患者 ID 进行患者身份确认，关联医嘱信息，引导护士取药并打印用药指导单。药品智能存取柜根据科室需求设置药品基数并可动态调整，通常药师每周补充药品 1~2 次，可有效减少补药频次，降低交叉感染风险。药品智能存取柜引导取药时，系统提示药品有效期及批号，保障患者用药安全。发药终端出现低库存时系统给予预警提示，药房管理系统同步收到预警信息，提醒药师及时补充药品，确保患者及时用药。病区药品使用自动化智能药柜进行管理，可以实现病区药品管理工作的自动化与信息化，提升了药师的药学服务水平，使药师从繁重的调剂工作中得到解放（图5-30）。

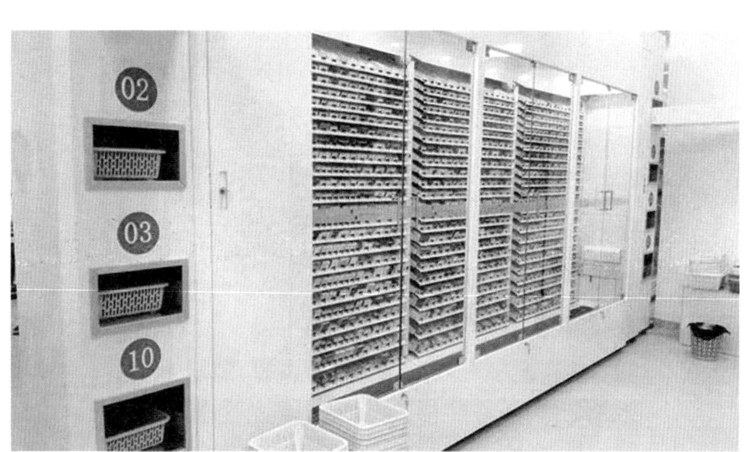

图5-30 自动化智能药柜示例

5.4.4 药品分拣与调剂

药品分拣与调剂是医院药学部门最基本的工作，人工分拣费时费力，而采用智能化电子标签技术和分拣系统，可以在最短时间内从仓库中准确找到所需药品的位置，再将从不同储位上取出的药品按照配送要求快速送到不同区域进行分拣。与传统手工配药发药相比，基于AI技术的自动配药系统工作效率及准确率均有所提高，可避免人工配药发药因药品包装、名称相似或一品多规造成的调配差错，同时有助于改善药房的工作环境。自动化设备内部是一个相对密闭的存储空间，药品从进入药盒到自动分包，再到科室领药，最后到患者手中，整个流程中大大减少药品在摆放及传递过程中可能造成的二次污染。全自动静脉药物调配系统可实现一键配液，每小时配液600～900袋。片剂通过自动摆药机调剂完毕，包装为透明的袋装封闭形式，袋面上印有药品名称、患者姓名、使用方法、使用剂量、注意事项、警示语及问候语等信息，减少患者的用药疏漏，提高患者用药依从性，既方便患者安全使用药品，又体现药师以患者为中心所开展的药学服务（图5-31）。同时，可以与自动化调配系统并行，实现对滞销药品有效期管理的信息化，以保证药品调配的准确性和安全性，使医院药学部门从内部管理到对外服务整体上提高到一个新层次（图5-32）。

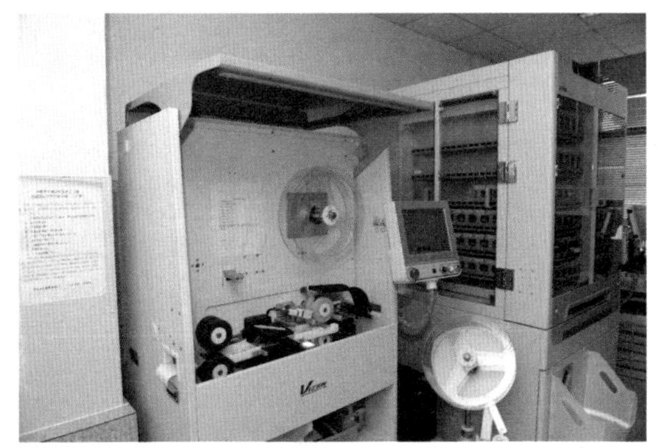

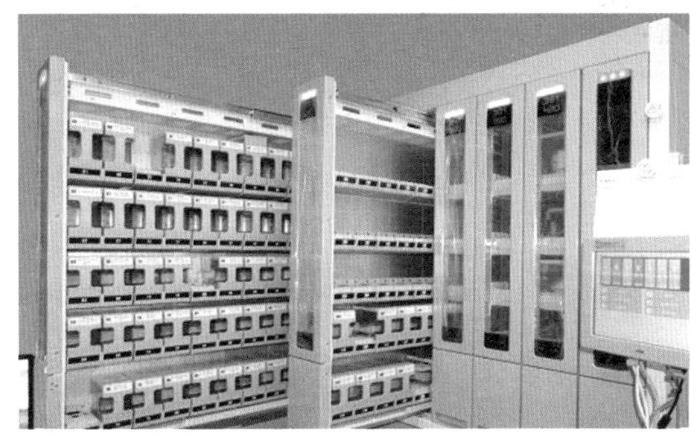

图 5-31　全自动药品分包机示例

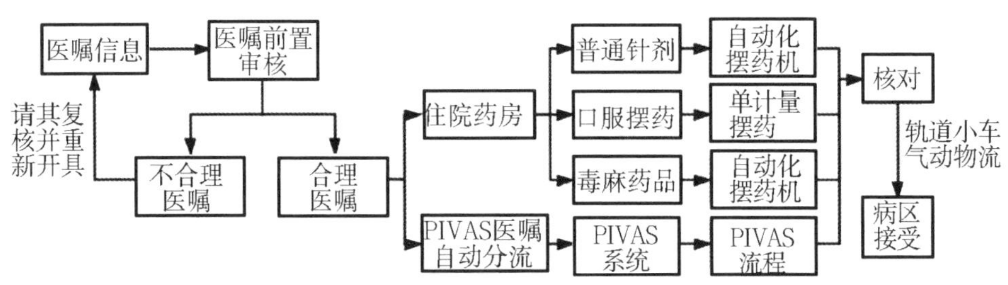

图 5-32　病房药房信息化调剂流程

5.4.5　药品配送

传统的药品配送主要采用人工方式，人力投入与时间投入较大，成本较高。门诊安装自动化配药发药设备、上药机器人、出药机器人和传输装置等自动化、信息化程度高的智能药房系统，采用人性化设计与 HIS 系统连接，可接收互联网电子处方，支持条码扫描补货和发药，具备药品库存报警、预警和有效期、批号全程追溯管理功能，将以往“人找药品”模式转变为“药品找人”模式。

智能配送机器人在网络覆盖条件下采用无人驾驶技术，自主规划路径，自主避障，利用蓝牙控制电梯、穿越防火门。经终端设备和机器人连接，通过生物特征、射频识别（radio frequency identification，RFID）方式设定身份权限，依照医院感染科、医务科和药学部门共同确认的路线行进，并在指定交接区域进行药品交接工作，以保证药品流向安全，实现智能配送，完善闭环管理。同时，依照相关规定对智能设备进行感控管理。智能配送机器人搭载封闭式的灭菌转运箱，降低无菌药品运输途中的风险，保障无菌药品质量，减少人员流动，有效避免交叉感染，保护医护人员和患者的安全。采用分时段、错高峰高频配送，可以有效改善集中时段电梯资源紧张的情况，保证配送及时性，提高工作效率。通过引入智能配送机器人代替输送，可以减轻劳动强度，优化配送流程，节约人力成本。智能配药机器人调配药品，可使人员与药品完全隔离，避免人为污染，减少院内感染的发生（图5-33）。

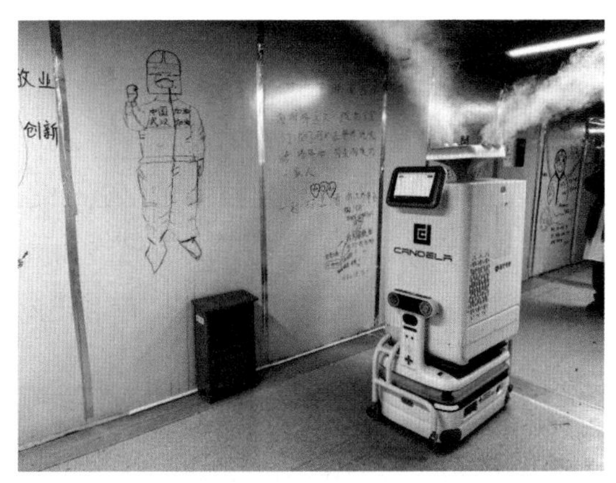

图5-33　武汉雷神山医院智能配送机器人

美国加州大学旧金山分校医学中心近年来一直开展自动化“机器人药店”实践，医生开好药方并输入电脑后，机器人会按药方取药、打包并分配好，再将患者需要在12小时内服用的药物放在贴好二维码的塑料盒中，以便患者服用；若药品为住院患者使用，则会被交给自主移动机器人，机器人可在医院不同楼层之间移动，将贴有标签的药品放在每一层的护士站。“机器人药店”便捷快速且稳定可靠，连续5年准确度高达100%。2016年9月，武汉协和医院负责医用耗材配送的机器人“大白”开始试运行，这是我国首次将智能医用物流机器人用于临床，极大地降低了管理成本。今后，智能医用物流机器人系统在条件允许的情况下，还可以实现由静脉用药配置中心向全院的药品配送。随着人工智能产业的发展，将会有更多的“大白”进入医疗机构承担药品配送的任务（图5-34）。

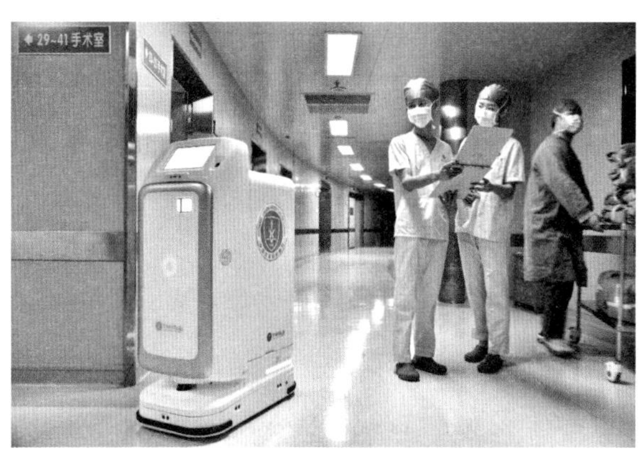

图5-34　武汉协和医院“大白”药品配送机器人

5.4.6　药品物流管理

基于电子化管理和条形码扫描等现代化技术建立电子化药品物流管理系统（图5-35），可以通过应用互联网、掌上电脑、无线网络和二维码等自动化设备和技术，全程对药品的采购、运输、验收、存储、入库和出库进行科学管理，并实现全程精准化物流信息定位。

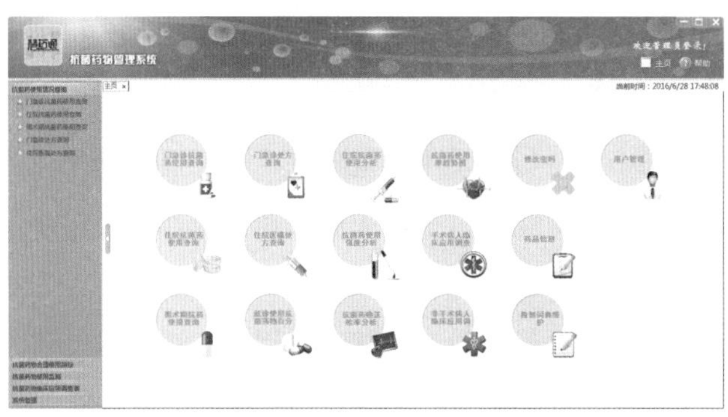

图5-35　药品物流管理系统示例（来源：慧药通）

目前，医院物流系统包括轨道物流、气动物流系统、自动导引运输系统、高架单轨推车传输系统等。有条件的医疗机构可考虑配备封闭式专用送药系统，由可编程逻辑控制器（PLC）系统自动控制，药品被核准后，在专用轨道上直达科室护士站点。与人工物品传送相比，医院物流传输系统可24小时连续不间断工作，无形中使医院各部门的工作效率都得到了不同程度的提高；同时，节约物品运送的时间，检验标本、抢救药品、血液等物品的快速传输也为患者抢救赢得了时间。传统的物流模式，是由专门的勤工承担物流传递工作。由于勤工知识层次普遍较低，无法理解众多专业问题，往往会导致一系列差错，包括送错目的地、没有及时送达、没有及时分类导致延误等。物流传输系统由于减少了中间环节，沟通直接，可以大大降低差错率。医院物流传输系统的使用，可以大大节约医院在物流方面耗费的人力资源成本，将药品传送流程优化，是医院后勤保障信息化、智能化的重要体现（图5-36）。

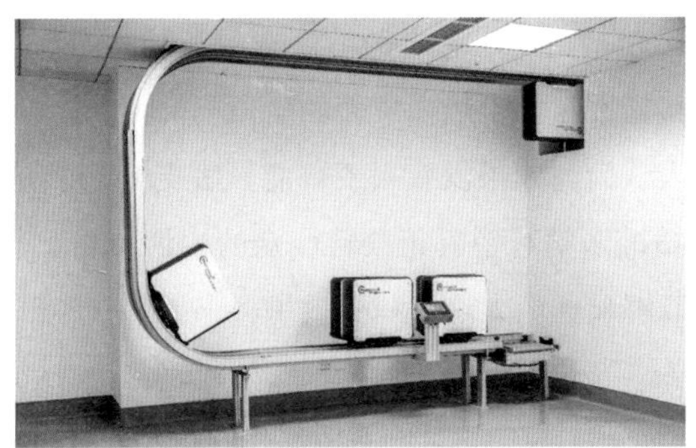

图5-36 智能化轨道小车物流传输系统示例（来源：苏州科技城医院）

综上所述，借助人工智能，自动化、物联网等技术和现代化医药管理理念结合，自动摆药机、自动发药机、自动配药机、智能药柜、智能物流系统等新技术得到广泛应用，可以有效整合药品从采购到使用的全流程业务信息，优化药品流转流程，提高药品管理能力，促进药品合理应用，保障患者用药安全，实现药品安全和药事管理效率全面提升。相应地，药师得以从部分繁重、重复的机械药事管理工作中解脱出来，腾出时间提供更精细的个性化药学服务，如患者用药安全、药物治疗方案制定及临床合理用药教育等，促进医疗机构药学服务模式从供应保障型转为以患者为中心的技术服务型，从而使药师的价值得以真正体现。

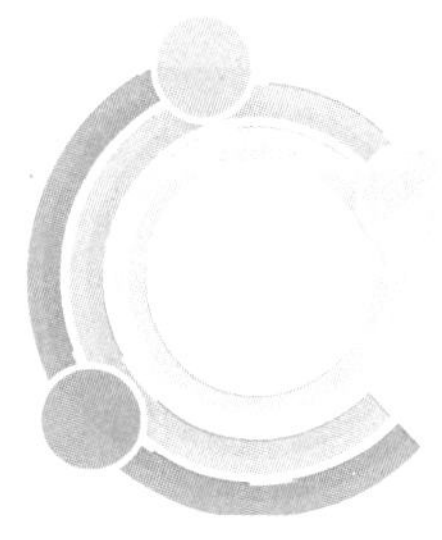

第6章　人工智能与精准医学

医学的发展经历了传统医学和循证医学的阶段，如今发展到以分子生物学为本质出发点，对疾病进行精准的预防、诊断和治疗的精准医学时代。在由研究机构Chilmark Research发布的报告中，研究人员指出，要充分发挥精准医学的潜力，除了以超越人类的速度读取并分析大量医学数据之外，AI技术还能够更准确地给出判断结果，包括适用于患者的治疗选项及可能的治疗结果等重要论断。借助人工智能技术，精准医学也迈入了新的阶段与高度，能够为患者提供更准确的预测性结论。有人认为，如果没有人工智能算法支持整个流程，精准医学根本不可能完全实现。精准医学有望真正改善民众的生活质量，甚至挽救更多生命，人工智能的应用则能够显著放大这种积极效果。

6.1　精准医学概述

6.1.1　精准医学的概念

近年来，基因组医学、环境医学、循证医学、整合医学等新概念不断涌现，推动了医学实践的进步，对医学研究的快速发展产生了深远影响。“精准医学”（precision medicine）最早由美国哈佛大学商学院Christensen教授在2008年提出，指通过分子检测直接获得明确的诊断结果，使医生不再依赖于直觉和经验进行诊断。但这个概念当时并未引起医学界的充分重视。2011年，美国科学院下属的咨询机构“美国国家研究理事会”（national research council，NRC）发表《迈向精准医学：建立生物医学与疾病新分类学的知识网络》，精准医学开始作为个体化

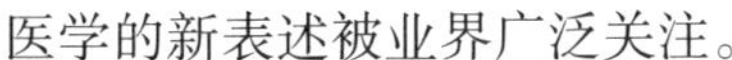

医学的新表述被业界广泛关注。

2015年美国在国情咨文中推出“精准医学计划”，将精准医学定义为一种正在发生的疾病预防和诊疗模式，这种模式将个体的基因变异、生存环境、生活方式作为个体疾病预防和诊疗的关键因素进行分析，并罗列了精准医学的四个要素（图6-1）：精确（the right treatment）、准时（at the right time）、共享（give all of us access）、个体化（personalized information）。准时是重中之重的要素，全部的医疗救治只有在合适的时间才能产生恰当的效果。

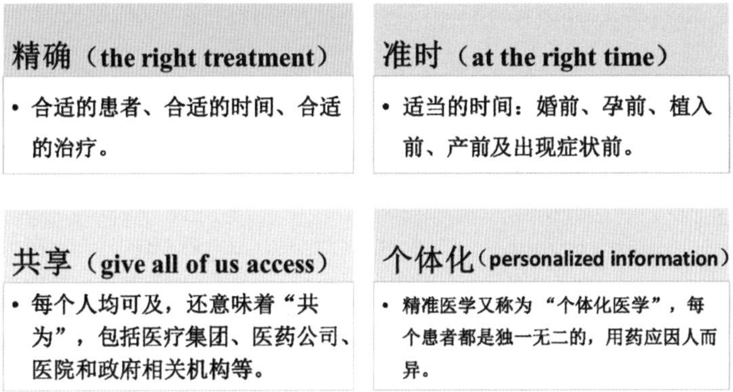

精确（the right treatment）

- 合适的患者、合适的时间、合适的治疗。

准时（at the right time）

- 适当的时间：婚前、孕前、植入前、产前及出现症状前。

共享（give all of us access）

- 每个人均可及，还意味着“共为”，包括医疗集团、医药公司、医院和政府相关机构等。

个体化（personalized information）

- 精准医学又称为“个体化医学”，每个患者都是独一无二的，用药应因人而异。

图6-1　精准医学的四个要素

同年，我国学者詹启敏将中国的“精准医学”定义为：应用现代遗传技术、分子影像技术和生物信息技术，结合患者生活环境和临床数据，实现精准的疾病分类及诊断，制定个性化的疾病预防和治疗方案。

以上两个定义都涵盖了精准医学“准时”和“精确”两重含义。剖析这两个概念可知，精准医学并没有在病因认识上提出新的观念，即没有突破生物、心理、社会、环境医学模式的认识论范畴，而是从方法学的角度提出，通过精密的测量或量化各种致病因素，再准确选用或调整干预治疗措施，以达到精准地维护健康、治疗疾病的目的，同时最大限度地减少干预措施的副作用。

当前的医学实践正在发生3个重要的战略转移，即目标上移、重心下移和关口前移。目标上移是指从单纯的疾病诊治转移到维护并促进健康的更高目标；重心下移是指从以医院为中心的医疗服务模式转移到以社区、家庭及人群为单位的健康服务与健康管理模式；关口前移是指从疾病的诊断与治疗前转移到疾病预防，健康教育与健康促进。以上理念催生出了“4P医疗模式”，即预测（prediction）、预防（prevention）、个性化（personalization）和参与（participation）。此外，在医学研究和实践过程中，为了提高医学研究的针对性和有效性，提高临床研究的质量，最大限度地整合现有研究能力和医疗资源，提高健康的维护能力，发展出了“TIDEST模式”，即找靶点（targeted）、整合（integrated）、以数据为基础（data-based）、以循证为依托（evidence-based）、系统医学（system medicine）和转化医学（translational medicine）。这些模式都力图反映医学实践的新特点，引领医学研究的新方向（图6-2）。

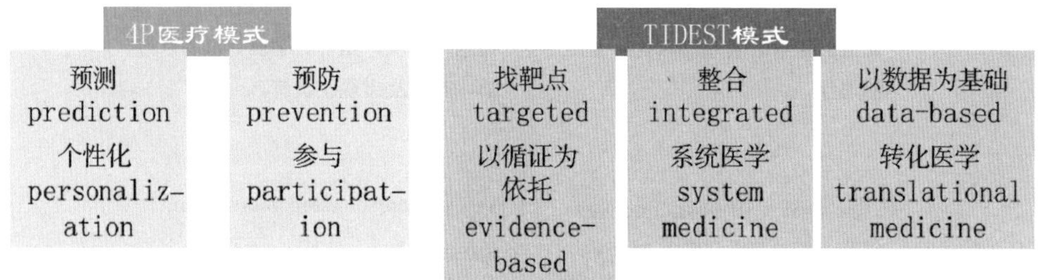

图6-2　不同医疗模式

精准医学实际上是各种医学模式概念的综合，是对4P医疗模式和TIDEST模式等医学模式的兼收并蓄。从实践的理念上是4P医疗模式的融合，从实践的操作上是TIDEST模式的综合。简单地说，精准医学就是量体裁衣，是根据每一位患者疾病发展不同的阶段，采用分子医学方法建立能够针对每位患者个性化医疗需求的预防、诊断和治疗方案（图6-3）。

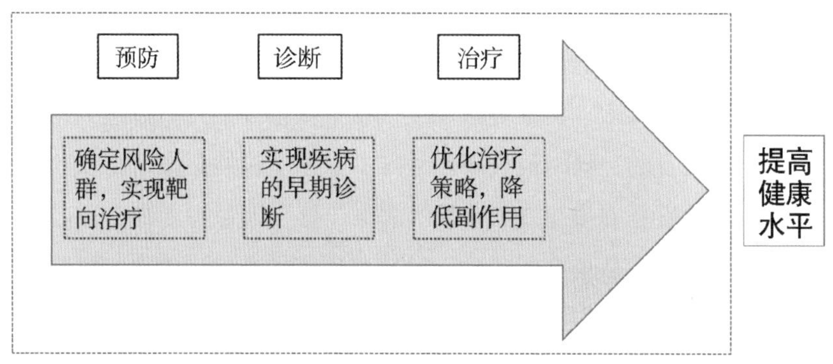

图6-3　精准医学诊疗过程实质内容

精准医学是临床转化医学的组成部分，整合利用多种组学技术、二代测序技术、基因组学、计算机生物学分析、医学信息学和临床信息学等多学科领域大数据资源，从以前的“对症医疗”模式逐步转化为“对个体医疗”的精准医疗模式，这是现代医疗模式的革命和创新，旨在实现对患者实施个体化诊断、临床医疗决策及临床预后评价，从而最大化地改善患者的生活质量，以期达到治疗效益最大化和医疗资源配置最优化（图6-4）。

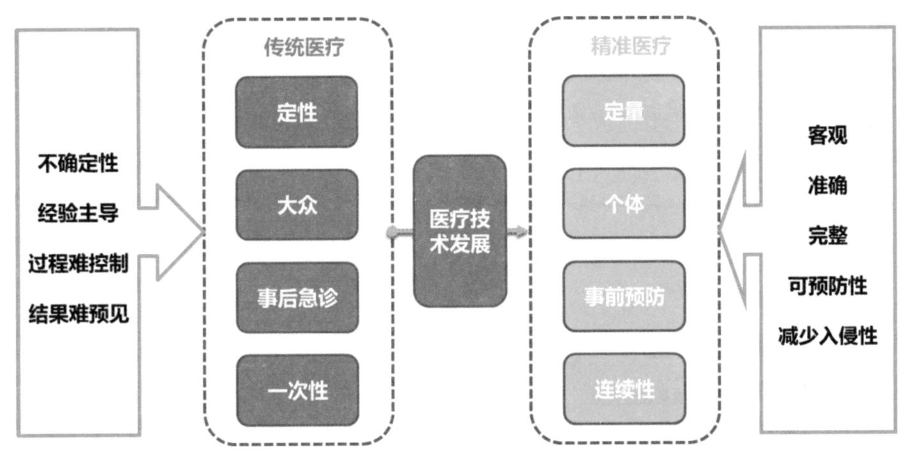

图6-4 医疗模式转变

因此，精准医学是一种复杂病因医学模式下的解决方案，既是基于各种病因的精确干预手段，也是根据病因量化评估结果进行的量化治疗。从哲学角度看待这一概念，精准医学的意义是划时代的，即人类历史上第一次从方法学的角度提出了一种全方位的医学实践模式。从科学发展史来看，精准医学体现了人类科学技术不断进步中最重要的三个方面，即各种工具运行速度的不断提高、测量精度的不断提高和干预精度的不断提高。

6.1.2 精准医学的内涵

首先，精准检测技术的突破与积累是精准医学发展的基础。目前精准检测技术发展有两个要素：一是构建“组学”大数据样本库，如基因组学、转录组学和蛋白组学等；二是探究基因型与表型的关联。基因测序是建立“组学”大数据库和关联分析的基础。2001年首个人类基因组图谱完成以来，经过多年的努力，新的测序方法不断完善，测序成本和耗时呈指数级下降，同时全基因组序列解读能力，包括对基因突变、缺失、扩增、重组的定位分析能力，以及确定这些变化在基因组中所占比例等分析能力均有极大提高。基因数据库的建设是精准医学发展至关重要的一环。据报道，美国精准医疗计划测量100万个自然人的遗传密码；欧盟精准医疗研究测量10万个肿瘤和罕见病患者的遗传密码；日本也谋划建立疾病的全基因组数据库，以用于识别日本人的标准基因序列和有利于疾病预后的基因（图6-5）。而在我国，除了一些政府引导的项目外，如华大基因负责组建及运营的深圳国家基因库，还有很多由其他社会各方发起的数据库建设项目。此外，相关技术设备的进步也成为精准医疗得以实施的重要原因。如通过正电子发射计算机断层显像-计算机断层扫描等分析，可精准观察肿瘤细胞糖代谢情况。

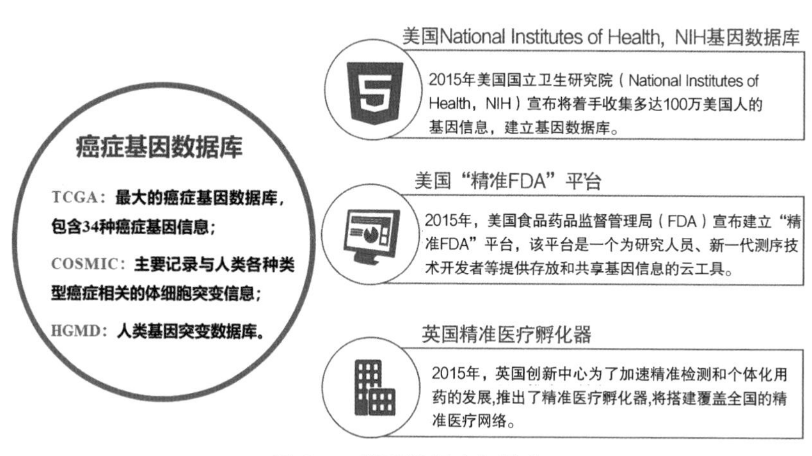

图6-5　基因数据库与平台

其次，精准干预手段的突破与积累是精准医学发展的关键。靶向药物治疗，是基于患者基因测序结果，以特定分子为靶点，通过阻断或影响其功能，从而达到特异性抑制疾病发生与发展，减少不良反应的治疗目的。靶向药物的广泛应用，为不同遗传变异背景下各种靶向药物的疗效及不良反应等方面提供了充足的数据积累。近年来美国批准了多种针对变异基因、蛋白或者特定的受体和通路的靶向药物和肿瘤分子诊断试剂。这些精准诊疗手段的发展，推动了癌症治疗进入精准时代，医学界对于疾病的认识已从传统意义上的病理分型开始转入了基因检测指导下的分子分型。

此外，医学诊疗系统和信息收集方式的革新和积累是精准医学发展的重要保障。医疗信息的数字化，使患者的病历、影像检查结果、病理检查结果和远程医疗资料等能够通过互联网上传至云端服务器，为大数据分析提供可能。这些数字化系统的建立和分析能力的提高，为信息的抽提、分类、量化提供了技术保障，也为大数据录入和信息整理提供了关键的基础。另外，随着可穿戴移动健康设备的发展，通过移动设备收集来自人体的生理和行为数据，这些数据日积月累构成个人大数据，分析这些数据能够得到个人较为完整的健康状态及疾病预警信息，结合个人基因谱和完整病史数据，能够更准确地跟踪病程进展，判断短期风险和长期预后。与传统临时求诊时检查相比，大数据能够提供更有效、更个性化的临床干预和健康指导方案。

与以往医学模式相比，精准医学的独特之处是将人们对疾病机制的认识与生物大数据和信息科学有机地交叉在一起，基因、转录等组学，以及临床大数据所蕴含的海量数据信息，对数据的挖掘、处理、转化提出了更高的要求，基于智能大数据运算的精准医疗将是医学模式的未来发展方向（图6-6）。

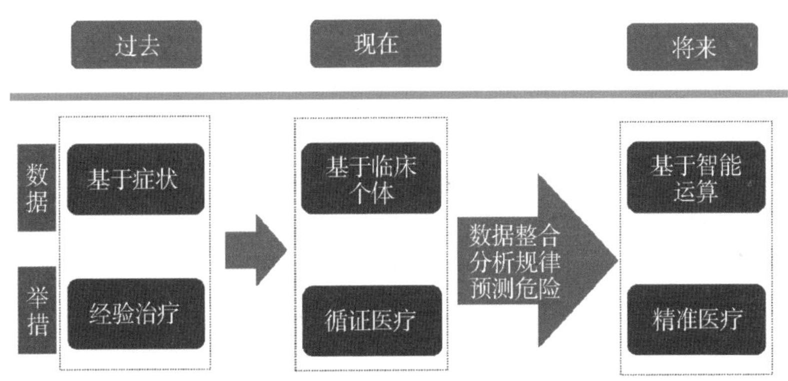

图6-6 医学模式转变

6.1.3 国内外精准医学发展

1. 国外精准医学发展动态

精准医学不仅关乎个体健康，更是医学实践模式的重大变革，成为新一轮国家科技竞争的战略制高点之一。美国精准医学计划引起了很多国家和地区的高度重视，欧盟、英国和澳大利亚等也在积极布局，加速推进相关计划的开展。2015

年1月20日，美国政府在国情咨文中提出了“精准医学计划（precision medicine initiative，PMI）”，这是继2011年美国NRC发表的《迈向精准医学：建立生物医学与疾病新分类学的知识网络》以来，更明确和详细的规划，在全球引起了强烈反响。美国政府于2016年向该计划投入2.15亿美元，以便更好地了解疾病形成机制，进而为实现“精确施药”铺平道路，并希望以此引领一个医学的新时代。欧盟启动2期创新药物计划，共投入30.726亿欧元，用于发展新型疫苗、药物及慢性疾病诊断标志物等。此外，还有大规模复杂基因组计划及基于欧洲人背景建立的百万欧洲人基因组联盟计划。英国政府于2012年12月宣布启动针对癌症和罕见病患者的英国“10万基因组计划”，2015年宣布成立精准医学提升基地，作为国家精准医学创新中心，该计划前5年投入5000万英镑，主要发展新型精准医学检测方法和治疗方法。韩国于2015年11月以韩国蔚山国家科学技术研究所为依托，启动“万人基因组计划”。法国于2016年6月启动“法国基因组医疗2025”项目，投入6.7亿欧元。澳大利亚国家癌症基金投资1000万澳元，开展为期5年的1万人肿瘤基因测序计划；2016年5月启动“零儿童癌症计划”，投入2000万澳元，旨在利用基因组技术为目前无法治愈的儿童癌症提供个体化治疗策略（图6-7）。

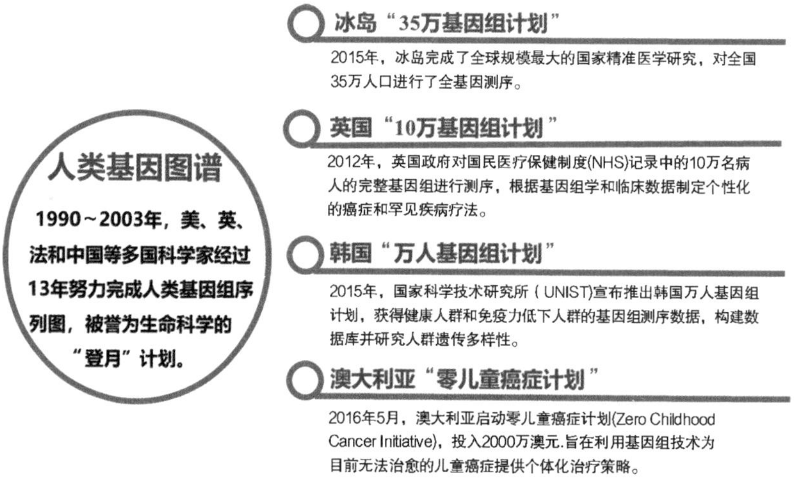

图6-7　国外精准医学基因组计划

2. 我国精准医学的发展动态

精准医学已上升到我国国家战略高度。我国在2015年1月，继国家卫生和计划生育委员会医政司发布第一批基因测序临床试点后，妇幼司也发布了第一批产前诊断试点单位，全国31个省市自治区共有109家机构入选。2015年3月，科技部召开国家首次精准医学战略专家会议，并决定在2030年前，政府将在精准医疗领域投入600亿元。2015年3月27日，国家卫生和计划生育委员会医政医管局发布第一批肿瘤诊断与治疗项目高通量基因测序技术临床试点单位名单，这体现了我国政府对精准医疗的快速反应和发展期待。2016年，中国遗传学会遗传咨询分会联合复旦大学附属儿科医院，在上海发起“中国新生儿基因组计划”，将在5年内开展10万例新生儿基因检测，构建中国新生儿基因组数据库，建立新生儿遗传病基因检测标准。2017年，我国启动“中国十万人基因组计划”，绘制中国人精细基因组图谱，研究疾病健康和基因遗传的关系，为医学研究或临床诊断、疾病治疗提供参考。2018年，国家卫生健康委员会发布《新型抗肿瘤药物临床应用指导原则（2018年版）》，指导临床合理应用抗肿瘤药物。同时，近年已陆续开始部署精准医学数据库与平台，并推广应用（图6-8）。

癌症基因数据库
◆华大基因建设国家基因库，样本总数已超过250万例；
◆深圳启动万人癌症计划，建设国人自己的基因数据库；
◆浙医二院等将建立中国人乳腺癌易感基因突变数据库。
个体化生物治疗平台
◆中科院生物医学技术中心联合公司建设“基于样本库个体化生物治疗平台”，推动生物治疗向精准医疗模式转化，优化临床路径，提高治疗效果。
数据库与平台
精准医疗大数据平台
◆2016年，军事医学科学院启动搭建精准医学大数据管理和共享技术平台，目前搭建了两个数据库：疾病数据库群和基础组学数据库群；
◆2016年，药明康德联合华为企业云发布中国首个精准医学大数据平台——明码云，进行基因组学信息及精准医学大数据的集中和应用。
精准医疗综合服务平台
◆2016年，安徽省安科生物宣布将建立覆盖精准医疗全领域的综合服务平台，汇集基因疗法、细胞免疫疗法、基因测序、液态活检、基因治疗、药物研发等多种精准医疗技术。

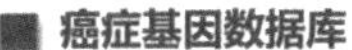

图6-8　国内精准医学数据库与平台搭建现状

6.2　人工智能在精准预防中的应用

古往今来，人类一直希望掌握一种可以预知疾病的方法，在疾病发生之前就进行防范。我国现存最早的医书《黄帝内经》曾指出“上医治未病”。那么科技发展至今，我们“未病先治”的愿望是否能够得以实现？随着“人类基因组计划”的完成，基因检测技术的完善，通过基因检测预测自己的健康走向，使个性化预防未病之病已经成为可能。

6.2.1 智能风险评估与干预

根据世界卫生组织的健康公式，人的健康状况15%取决于遗传因素，70%以上取决于生活方式与环境，多数疾病都是可以预防的。由于疾病通常在发病前期表征并不明显，到病况加重之际才会被发现，虽然医生可以借助工具进行疾病风险辅助预测，但人体的复杂性、疾病的多样性会影响预测的准确程度。人工智能技术、基因检测技术与医疗健康可穿戴设备的结合，可以实现疾病的风险评估与干预。风险评估主要是针对个人健康状况的评估，干预则主要指针对不同患者的个性化的健康管理和健康咨询服务。精准的健康管理是精准医学的长期目标，也是最终目标，是根据个体或群体的健康状况结合个体遗传特征进行全面监测、分析和评估，提供健康咨询和指导，以及对健康危险因素进行干预的精细化健康管理的科学。精准健康管理不仅包括“未病先治”的概念，还包括通过建立一个完整的、由数据支撑的健康模型，提供一系列的健康指导，提高生命质量（图6-9）。

数据采集
• 液体活检
• 智能设备（可穿戴等）
分析预测
个人健康风险识别
个人/群体疾病预测
方案制定与干预
• 个性化动态方案
• 健康管理建议

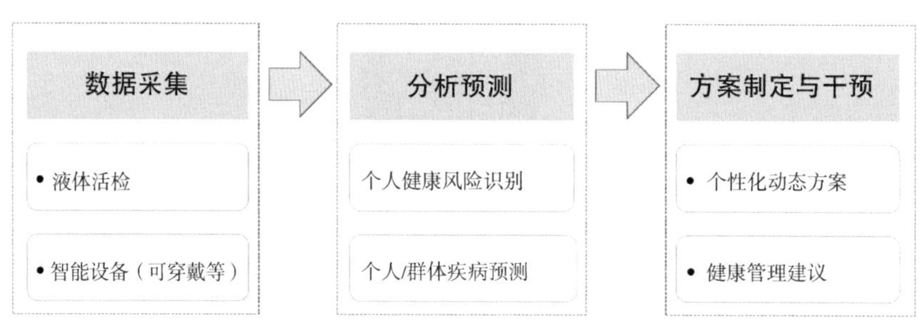

图6-9 疾病风险评估与干预一般流程

人工智能在疾病风险评估领域是非常关键的。在人工智能的帮助下，预测患者未来患病的可能性，正是精准医学的一大核心优势。通过对筛选出来的潜在生物标志物和其他危险因素进行多方位的验证，确定可靠性之后，再利用将这些研究成果进行整合和量化，使之能够适用于临床。这些基于互联网的人工智能工具包括个体化风险预测模型，这些模型可以用来准确地预测、预防和治疗疾病，帮助个人了解自己罹患疾病的风险、降低患癌症的风险、选择合适的筛查方法，以及选择最合适的治疗方法等。基于人工智能的疾病风险评估与干预，既有大数据的整合性，也有个体化预防的针对性。通过更透彻地理解为何发生疾病，以及在哪些环境之下更可能产生疾病，人工智能得以帮助并引导医学从业者了解可以根据哪些发病前迹象实现疾病预判，进而制定相应的干预方案。对于医疗行业及每一位普通人而言，这种提前评估疾病风险的能力无疑是革命性的。

人类基因组学之父Craig Venter教授创立的“人类长寿”项目，建立了以深度基因测序为基础的大健康数据和人工智能平台，是世界上第一个以消费者为中心的预防性医疗平台，能够为个体提供完整的基因序列，从而进行疾病风险早期评估。此平台是首次将全基因组深度测序、全身核磁共振成像、新陈代谢组学和其他表型研究结合起来，使用机器学习综合分析，进行早期疾病检测和风险评估的新型健康评估系统，能够预测人一生潜在疾病、年龄相关疾病、慢性病短期风险及生存期等，从“发现疾病后治疗”转变为“以健康为前提的积极预防”。

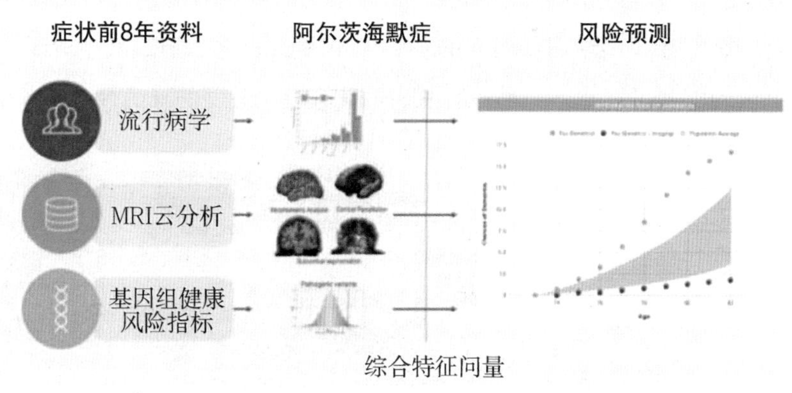

图6-10　Health Nucleus系统预测阿尔茨海默病潜在风险

用阿尔茨海默病的风险评估来举例，Health Nucleus的算法系统结合四个板块的检查数据和结果——基于流行病学调查和社会人口学特征、全基因测序深度分析是否携带老年痴呆基因、脑部全MRI影像组学及结合全球开放数据库进行的精准图像分析、新陈代谢组学及生物标志物，进行全方位综合模型分析，来解读被检测人患阿尔茨海默病的潜在风险（图6-10）。经研究，Health Nucleus系统在40%的被检测人中识别了临床上有意义的发现，即5000人中有1900例“自以为健康”的有健康隐患，其中：2%发现有脑动脉或主动脉瘤，2%发现新肿瘤，8%发现有房颤等心律失常，9%发现有基于冠状动脉成像的高心血管疾病风险，16%发现有异常的心脏结构或功能表现，24%发现有罕见的基因突变，80%发现有隐性遗传突变。

6.2.2 智能预警筛查

基因筛查是精准预防的基础。近年来，基因检测得到了快速发展，被称为下一个改变世界的技术。基因测序是精准医疗的发展基础，它是典型的依靠人工智能计算来发现人个性化的例子。它能锁定个人病变基因，提前预警筛查，预测罹患多种疾病的可能性，以便实现早期预防。人类基因组拥有30亿个碱基对，编码约23 000个含有功能性的基因，基因测序就是通过解码，从海量数据中挖掘有效信息。目前，高通量测序技术的运算层面主要为解码和记录，难以实现基因解读，所以从基因序列中挖掘出的有效信息十分有限。人工智能技术的介入可改善目前的情况。通过建立初始数学模型，将健康人的全基因组序列和RNA序列导入模型进行训练，让模型学习健康人的RNA剪切模式；之后通过其他分子生物学方法对训练后的模型进行修正，最后对照病例数据检验模型的准确性（图6-11）。

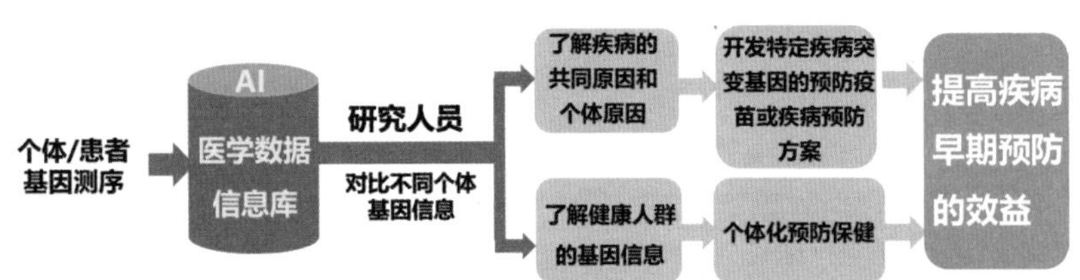

图 6-11　AI与基因检测结合的精准预防

在癌症的有效治疗手段相对有限的前提下，开展癌症预防的意义更为重大，而早期预警是重要的保证。恶性肿瘤的发生是机体与外界环境因素长期相互作用的结果，据估计约50%以上的癌症是可以预防的。因此在肿瘤的治疗策略上，国家相关政策亦提倡将防治关口前移，以预防为主。基因筛查是精准预防的基础，乳腺癌BRCA-1和BRCA-2基因的筛查是经典案例。2013年，好莱坞知名女星安吉丽娜·朱莉(Angelina Jolie)宣布在DNA测序后，发现携带与乳腺癌和卵巢癌相关的BRCA-1基因突变，加之有相关癌症家族史，其预防性切除了双侧乳腺。自此，拉开了以基因组等组学为基础的精准医学在预防医学中应用的序幕。利用基因组测序技术和随后的大样本验证，鉴定出有效的癌症发病关键基因，就能在早期对多种高危人群，包括有家族史、有不良生活史、病毒感染等人群进行筛查，从而对不同患者量身定制相关预防措施。

在预防领域的基因检测，往往采用液体活检的方式。液体活检具有非侵入性、连续取样、可实时动态检测及可重复性等优势，是精准医疗的热门领域之一。在肿瘤的早期筛查、个体化医疗及预后判断等方面有着不可替代的价值。但因液体活检中所检测的物质在血中含量不高，传统检测方法灵敏性无法完全满足，AI等技术的加入为该领域的发展带来了新的希望（图6-12）。

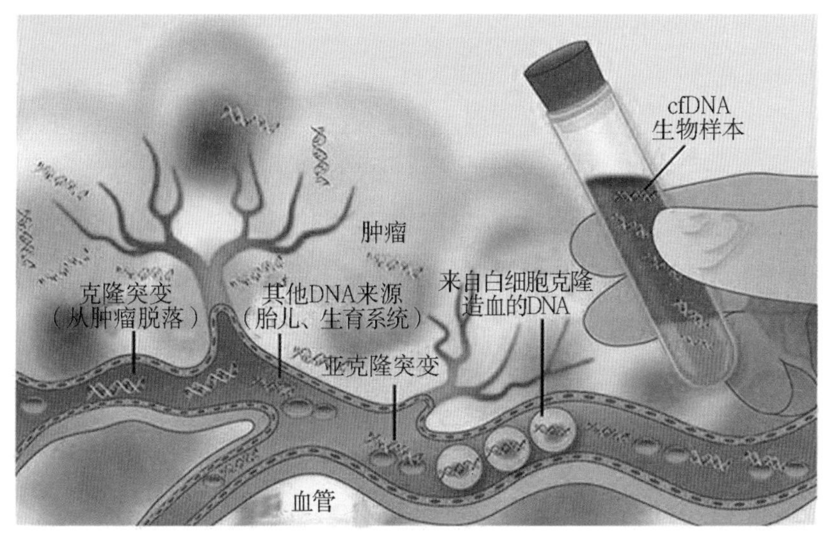

图6-12 基于游离DNA检测肿瘤的液体活检技术（来源：*Clinical Cancer Research*）

一些研究者开发了可以解读血液中微弱信号的机器学习算法，进而对早期癌症的识别和疗效判断等方面产生帮助。人工智能网络如同人脑中的神经元，通过神经网络或者数以千计的连接点解释所得的数据。同时，随着数据的输入，机器学习算法可以自我完善和学习，以提高其诊断灵敏度。人工智能给液体活检的早期筛查提供了新的技术支持。以Freenome为例，Freenome的人工智能基因组学平台能够对多种物质进行分析和测序，利用人工智能的深度学习，分析基因组、蛋白质，以及表观遗传学上的变化规律。Freenome用于检测血液样本中循环游离DNA（cfDNA），当人体免疫系统对癌细胞发起攻击时，便会产生这种DNA碎片进入血液；利用AI分析大量的血液样本，从而在复杂的免疫信号与疾病间建立起关联性，利用深度学习的经验，可判断是否患癌及肿瘤发生的部位。它针对健康人和肿瘤患者进行全基因测序（whole gene sequencing，WGS），利用基因组学和算法融合的优势，将所得数据记录到适应性基因组学引擎（adaptive genomics engine，AGE），其分析的样本越多，辨别非癌症组与癌症组的能力越强，越能达到精准分类的目标。

另外一家液体活检明星公司GRAIL，目标是在无症状肿瘤患者血液中发现其DNA，并对肿瘤进行早期筛查。为此，GRAIL启动了“循环游离基因组图谱研究（Circulating Cellfree Genome Atlas，CCGA）”临床试验项目。在欧洲肿瘤内科学会年会上，GRAIL公布了CCGA的最新相关数据，表明血液活检不仅可以用于早期筛查，而且对不同类型的肿瘤也有特异性。他们将大量的数据集输入生物信息和机器学习算法中，以区分真正的癌症信号和大量的背景生物噪声。下一步他们还会继续优化测试系统，进而在CCGA更大的数据集中验证，随着样本量的增加，有望提高其测试性能（图6-13）。

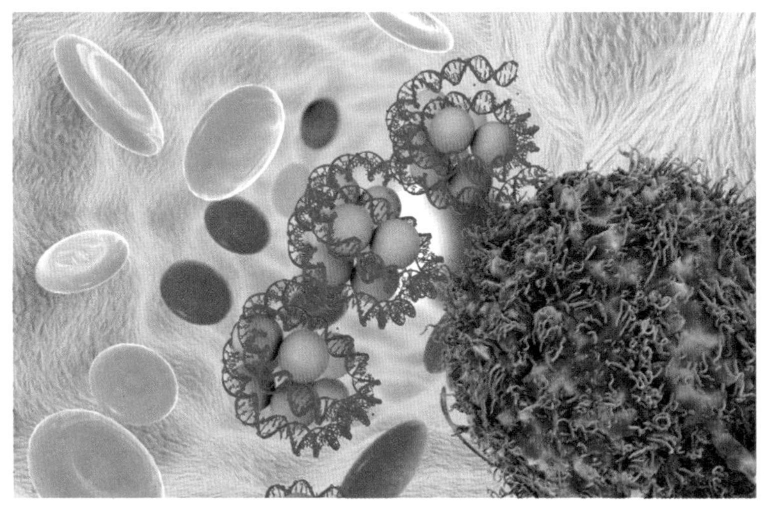

图6-13　结合高强度基因组测序和复杂计算算法的液体活检

6.3 人工智能在精准诊断中的应用

分子诊断是将分子生物学技术应用于疾病诊断的医学分支学科，是精准诊断的核心，其利用分子生物学技术研究人体内源性或外源性生物分子的存在、结构或表达调控变化，为疾病的诊断，以及后续的治疗预后和转归提供信息和决策依据。精准医疗的发展，将持续推动分子诊断的进步。人工智能在分子诊断领域的应用，主要分为分子诊断技术和分子诊断仪器优化两方面。以下分别从市场现状、技术、应用案例、应用局限与趋势几个角度，介绍人工智能在这两方面的应用情况。

6.3.1 人工智能与分子诊断技术

1. 分子诊断市场现状

分子诊断因其精确性和强因果性，近年来市场份额逐渐增大。分子诊断产业链上游市场是生物化学原料，包括诊断酶、引物、反转酶、探针等生物制品，高纯度氯化钠、谷氨酸等精细化学品，以及提取介质材料。上述原料主要由罗氏、Meridian life science、Solulink、Surmodics等国外巨头垄断，国内仅有少数厂家生产个别产品，且规模较小。中游市场主要是分子诊断试剂和仪器两类产品的提供方。国内试剂发展较为迅速，基本已经实现国产化，而国产仪器占比相对较小。下游市场主要是为患者提供医疗服务的机构，包括医院、第三方医学检验服务机构、科研机构等。与发达国家相比，我国独立实验室发展较晚，市场规模小，占医学诊断市场比例低，其中检测项目以普检为主，高端检测比例低。虽然中游市场（试剂、仪器）占据了大部分的市场份额，但下游市场的研究与分析却是这个行业创新能力的主要产出。来自实验室的研究结果，既能丰富上游市场的产出，同时也能够为中游市场产品的优化提供建议，从而活化整个市场（图6-14）。

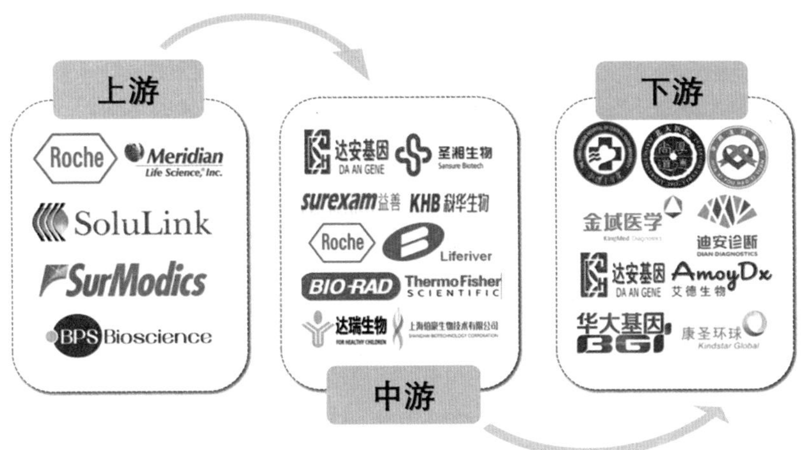

图6-14　分子诊断产业链环节分布

分子诊断应用领域广泛，在精准医疗、个性化医疗的大背景下，分子诊断的应用在全球得到飞速发展。2016年全球分子诊断市场规模约为80亿美元，2019年达113.6亿美元，近年来全球分子诊断行业年均增速约为12%，高于体外诊断的其他细分领域。根据相关资料，北美占据了全球分子诊断市场的最大份额，其次是欧洲，亚太地区市场潜力巨大，市场增速显著高于全球平均水平。中国、印度、巴西等新兴经济体国家由于人口基数大，经济增速高，医疗保障投入和人均医疗消费支出持续增长，带动分子诊断市场规模扩增（图6-15）。

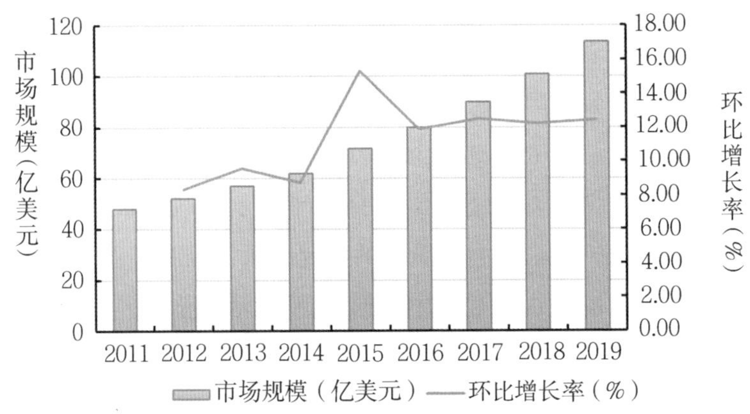

图6-15　全球分子诊断市场规模

国内分子诊断起步较晚，市场规模较小，但在消费升级、技术进步、政策扶持、资本追捧等多重利好因素的共同推动下，增长极为迅速，为体外诊断增速最快的细分领域，年均增速约为33%，约为全球增速的三倍。2010年国内分子诊断市场规模仅为10亿元左右，2014年达到38亿元，随着无创产前筛查等领域的市场突破，2017年规模超过80亿元，占整个体外诊断市场的16%左右，2019年达到132亿元。在精准医疗、个性化医疗的大背景下，分子诊断仍将保持高速增长的态势，未来五年行业复合增速可达15%以上。预计至2024年将会突破230亿元。我国分子诊断行业已具备一定的市场规模和基础，正从产业导入期步入成长期，市场发展前景良好（图6-16）。

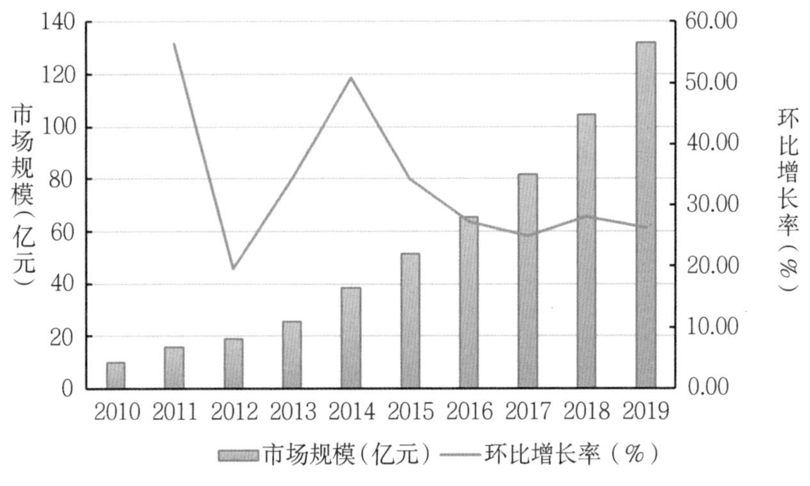

图6-16　中国分子诊断市场规模

2. 分子诊断中的人工智能技术

人工智能技术在分子诊断领域的介入，缓解了分子诊断实验阶段工作人员不足的压力，同时为诊断的准确性和高效率提供了保证。例如，在分子诊断领域，神经网络能够服务于更深层的蛋白质组学研究，以及蛋白质序列关联性研究。另外，分子诊断中产生的海量信息，往往需要将信息从实验人员传递到其他受众，通过数据可视化技术，可采用统计图形、图表、信息图和其他工具，清晰有效地以视觉传递定量信息。人工智能在分子诊断领域的应用分布见表6-1。

表 6-1　人工智能在分子诊断领域的应用分布

应用任务	相关技术	应用剖析
质谱图表识别	计算机视觉技术、神经网络、深度学习	将质谱测试结果的数值转化为图像，之后利用计算机视觉技术对图像进行特征提取，数据测量波形轮廓能够实现指定的精度，实现峰值提取自动化，并消除不同操作人员的分析精度差异，同时自动生成训练数据，通过深度学习提高效率
核磁共振波谱识别	神经网络、深度学习	通过神经网络主导的深度学习技术，可在短时间内进行大批量、高复杂度的量子化学计算，利用结果数据库的各类分子结构数据来训练深度学习模型，能够利用核磁共振光谱法来进行结构复杂的全晶体结构运算
定量构效关系	神经网络、深度学习、大数据分析技术	为了实现定量构效关系（QSAR）分析，通常利用化合物大数据矩阵训练二元贝叶斯QSAR模型，并将这些模型应用于新的化合物分析，以产生亲和指纹，并以此来对原始数据较少、研究经验贫瘠的新生化合物的活化模型进行推断
虚拟筛选	深度学习、虚拟现实	利用大数据技术搭建人工智能模型，通过表观数据来模拟化合物生成过程，预测其三维分子结构及对应的生物性状，实现短时间内的高通量筛选
ADMET药物动力学测试	神经网络	药物的吸收、分配、代谢、排泄和毒性，是分子诊断及治疗规划中的重要方法。ADMET性质研究是以体外研究技术与计算机模拟的方法相结合，来推断、预测生物体内化合物的动力学及生物性状表现

3. 人工智能分子诊断应用案例

（1）富士通（Fujitsu）：随着仪器灵敏度、分析速度的不断提升，用于疾病早期发现的技术确立、食品农残检测等各领域研究以及品质管理等用途的质谱分析仪，获得的数据量也急剧增加。在此影响下，“peak picking”（质谱分析数据中读取峰宽及峰高的工程）的数据解析方式成为作业工程中的一大瓶颈。由于较难实现完全的自动化，在一定程度上仍需手动调整，存在操作人员操作失误或数据篡改的漏洞，各操作人员间的解析准确率亦参差不齐。近年来，在医疗及制药领域，对排除人为属性的高精度自动化需求愈演愈烈。因此，富士通研究开发中心有限公司、岛津制作所及株式会社富士通研究所共同进行致力于提高质谱仪测量波形峰值提取相关的人工智能应用方面的研究，建立自动生成深度学习专用训练数据的系统，通过数据图像化对波形轮廓进行解析。最终完成的人工智能自动峰值提取技术，可在数秒之内完成实验人员需耗费两小时才能完成的操作，误检率7%，漏检率9%，并消除了不同操作人员带来的分析精度差异。

（2）瑞士洛桑联邦理工学院（EPFL）：核磁共振波谱是一种高效的探测原子间磁场和确定相邻原子之间相互作用的方法。然而用核磁共振光谱法测定全晶体结构需要非常复杂、耗时的量子化学计算，这对于结构非常复杂的分子几乎不可能。EPFL开发的程序可以克服这些障碍，科学家们对他们的人工智能模型进行了结构数据库中分子结构的训练，实现超短时间内预测原子对外加磁场的反应，助力核磁共振光谱来确定有机分子中原子的确切位置。EPFL工程学院计算科学与建模实验室的主任，也是这项研究的参与者Michele Ceriotti说：“即使是相对简单的分子，这个模型也比现有的方法快近10 000倍，当用于更复杂的化合物时，它的优势就会大大增加。针对同样的问题，其计算时间能够从16年缩短至6分钟（图6-17）”。

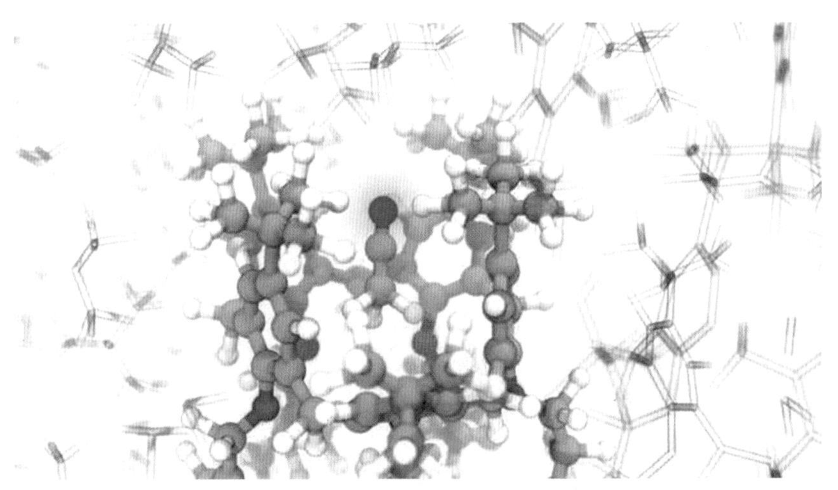

图6-17　人工智能结合核磁共振波谱确定原子的构型（来源：瑞士洛桑联邦理工学院）

（3）加拿大Cyclica公司：在ADMET药物动力学测试方面，Cyclica将在其Ligand Express中添加ADMET预测模型，使用专用人工智能深度学习方法构建ADMET预测模型，可将多向药理学结合，并辅助实验人员做出明智的决策。

（4）晶泰科技：通过深度神经网络算法有效地提取结构特征，高效地动态配置药物晶形，完整地预测一个小分子的所有可能晶形，缩短晶形开发周期，提升ADMET性质预测的准确度。

4.人工智能在分子诊断领域的应用局限与趋势

人工智能为分子诊断带来了活力，但其应用仍然存在一定局限：一是高端人工智能人才存在缺口。数据显示，未来中国人工智能人才缺口高达500万，跨学科人才更是难得，目前缺少成体系的分子诊断人工智能人才培养方案。二是缺乏完善的数据标准体系及共享机制。分子诊断专业门槛高，产业链条复杂，这就造成来自不同分子诊断市场层级的数据割裂严重、标准不一。另外，由于监管政策和机构改制频繁，数据衔接难度更大，完整度和精准度都很难适应复杂模型的训练。三是“黑盒子”特性使普及工作困难。深度学习和神经网络虽能实现高精度的计算结果，但其推理计算过程难以回溯，导致难以对患者解释具体原理，造成普及困难。人工智能在分子诊断领域的应用仍需进一步深入探索。

为了弥补人才的缺口，如今越来越多的第三方独立诊断机构纷纷建立，通过与大型医院及研发机构合作，可接手其数据信息，利用开发的人工智能系统对数据进行分析，并将结果反馈给客户，同时完成自己本身的数据积累。随着高速互联网和分子诊断技术逐步结合，特别是5G技术出现后，高维度的数据共享成为可能，众多针对分子诊断实验分析的开源软件、程序开始流通，分子诊断业务将逐渐实现线上线下协同发展。同时，越来越多的以信息技术为主导的大型集团公司、科技公司开始参与医疗市场、分子诊断市场的竞技，依赖其本身的资金技术及数据优势，开始抢占市场份额。

6.3.2 人工智能与分子诊断仪器优化

分子诊断的中游市场由仪器或试剂生产商占据，目前的分子诊断相关仪器主要服务于两大类分子诊断技术：核酸诊断技术，主要针对生物核酸分子的提取和定量分析，细分为聚合酶链式反应（polymerase chain reation，PCR）、荧光原位杂交技术（fluorescence in situ hybridization，FISH）、基因测序技术；生物芯片技术，主要细分为基因芯片和蛋白芯片技术。针对上述技术要求，目前市场上的主流分子诊断仪器包括核酸提取仪、PCR 扩增仪、核酸分子杂交仪、基因芯片仪和基因测序仪等。人工智能技术的出现让分子诊断相关仪器的功能性再次增强，主要表现在流程自动化、过程条件控制智能化及结果分析精确化。

1. 分子诊断仪器市场现状

在美国，试剂及仪器的中游市场在分子诊断市场中占有最大比例的份额。而我国的分子诊断市场发展相对不均：试剂市场发展迅速，分子诊断试剂盒已经基本实现国产化，而仪器市场占比相对较小。

在技术相对容易攻破的中端仪器领域，如核酸提取仪、PCR 扩增仪、核酸分子杂交仪等，国产产品占据了主要市场。国产核酸提取仪优于外资品牌核酸提取仪，原国家食品药品监督管理总局批准的国内和国外厂家分别为 14 家和 6 家。在通量、处理时间方面，国产仪器普遍优于国外仪器，说明国内厂家在核酸提取仪技术性能方面已经走在前列；而在价格方面，国产仪器较国外品牌更为实惠，显示出国内厂家的成本控制能力更强。

基因测序仪则呈现垄断格局，国产化刚起步，市场基本以 Illumina、Life Tech（Thermo Scientific 收购）和 Roche 产品为主。2018 年，Illumina 的市场份额达 83.92%，稳居第一；LifeTech 和 Roche 的市场份额分别为 9.88% 和 5.32%。近年来，我国企业通过并购国外的测序仪公司、利用内生科研能力自主研发及与国外知名测序仪生产企业合作等各种方式，加速基因测序仪的国产化。目前，有 7 款国产基因测序仪器已经获得批准上市。

综上所述，中国人工智能技术已达世界领先水平，通过人工智能技术的融入，或将推动中国仪器制造商对市场份额的抢占。

2. 人工智能在分子诊断仪器技术领域的应用分布

大数据、神经网络、物联网等相关技术在分子诊断仪器技术领域的应用，可以大大提高仪器性能，详见表6-2。

表6-2　人工智能在分子诊断仪器技术领域的应用分布

分子诊断技术领域	主要仪器	AI应用任务	相关技术	应用剖析
聚合酶链式反应（PCR）	核酸提取仪	工作过程自动化	机器人技术、传感器技术、物联网技术	向传统核酸提取仪中添加精确移液模块、机械臂等硬件，通过计算机流程化程序编写，控制机械臂运动，取代人工重复性手工劳动。在降低人工操作所带来失误的同时，减少对仪器产物造成的污染
	PCR扩增仪	温度控制智能化	传感器技术、物联网技术	通过传感器技术和物联网技术，在传统核酸提取仪中添加精确温度控制模块和信号检测模块，利用传感器检测仪器中的温度、湿度等非电物理条件，对控制器实时反馈，实现条件控制智能化
荧光原位杂交技术（FISH）	核酸分子杂交仪	工作过程自动化	传感器技术、物联网技术	核酸分子杂交仪本质上是将PCR与低密度基因芯片技术结合成综合工作台，通过物联网和流程编辑，实现全套仪器操作流程自动化、无人化
基因测序技术	基因测序仪	提高测序准确率	大数据技术、神经网络、循环神经网络	通过大数据技术与基因测序技术结合，使传统基因测序仪具有更大的数据存储能力；通过神经网络，提升基因测序仪软件的计算能力
基因芯片	基因芯片仪	工作过程自动化	物联网技术	通过物联网技术和自动化流程编辑，实现自动化微阵列芯片扫描，同时通过扫描仪和软件的无缝通信，确保仪器具有高效的数据采集及分析能力

3.人工智能在分子诊断仪器领域的应用案例

（1）朗斯：开发的全自动核酸提取仪MGX-1600，通过物联网技术和流程编辑，实现精密运动控制和全自动化流程。配合提取标本的独立分装试剂，只需要人为操作加入标本，之后的提取纯化过程全由仪器自动完成（图6-18）。

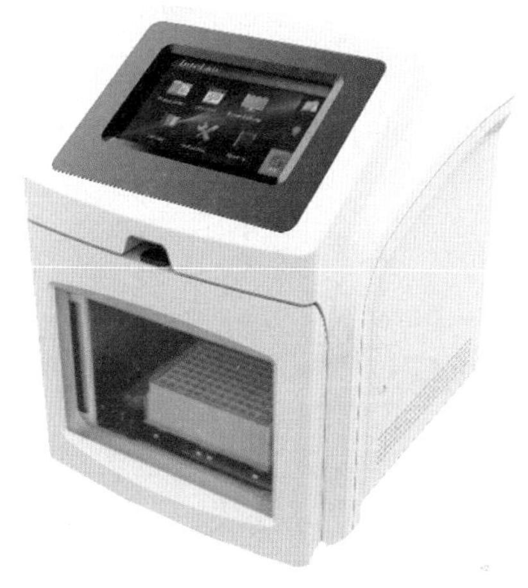

图6-18 全自动核酸提取仪 MGX-1600

（2）中元汇吉：开发的全自动核酸提取仪EXM 9600，安装内置气体置换式移液机械臂，精准微量移液，分辨率可达0.1μL。利用机械臂完成核酸的提取动作，实现无交叉感染、无菌的操作过程。该仪器大大减轻了操作人员的劳动强度，减少了人工操作过程中的失误和感染，增强了生物制备过程的安全性、有效性，加快了核酸提取的自动化进程（图6-19）。

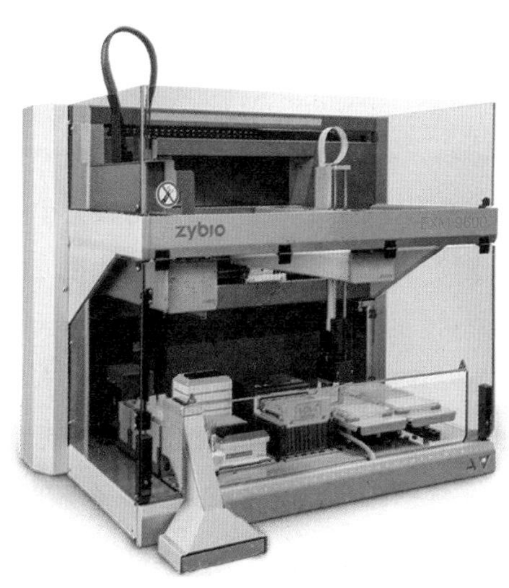

图6-19 中元汇吉全自动核酸提取仪 EXM 9600

（3）力康生物：开发的智能梯度基因扩增仪/控温仪GM05，基于Windows CE智能化操作系统，具备多达100余项故障自诊断功能。利用物联网技术实现网络的延伸与拓展，以1台上位机（PC）为主机，可连接多达200台下位机（智能梯度基因扩增仪/控温仪GM05），同时实现多台仪器的智能温控（图6-20）。

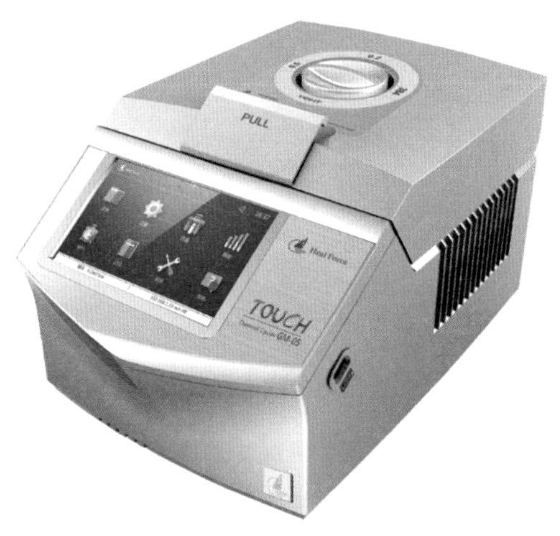

图6-20 力康智能梯度基因扩增仪/控温仪GM05

（4）齐碳科技：为提升纳米孔基因测序仪软件计算能力而开发的基于神经网络的碱基识别算法，通过递归神经网络（recurrent neural networks，RNN）深度学习方法处理时间序列信号，测序准确率达到90%以上。2019年底该公司推出最小可行化产品，实现384通道并行测序，测序精度达到90%以上，并实时输出测序结果。

4.人工智能在分子诊断仪器市场应用的局限性与趋势

现阶段人工智能技术在分子诊断仪器中的应用较为单一，大多集中于利用物联网和传感器技术所实现流程自动化及条件控制智能化方面，并未真正发挥出人工智能技术更深层次的优势，例如，基于大数据技术和云计算的计算优势，基于深度学习等复杂神经网络结构的分析优势，以及利用已有结果自我优化的机器学习/自主学习优势。另外，人工智能技术应用于分子诊断仪器功能提升的市场成本高，分子诊断仪器普遍价格较高，且通常使用寿命较长，往往在5~10年，淘汰率无法适应技术进步的速度，这导致融合人工智能技术的仪器开发和市场推广成本过高。

相信在未来，人工智能在分子诊断仪器市场的应用将有新的突破。例如，核酸产品提炼结果更纯净：通过智能条件控制，以及自动化流程编辑，为仪器运行创造封闭无污染的环境，无论是核酸提取还是基因扩增，其仪器产物的纯度都将更高。同时，分子诊断仪器实验结果具有更高的可重复性：通过物联网技术、传感器技术，以及机器人技术对人工操作的替代，使仪器自动化程度更高，无人化的仪器操作效率更高，能够实现短时间内的高通量操作；同时人工手动操作比例更低，可以有效减少因人为操作差异而导致的结果偏差。

6.4　人工智能在精准治疗中的应用

以精准诊断结果为依据，结合患者个体诊疗信息、组学信息、疾病类型、年龄、生理病理、正在服用的药物等特征，以及患者生活习惯和环境等综合情况，制定适合患者具体病情的安全、有效治疗方案与精准用药方案，并在实施过程中根据患者特异性不断调整与优化治疗策略，使患者获得个性化最佳治疗方案，达到现有技术水平下最适宜的治疗效果和最低的副作用。以下分别从人工智能在基因治疗、靶向治疗与免疫治疗方面的发展，介绍人工智能与精准医疗的融合应用。

6.4.1　人工智能与基因治疗

基因疗法（gene therapy），也称为基因治疗，是利用分子生物学方法将目的基因导入患者体内，使之达成目的基因产物，从而使疾病得到治疗，是现代医学和分子生物学相结合而诞生的新技术。基因疗法作为疾病治疗的新手段，已有一些成功的应用，并且伴随科学的突破将继续推动基因治疗向主流医疗发展（图6-21）。

比尔·盖茨认为，基因编辑技术将有助于病症诊断和治疗，具有改善健康的潜力，不仅可以帮助治疗罕见的遗传疾病，还可以治疗各种常见的疾病。同时，他认为，人工智能最令人兴奋的部分是“它帮助我们理解复杂的生物系统，并加速发现治疗方法”。人工智能可以为基因疗法提供助力（图6-22）。

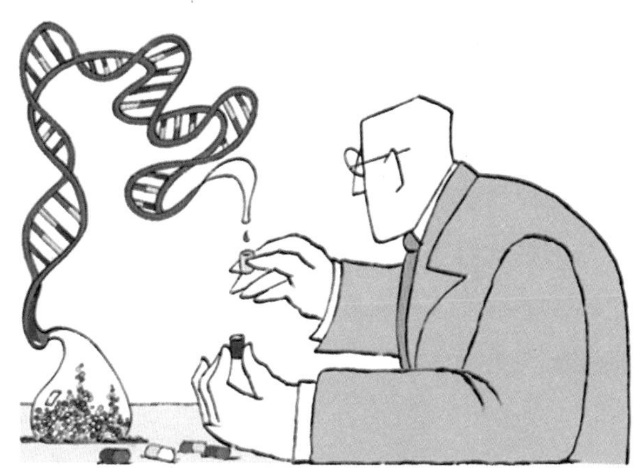

图6-21　基因治疗技术（来源：网络）

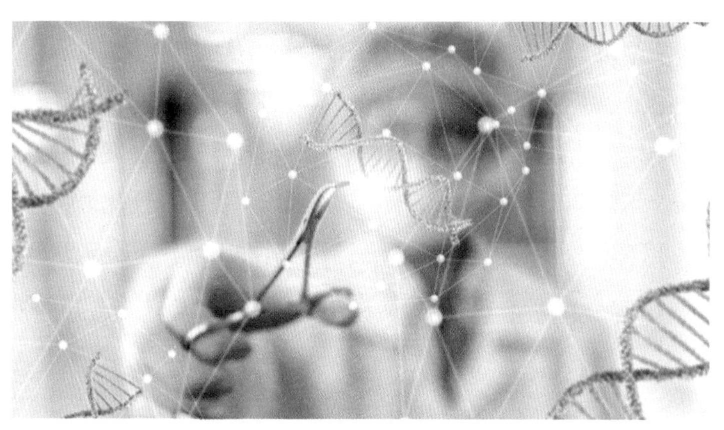

图6-22　基因编辑技术（来源：网络）

虽然几十年来，研究人员一直致力于将基因疗法引入临床，但只有较少的患者接受过有效的基因疗法。尽管目前基因疗法的应用尚不够成熟，但它的未来发展是非常令人鼓舞的。研究人员通过几十年的研究，可以针对不同类型的细胞设计安全有效的载体，管理和最小化患者的免疫反应。学者们尝试利用人工智能测试治疗方法，以确保任何应用于临床的基因疗法都是安全和有效的。

基因疗法最常用的载体是腺相关病毒载体（adenovirus associated virus，AAV）衣壳，它们能够将基因物质传递到患者器官，并具有已证实的安全性。然而，自然产生的AAV衣壳缺乏最佳基因治疗的基本特性，如靶向传递、逃避免疫系统、产生更高水平的病毒和更高的转导效率。为改进病毒的衣壳或外壳，业界做了种种努力，但大多数努力都以失败告终。哈佛大学医学院的George Church及其团队与瑞典卡罗林斯卡医学院（Karolinska Institute）和瑞典隆德大学（Lund University）的研究人员联手成立了Dyno Therapeutics公司，一起开发病毒衣壳改造技术，研究发现，人工智能可以为基因疗法创建AAV衣壳。

参与该研究的瑞典隆德大学的Tomas Bjrklund教授，将论文发表在《美国科学院院报》（PNAS）上。研究表明，通过使用计算机仿真与建模技术，以及基因与测序技术，可以对病毒外壳进行改造，将目的基因传递给机体中需要治疗的特定类型的细胞。"借助这项技术，我们可以同时在细胞培养和动物模型中研究数百万种新的病毒变体"，Bjorklund说，"在此基础上，我们用计算机仿真技术为某一特定用途构建最合适的病毒外壳。就本研究而言，作用对象是产生多巴胺的神经细胞，目的是治疗帕金森病"。该技术还能大大减少对实验动物的需求，因为用一个个体就可以研究同一疗法的数百万种变体。业界普遍使用随机筛选、富集以及碰运气的方法，为基因疗法寻找最优病毒。研究小组采用的技术被戏称为BRAVE，即腺相关病毒载体基于条形码的定向进化。在BRAVE中，每一株病毒展示一种源自蛋白的肽，每种肽在AAV衣壳表面发挥的功能已知，同时也是"目的基因组中的一个独特的分子条形码"。通过对表达出的RNA条形码进行测序，研究人员可以同时绘制出数百种蛋白的结合序列，他们将这项技术描述为"在数周内完成数百万年的进化"。

6.4.2 人工智能与靶向治疗

随着肿瘤靶向治疗和个性化治疗方法的不断进步，越来越多的医生意识到对肿瘤进行基因组测序的重要性。从肿瘤基因组分析中往往能找到更有针对性和更有效的靶向治疗方案，为患者带来更好的疗效。不过，从大量的基因组数据中迅速找到潜在的治疗方案并不是一件容易的事情，但采用计算机和人工智能程序则能快速实现。

IBM和纽约基因组中心合作发表了一项研究成果，IBM的沃森人工智能系统在分析一位脑瘤患者的基因组数据中通过少得多的时间，得到了和一组专家相同的结果。这项研究成果发表在*Neurology Genetics*杂志上。科研人员从一位胶质母细胞瘤的患者身上获取了肿瘤的活检样本及一份血样，并对两份样品中的DNA和肿瘤中的RNA进行了测序。为了进行比较，这些测序数据被同时分别送给IBM沃森基因组程序系统和一个由生物信息学家、肿瘤学家组成的专家团队进行分析。沃森基因组程序系统仅仅用了10分钟就完成了一份可供参考的临床治疗方案的报告，而专家组的人工分析花了160个小时，才得到了一份相似的报告。沃森基因组程序系统甚至还比专家组找到了更多的可能进行靶向治疗的基因突变。

另外一项研究显示，一种人工智能"机器学习"程序可以分析患者肺部肿瘤的图像，指明癌症类型，甚至可以识别导致细胞异常生长的突变基因。该研究成果由纽约大学医学院的研究人员在线发表在美国《自然医学》杂志上，区分出腺癌和鳞状细胞癌之间的准确率高达97%。AI工具还能够确定与肺癌相关的6种基因的异常形式（包括EGFR、KRAS和TP53）是否存在于细胞中，其准确度范围为73%~86%。这种遗传变化或突变通常会导致癌症中出现异常生长。研究人员表示，确定每种肿瘤中哪些基因发生变化对于增加靶向治疗的使用至关重要，这些治疗仅对具有特定突变的癌细胞起作用。例如，已知大约20%的腺癌患者EGFR基因具有突变，现在可以用批准的靶向药治疗。但研究者表示，目前用于确认突变存在的基因检测可能需要数天时间才能给出检测结果，推迟癌症治疗从来都不是好事，这项研究提供了强有力的证据，证明AI方法能够快速确定癌症亚型和突变谱，从而使患者能够更快地开始靶向治疗（图6-23）。

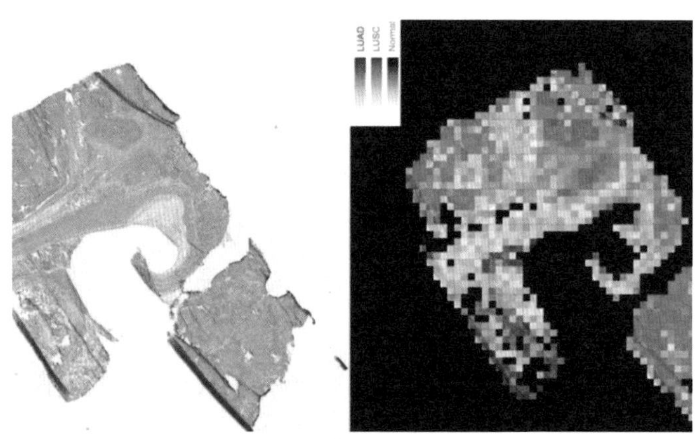

图6-23　人工智能识别腺癌和鳞状细胞癌
（红色为鳞状细胞癌，蓝色为肺鳞状细胞癌，灰色为正常肺组织）

6.4.3 人工智能与免疫治疗

免疫治疗为癌症的治疗开拓了一片新天地。免疫治疗是利用人体自身免疫系统来对抗癌症的疗法，是癌症治疗领域的一项重大突破。到目前为止，仅有15%~30%的患者对此类疗法产生反应。然而，目前并没有任何标志物能够准确识别那些对anti-PD-1/PD-L1免疫疗法产生反应的患者，寻找能从免疫治疗获益的患者仍旧是关键难题。人工智能为快速识别免疫治疗受益患者与精确匹配患者免疫治疗方式带来了可能。

美国《自然医学》杂志发布了一项来自德国亚琛工业大学医院的科研成果，研究者们利用人工智能从病理切片识别存在微卫星不稳定（microsatellite instability，MSI）的患者，此类患者可以在免疫治疗中获益。所谓微卫星（microsatellite），指的是基因组中一些短的重复的DNA序列，MSI与DNA错配修复相关。有很多研究证实，MSI与多种癌症相关，尤其是结肠癌、直肠癌等胃肠道癌症。有意思的是，在免疫治疗上获益并不明显的胃肠道肿瘤，当绑定上了MSI，免疫检查点抑制剂的作用便能够显现，这一点近期也被FDA认可。那么，如何找到胃癌和结肠癌、直肠癌中的这15%的MSI患者就成了关键。技术上，检测MSI不算难，免疫组化分析（IHC）或基因检测就可以做到。但是，目前只有在水平比较高的医学中心才会进行MSI常规检查，很多患者就这样错过了用上免疫治疗的机会。

研究者在一个小样本数据集中测试了5种不同的算法，最终深度残差学习（deep residual learning）算法脱颖而出。随后研究者从癌症基因组图谱（TCGA）中获取了病理切片数据，将这些样本进一步经过自动肿瘤检测仪处理，分别生成了100 570、93 408、60 894个颜色归一化色块，作为深度学习的“原料”，随后分别对MSI和微卫星稳定（mico-satellite stability，MSS）样本进行MSI评分，最终识别结肠癌、直肠癌准确率达到84%。这意味着或许可以跳过免疫组化或基因检测，直接利用机器提取组织特征，对病理切片进行分析，更加方便、快捷地识别出那些适合使用免疫治疗的患者（图6-24、图6-25）。

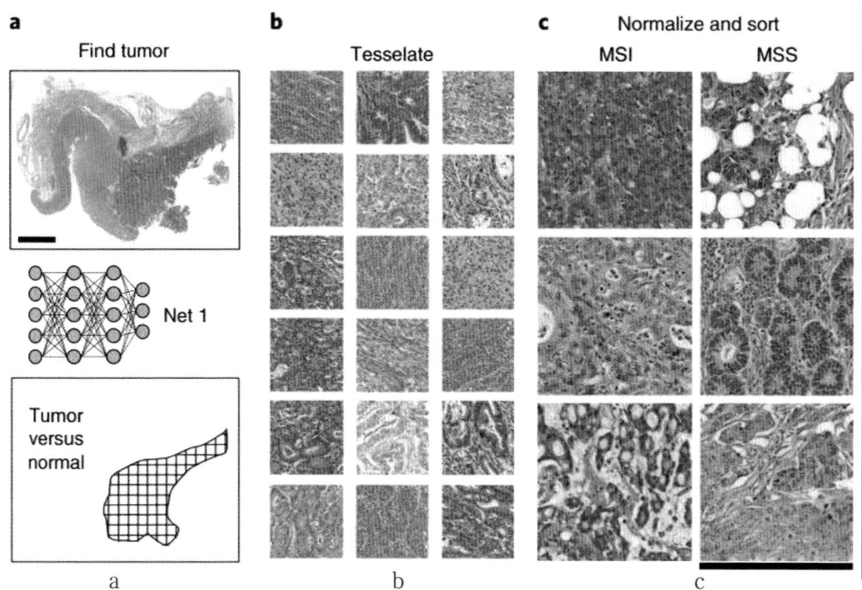

图6-24　MSI和MSS的组织样本

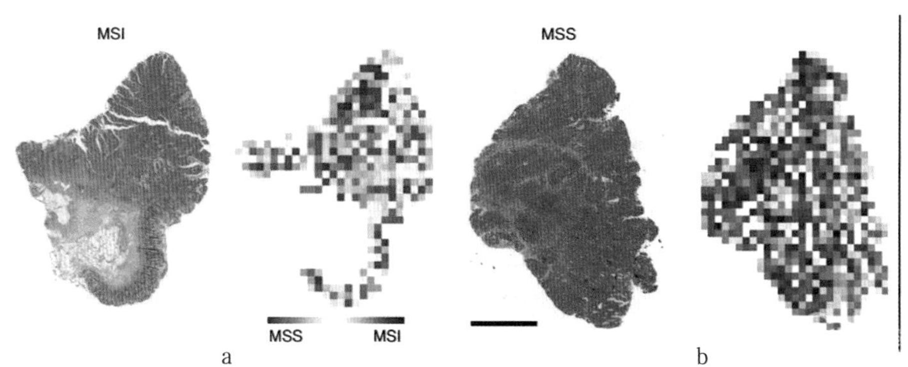

图6-25　组织样本与颜色归一化色块

另外，一项来自法国的新研究发现，AI可用于创建患者使用免疫疗法疗效的预测评分，从而预测免疫疗法的治疗效果，并且增加治疗成功的概率。该技术可以通过处理医学图像来提取生物和临床信息，而无须进行活检来识别位于身体任何部位的肿瘤中存在的生物现象，从而可以辅助免疫疗法的治疗。这项研究成果发表在*The Lancet Oncology*杂志上。

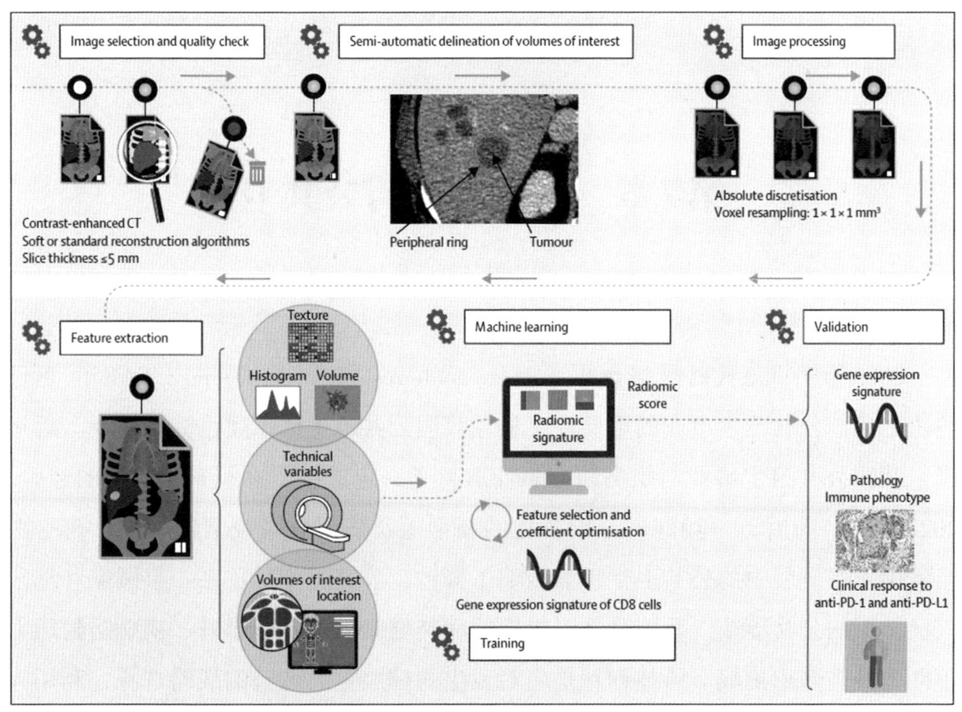

图6-26 放射学标记的流程示意图（来源：*The Lancet Oncology*）

这项研究训练算法在CT图像中建立放射学标记的流程如图6-26所示。为了测试这些放射标记在真实情况下的适用性，并将其与免疫疗法的疗效相关联，研究人员将开发出的AI算法在5个参与anti-PD-1/PD-L1免疫疗法1期临床试验的患者中进行验证，即使用在治疗开始前进行的CT图像对算法进行评估。结果发现，在那些应用免疫疗法分别于3~6个月内起效的患者中，机器学习算法给出的放射学评分较高，同时这些患者的总生存率也较好。研究人员表示，下一步将使用更多的患者数据，并根据癌症类型进行数据分层，从而完善标记。同时，研究人员将会对成像、分子生物学及组织分析的相关数据进行整合，并采用更复杂的人工智能算法，以确定那些最有可能对免疫疗法产生反应的患者。

第7章　人工智能与公共卫生

2003年严重急性呼吸综合征（severe acute respiratory syndrome，SARS）事件危机之后，公共卫生事业的重要性突显，我国公共卫生体系建设受到重视。近年来，我国公共卫生事业与疾病防控事业取得了一定成绩，并积累了宝贵的经验。2020年春节前后，一场肆虐全国各地的新型冠状病毒肺炎疫情的暴发，再一次给我国正在发展中的公共卫生事业敲响了警钟。公共卫生是关系一个国家和地区人民健康的公共事业，我国公共卫生领域面临健康需求不断攀升、疾病防控压力不断上升等多重挑战。科技创新是应对卫生与健康重大调整的战略选择，利用人工智能、大数据分析等信息化技术提升公共卫生领域疾病防控和健康管理能力，是解决公共卫生领域存在的发展不平衡、不充分矛盾的关键手段。

7.1 公共卫生概述

7.1.1　公共卫生的定义

公共卫生起源于人类对健康的认识和需求，公共卫生的概念随着历史的发展和社会的进步也在不断变化。目前，无论学术界还是公共卫生部门，有关公共卫生的目标基本一致，即延长健康期望寿命，但对公共卫生的具体定义存在较大差别。迄今为止，关于公共卫生的定义，具有代表性的有如下几个。

1. Winslow的定义

公共卫生最为经典的定义，是由公共卫生领袖人物美国耶鲁大学温斯洛（Charles-Edward A.Winslow）教授于1920年提出的：公共卫生是通过有组织的社会努力来预防疾病、延长寿命、促进健康的科学和艺术。这些社会努力包括改善环境卫生，控制传染病，提供个人健康教育，组织医护人员提供疾病的早期诊断和治疗服务，建立社会体制，保证社区中每个人都能维持健康的生活标准，实现其生来就有的健康和长寿的权利。这一定义是目前全世界公共卫生界引用最多、影响最为广泛、最著名的公共卫生定义，于1952年被WHO采纳，一直沿用至今。

2. 美国医学研究所的定义

1988年，美国医学研究所（Institute of Medicine，IOM）在美国公共卫生研究报告《公共卫生的未来》中明确提出：公共卫生是我们作为一个社会为保障人人健康的各种条件所采取的集体行动。该定义包括三个部分：①公共卫生的宗旨是通过保障人人健康的各种条件来满足社会的利益；②公共卫生的本质是以流行病学为其科学核心，联合多学科，通过有组织的社区努力来解决预防疾病和促进健康的问题；③公共卫生的结构框架包括政府公共卫生机构、私立机构、志愿者组织和个人进行的所有公共卫生活动。

3. Beaglehole的定义

WHO专家Robret Beaglehole对公共卫生做出了新的定义：公共卫生是以持久的全人群健康改善为目标的集体行为。该定义高度概括了现代公共卫生的特点：①是集体的、有组织的行为；②具有可持续性；③目标是改善全人类健康，减少健康的不平等。

4. 中国全国卫生工作会议的定义

我国关于公共卫生比较全面和具体的定义是时任国务院副总理兼卫生部部长的吴仪在2003年全国卫生工作会议上首次提出的：公共卫生是组织社会共同努力，改善环境卫生条件，预防控制传染病和其他疾病流行，培养良好卫生习惯和文明生活方式，提供医疗服务，达到预防疾病，促进人民身体健康的目的。这一定义产生的背景，是针对SARS事件危机后当时我国各界对公共卫生认识不清的局面，明确提出公共卫生是整个社会全体成员预防疾病、促进身体健康的事业，强调公共卫生建设是一项社会系统的工程。吴仪讲话的内涵和温斯洛定义基本上是一致的，这就从根本上解决了我国公共卫生体系建设与国际接轨的问题。

5. 新公共卫生及其内涵

1986年11月21日，WHO在渥太华召开首届国际健康促进会议，并发表了《渥太华宪章》。西方的公共卫生史，常把该宪章作为“新公共卫生”正式建立的标志。《渥太华宪章》把新公共卫生定义为：在政府的领导下，在社会水平上，保护民众远离疾病和促进公众健康的所有活动。健康的基本条件是和平、住房、教育、食品、收入、稳定的生态环境、可持续的资源、社会的公正与平等。依据该定义，可以看出新公共卫生核心内容是强调政府在公共卫生事业中的核心地位，同时更加重视社会科学对促进人们健康的作用。

传统公共卫生主要由卫生部门负责三大任务：健康教育、疾病预防控制、卫生监督执法，而新公共卫生的内涵主要为疾病预防、健康保护、健康促进。与传统公共卫生相比，新公共卫生内涵更为广泛，两者的差异如表7-1所示。

表7-1　传统公共卫生与新公共卫生的差异

项目	传统公共卫生	新公共卫生
内容	为民众提供基础设施，如清洁的饮水、卫生的食物、住房、卫生设施等	同时强调给民众提供强有力的社会支持
关注问题	威胁人类健康的传染病	同时关注慢性病、精神卫生等
干预方式	重视教育改变人们的生活方式，以获得健康	强调社会对人们生活方式的作用，着重于创造可引导健康生活方式的社会环境
聚焦的群众	重视改善贫困人群和有特殊需求的人群的健康状况	创造公平社会环境、促进全人群健康
研究方法	以流行病学为主	多学科的集合
实施主体	卫生专业人员	多部门合作

（资料来源：《公共卫生学》）

7.1.2　公共卫生的宗旨与核心功能

公共卫生是为了预防疾病、延长寿命和促进健康，由政府主导、公民人人参与的行为，其宗旨是保障和促进公众健康。公共卫生基本职能或核心职能指的是影响健康的决定因素、预防和控制疾病、预防伤害、保护和促进人群健康、实现健康公平性的一组活动。迄今为止，国内外学者对公共卫生的基本职能进行了广泛的探讨，1988年美国最早提出了公共卫生的三项核心功能：评价、政策研究制定和保障。随着社会经济发展，WHO在此基础上衍生出了公共卫生11项基本职能，如图7-1所示。

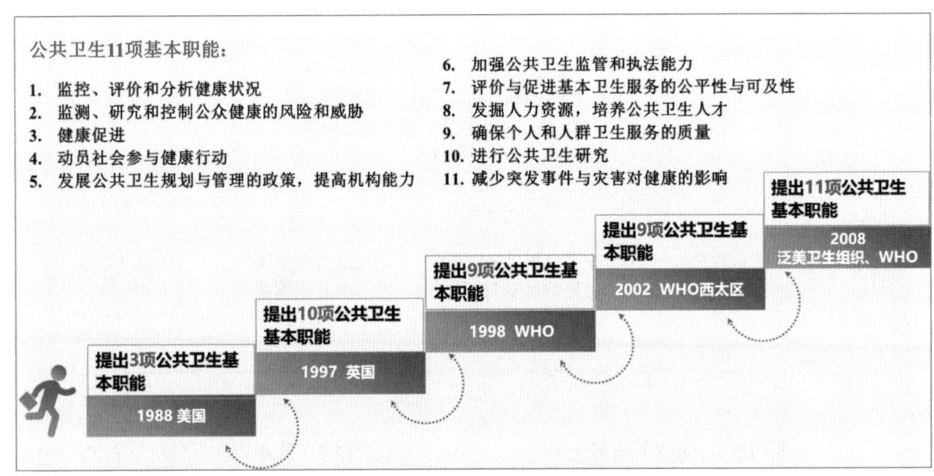

图7-1　公共卫生基本职能的演化

我国学者结合我国国情，分析比较美国、英国、澳大利亚、WHO等国家和组织提出的基本公共卫生功能框架，提出了我国的基本公共卫生功能，比较有代表性的为复旦大学刘宝等、北京大学吕筠等提出的10项基本职能，如图7-2所示。

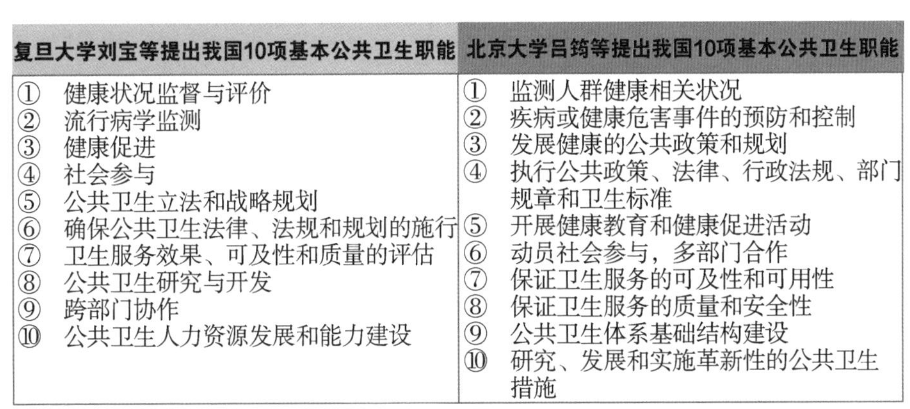

复旦大学刘宝等提出我国10项基本公共卫生职能	北京大学吕筠等提出我国10项基本公共卫生职能
①　健康状况监督与评价 ②　流行病学监测 ③　健康促进 ④　社会参与 ⑤　公共卫生立法和战略规划 ⑥　确保公共卫生法律、法规和规划的施行 ⑦　卫生服务效果、可及性和质量的评估 ⑧　公共卫生研究与开发 ⑨　跨部门协作 ⑩　公共卫生人力资源发展和能力建设	①　监测人群健康相关状况 ②　疾病或健康危害事件的预防和控制 ③　发展健康的公共政策和规划 ④　执行公共政策、法律、行政法规、部门规章和卫生标准 ⑤　开展健康教育和健康促进活动 ⑥　动员社会参与，多部门合作 ⑦　保证卫生服务的可及性和可用性 ⑧　保证卫生服务的质量和安全性 ⑨　公共卫生体系基础结构建设 ⑩　研究、发展和实施革新性的公共卫生措施

图7-2　我国公共卫生体系的10项基本职能

中国疾病预防控制中心曾光等，系统分析了国内外学者或相关组织有关公共卫生研究现状，结合中国公共卫生实践，阐述了公共卫生的定义和宗旨，进一步明确公共卫生的任务，以及完成任务需要的支撑条件和工作模式，提出了包括三个层次的实现公共卫生宗旨与任务的框架示意图，如图7-3所示。

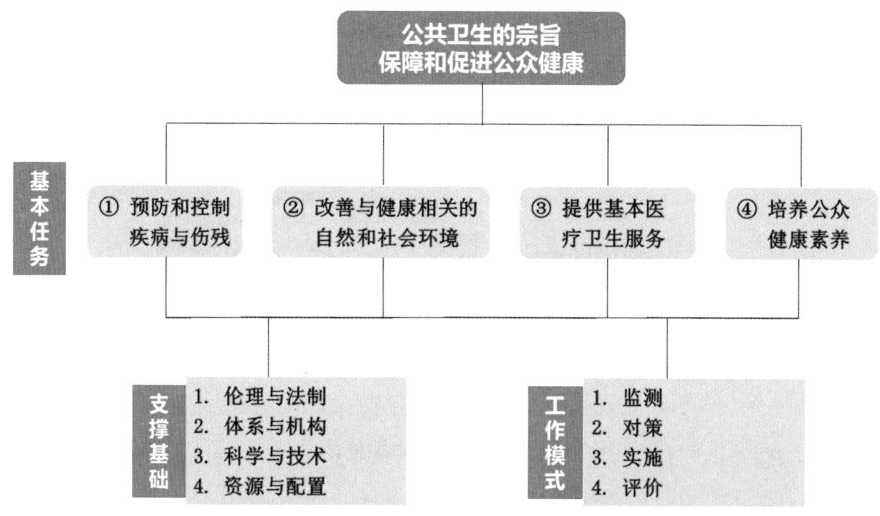

图7-3　实现公共卫生宗旨与任务的框架（资料来源：《中国公共卫生》）

7.2 人工智能与传染病预防控制

7.2.1　传染病概述

传染病（communicable diseases）是指由病原微生物，如朊毒体、病毒、衣原体、立克次体、支原体、细菌、真菌、螺旋体和寄生虫感染人体后产生的有传染性、在一定条件下可造成流行的疾病。传染病的流行过程就是传染病在人群中发生、发展和转归的过程。传染病在人群中流行必须具备传染源、传播途径、易感人群三个基本环节，如图7-4所示。流行过程本身又受自然因素（包括气象、地理、生态等）和社会因素（社会制度、人群营养水平、经济状况、生活条件、卫生设施、工作环境等）的影响。

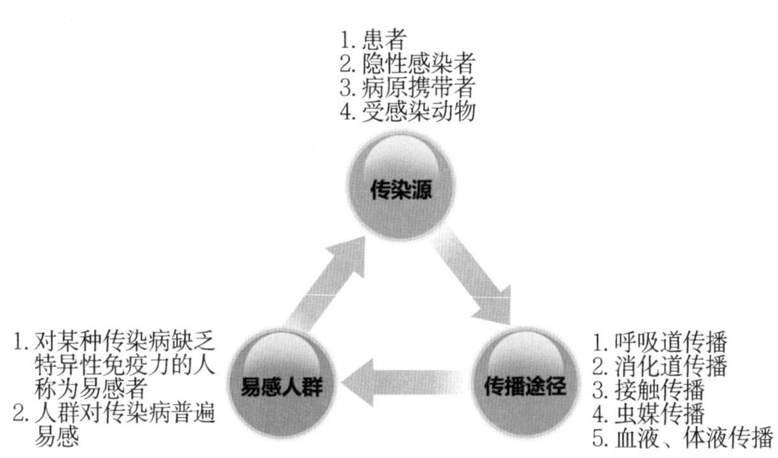

图7-4 传染病流行过程的三个基本条件

传染病不仅损害个体健康、家庭幸福，也对社会、国家产生莫大的影响。为了预防、控制甚至消除传染病的发生与流行，保障人体健康和公共卫生，我国制定了《中华人民共和国传染病防治法》，对传染病防治实行预防为主的方针，防治结合、分类管理、依靠科学、依靠群众。传染病分为甲类、乙类和丙类，如图7-5所示。要有效地预防传染病的流行，关键在于控制传染源、切断传播途径、保护易感人群。

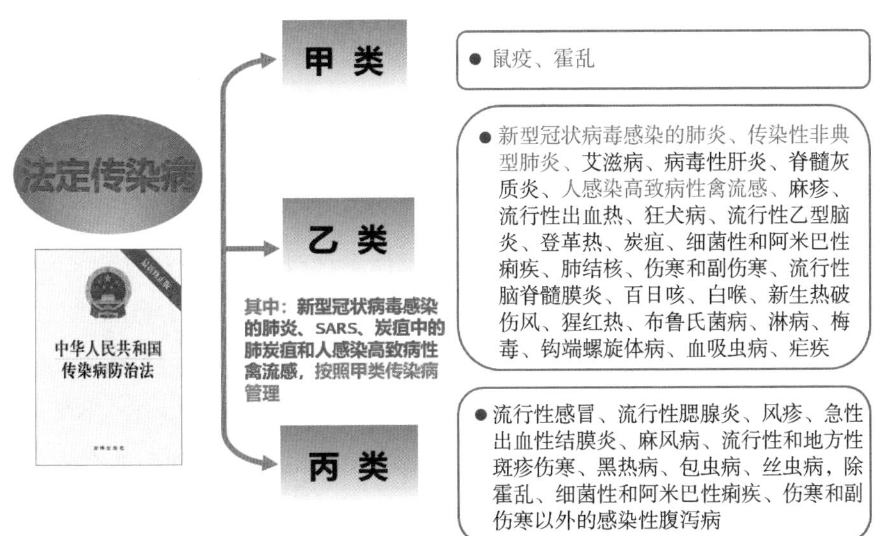

图7-5 国家法定传染病分类

7.2.2 传染病暴发的监测和预警

疾病监测是指长期、连续、系统地收集疾病的动态分布及其影响因素的资料，经过分析将信息上报和反馈，传达给所有应当知道的人，以便采取干预措施并评价其效果。传染病监测最重要目的是及时发现传染病的流行，迅速采取控制措施；监测的另外一个重要职能就是预测传染病暴发。预警是在考虑了资料的不完全性、危害的不确定性之后，仍要在有必要采取措施的地方进行危害警告的一种方法。监测是预警分析的基础，是基础信号采集的过程；预警是监测的目的，是监测行为的产出。

传染病风险监测与早期预警是传染病预防与控制的重要工作内容之一，是控制、降低或减少传染病等突发事件危害的关键所在，是从源头上治理危害的基本保障。只有健全的传染病监测和预警系统，才能真正做到对传染病早发现、早报告、早隔离、早治疗，降低传染病带来的危害，最大程度保障人民群众身体健康。建设灵敏、高效的传染病监测预警系统成为预防和控制传染病的必然趋势。

传染病监测和预警的基础是大数据，根据数据来源的不同，监测预警系统可以分为以下不同的类型。

1.基于网络数据来源的监测预警系统

随着互联网技术的高速发展和计算机应用的广泛普及，人类社会各类信息数据飞速增长，利用人工智能、大数据处理技术等对海量数据进行筛选、统计与分析，得出可靠结论成为信息化发展的趋势。目前已有大量基于网络数据进行疾病监测的研究。“谷歌流感趋势”（Google Flu Trends，GFT），是谷歌于2008年推出的一款预测流感的产品，通过监测分析大量搜索查询数据来跟踪分析流感疫情，在应用初期该产品提前1～2周准确预测了美国流感样病例百分比的变化趋势，近乎实时地对全球当时的流感疫情进行估测。由此在学术界掀起了利用互联网数据预测流感的研究浪潮，尽管GFT在后期预测中判断出现较大偏差，不断高估疫情的风险，但越来越多的研究表明，搜索数据可以作为流感预测的有效因子之一。“重庆流感预测模型”，是中国科学家应用自适应AI模型和多源数据，预测重庆市流感活动水平的研究成果，这是中国首个基于AI和大数据的流感活动水平实时预测模型，也是AI在传染病预测领域中非常有影响力的成果。该模型融合人工智能算法建立自调整模型，动态调整融合模型的权重参数，可准确捕捉流感疫情变化中的规律性的一面和不规律性的一面。该模型可以提前一周预测流感活动水平，预测准确性已经趋于稳定。“健康监控平台”，是由位于加拿大多伦多的人工智能创业公司BlueDot的研发成果。它利用人工智能技术，收集分析国内外65种语言的报纸每天刊登的超过10万篇的新闻稿，美国疾病控制与预防中心、世界卫生组织、联合国粮食及农业组织和世界动物卫生组织的官方报告，卫星实时气候数据，航班行程数据，来自政府资源的其他信息（包括人口数据、可传播传染病的昆虫数据、某地区人均拥有的医生和护士数量，以及各地的经济和政治形势等）；通过对官方和非官方消息源的数十亿个数据点进行分析，找出相关的词汇和短语，迅速预测出全球最危险的传染病的暴发。BlueDot最早于2019年12月31日向其客户发出了新型冠状病毒肺炎疫情暴发预警，早于美国疾病控制与预防中心2020年1月6日的消息和世界卫生组织2020年1月9日的通报。

2.基于医疗大数据的监测预警系统

医疗大数据主要来自用户属性数据、临床诊疗数据、药品流通数据、保险信息数据等。医疗大数据在传染病监测预警方面的应用主要通过症状监测模式来实现。症状监测也称为症候群（综合征）监测，是指通过持续、系统地收集、分析临床明确诊断前与疾病暴发相关的资料，及时发现疾病在时间和空间上的异常聚集，以期对疾病暴发进行早期探查、预警和快速反应的监测方法。症状监测作为一种新型的监测方法，逐渐成为国内外研究中的热点，尤其是在大型活动中得到了大量应用。如2000年日本G8峰会及2002年韩日世界杯足球赛举办期间，日本和韩国都建立了以医院急诊室数据为基础的症状监测系统。2002年冬季奥林匹克运动会期间，美国犹他州利用急诊室和门诊患者的相关数据进行了6周的自动化即时生物监测。2008年北京奥运会、2010年上海世博会期间，当地卫生部门都通过症状监测系统来加强疾病的监测，成功发现了一些传染病聚集事件并采取及时有效的控制措施，确保了活动的顺利开展。

3.基于官方上报数据的监测预警系统

为了妥善对暴发的流行疾病做出预警与反应，WHO于2000年4月在全世界范围内创设了全球疫情警报和反应网络。此网络及时串联了世界上为数众多的既存网络，合力掌控数量庞大的资料、专业知识及必要技术，使国际社会时刻警惕疾病暴发的威胁，且能随时做出应对。美国、德国、英国、日本等国家也非常重视疾病监测和疫情报告，都启用了符合自身国情的疫情电子报告系统。

我国传染病监测则经历了1950~1985年纸质统计报表形式、1985~2003年电子统计报表形式，到2004年开始逐步建立的基于网络的、实时的、个案直报系统三个阶段。2008年4月，中国疾病预防控制中心启动了全国传染病自动预警系统试运行工作，采取网络直报和症状监测方法，经过实践研究，取得了很大进展，技术日趋成熟，并作为有效探测疾病暴发的手段得到了广泛的运用，为及时发现、控制疫情，保护广大民众身体健康和生命安全，减少传染病带来的社会经济影响发挥了不可替代的重要作用（图7-6）。

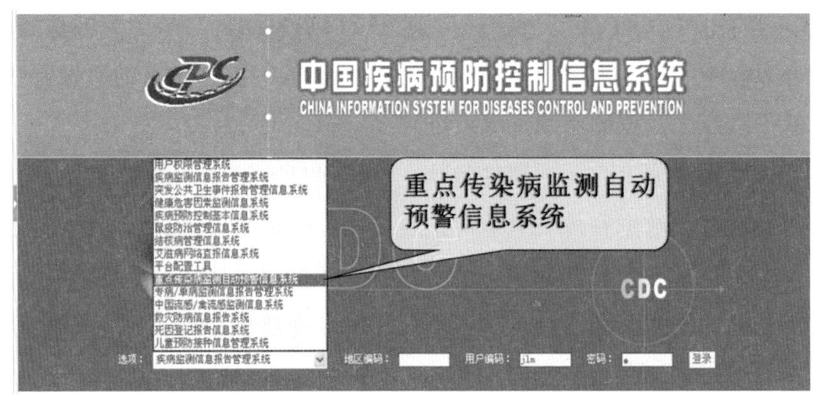

图7-6　中国疾病预防控制信息系统——预警系统界面

7.2.3　传染病发展进程的实时追踪

大多数传染病都通过人与人的“接触”传播。人与人的接触行为构成传播病毒的“接触网络”，网络结点表示个体，网络连接表示接触关系。接触网络的结构显著影响着病毒扩散的时空模式。以经呼吸道飞沫和接触传播为主要传播途径的呼吸道传染病为例，个体间面对面的谈话、握手，以及人群的聚集、乘坐公共交通工具等行为都会引起病毒的扩散，增加感染者传染易感者的概率。追踪个体的“接触”行为，还原出“隐形”的病毒传播通道，不仅可以快速定位和隔离接触过感染者的高风险个体，还可以帮助人们定量分析传染病传播的途径、过程和趋势，制定相应的疫情控制策略。

传染病在人群中流行必须具备传染源、传播途径、易感人群三个基本环节，缺一不可。传染病流行能否具备三个基本环节和个体活动轨迹密切相关，因为个体的活动轨迹决定了其是否接触传染源、有无感染的风险。因此，能够有效勾画出个体的移动轨迹，对于控制传染源、切断传播途径、保护易感人群至关重要。流行病学和计算机科学的学者，利用物联网、大数据、云计算技术作为人工智能发展和应用的关键要素，综合收集个体位置信息的主要来源数据：航空、铁路、公路等交通部门出行数据提供的位置信息；在用户授权前提下，中国移动、中国联通、中国电信三大运营商基于手机信号有效定位用户的手机位置信息；电子商务、出行、外卖等互联网企业通过APP授权，调用用户送货地址数据及移动支付位置数据等。通过“采集-分析-应用”个体位置数据，以及购物、外卖、电子付款等数据，勾画个体移动轨迹、建立个体关系图谱等，从以上方面实时追踪传染病的发展进程，助力疫情传播路径的精准定位，为防控疫情扩散提供支撑。

一方面进行个体分析，将同一个体不同时间点的授权位置信息进行纵向串联，勾画出个体的移动轨迹，进一步用于追踪被感染者的疾病传播路径、定位感染源，配合关系图谱更可锁定被感染者曾经接触过的人群，以便及时采取隔离、治疗等防控措施，避免疫情更大范围扩散。

另一方面将同一时点不同个体的位置数据进行横向整合，判断特定时间点曾经到过疫情高风险地区的人群，并据此监测人群密度及动向。如某大数据公司以疫情始发地为分析重点，利用位置数据定位自某一时间段曾经去过疫情始发地的人，为潜在感染者的发现及自我隔离等提供信息参考。

除此之外，通过分析个体数据集合而成的群体数据的变动情况，能够清晰显示重要疫区的人员流入及流出方向、动态及规模。如2020年新冠肺炎疫情期间，百度、腾讯等互联网企业均已基于授权数据，制作此次春运期间的人口迁徙地图，据此重点观察疫区人口流入、流出状况，进一步定位疫情输出的主要区域，预测地区疫情发展态势，预测地区潜在染病人群，为地方政府、疾病预防防控部门制定疫情防控措施提供决策支撑。

由此可见，利用人工智能、大数据分析等技术，梳理传染病感染者的生活轨迹，追踪人群接触史，成功锁定感染源及密切接触人群，为疫情溯源、追踪传播路径、预测发展模型等提供了有力帮助。在新冠肺炎疫情期间，基于人工智能和大数据分析的“确诊患者交通工具同乘查询系统”“疫情数据实时更新系统”“发热门诊分布地图”等，能在传染病暴发时，更快速、准确地追踪病患接触人员的行踪，及时进行隔离和观察，为控制传染病的传播和流行提供信息支撑。

7.2.4 传染病诊疗的智能辅助

传染病均具有流行性广、传播速度快、传染性强、危害大的特点，因此，实现感染性疾病的精准诊断、搞好预防工作和治疗工作具有重要意义。本节以新型冠状病毒肺炎为例，说明人工智能技术及相关产品在传染病诊疗中的广泛应用。

2020年新冠肺炎流行期间，为了做好新冠肺炎疫情防控工作，工业和信息化部科技司发布“充分发挥人工智能赋能效用，协力抗击新型冠状病毒感染的肺炎疫情 倡议书”，提出要充分挖掘新型冠状病毒感染肺炎诊疗以及疫情防控的应用场景，攻关并批量生产一批辅助诊断、快速测试、智能化设备、精准测温与目标识别等产品，助力疫病智能诊治，降低医护人员感染风险，提高管控工作效率。号召全国人工智能产业相关单位凝心聚力、众志成城，全力应对疫情防控。

1.CT影像AI定性辅助诊断系统

首都医科大学附属北京天坛医院利用其人工智能研究中心的强大技术力量，联合工业和信息化部“新一代人工智能产业创新重点任务”揭榜单位北京安德医智科技有限公司，推出BioMind新冠肺炎CT影像AI定性辅助诊断系统。该系统不仅能够实现“肺炎诊断”，还能实现新冠肺炎与其他肺炎（病毒性肺炎、细菌性肺炎等）的进一步鉴别诊断，全程仅需十几秒，且针对新冠肺炎的诊断结果与核酸检测阳性结果符合率超过95.5%（图7-7）。

2.新冠肺炎影像辅助诊断平台

中国科学院和科大讯飞联合科技攻关开发完成“新冠肺炎影像辅助诊断平台”建设。新冠肺炎影像辅助诊断平台可在3秒内完成一例患者新冠肺炎辅助诊

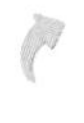

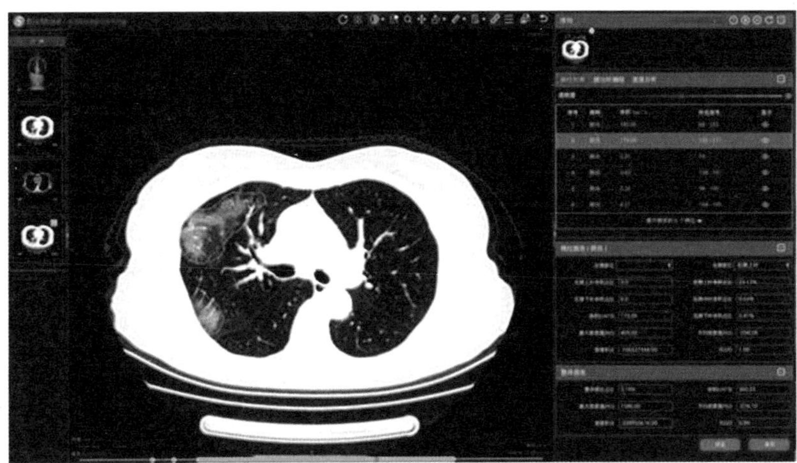

图7-7　BioMind新冠肺炎CT影像AI定性辅助诊断系统

断，阳性病例全召回，病灶召回率达到90%，为医生提供准确、高效的辅助诊断参考。针对新冠肺炎确诊患者，其CT影像病灶多，病灶发展情况复杂，该系统提供了4D对比分析功能，实现多期影像中的病灶数量、病灶体积变化、病灶密度变化等量化对比分析功能，医生通过4D量化对比分析功能对比新、老片，借助系统的病灶数量、体积、密度变化辅助分析工具，快速判断患者病情变化（图7-8）。

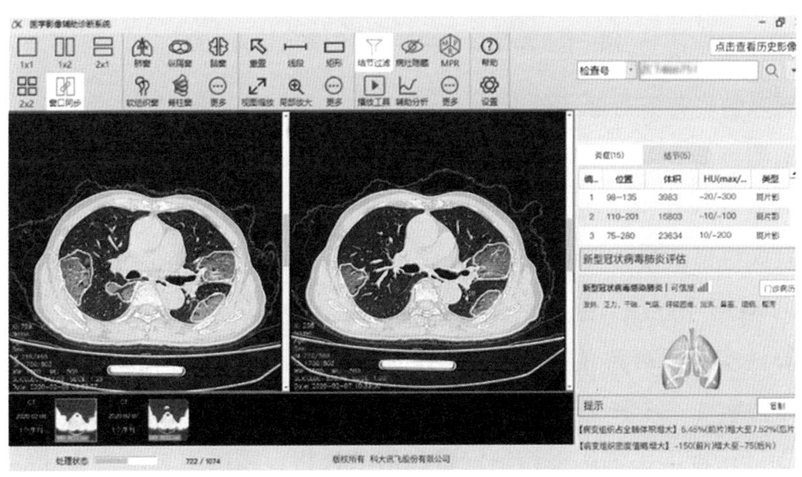

图7-8　新冠肺炎影像辅助诊断平台

3.新冠肺炎影像云检测平台

上海人工智能研究院携手杭州健培科技有限公司组成联合工作组，以多模态胸部影像为切入点，结合人工智能技术，研发新冠肺炎影像云检测平台，能够实现对新冠肺炎影像的智能化检测与定量分析。通过平台上的数据整合、分析和筛选，对结节、炎症性渗出等各类肺炎病灶进行检出和定量分析，整个过程大约1分钟就可完成。该平台可以实现对新冠肺炎DR和CT影像的智能化诊断与定量评价，为超负荷工作的医生节省精力和时间，提高筛查效率，减少患者排队时间及交叉感染的风险，可为临床一线医师进行疫情评估、肺炎性质判定、治疗方案制定提供高效精确的支撑依据，以AI技术助力一线抗疫医务工作者（图7-9）。

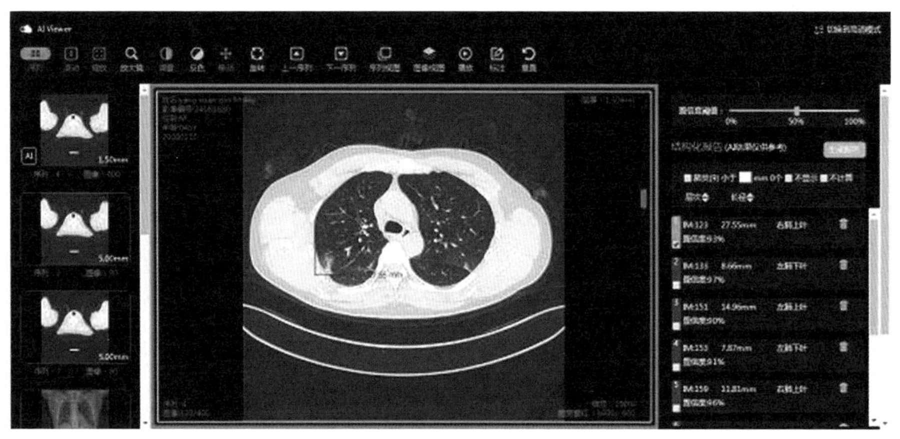

图7-9　新型冠状病毒肺炎影像云检测平台

4.新冠肺炎智能影像评价系统

由上海市公共卫生临床中心指导、杭州依图医疗技术有限公司联合开发的新冠肺炎智能影像评价系统，于2020年1月28日在上海市公共卫生临床中心正式上线，投入抗击新冠肺炎疫情的一线战斗之中。该系统是行业内首款智能评估新冠肺炎的AI影像产品，采用创新的人工智能全肺定量分析技术，通过业内领先的图像算法实现了对新冠肺炎CT影像的智能化诊断与定量评价，并对局部性病灶、弥漫性病变、全肺受累的各类肺炎疾病严重程度进行分级；通过对病灶的形态、范围、密度等关键影像特征定量和组学分析，精确测算疾病累计的肺炎负荷，实现对CT的全肺病变动态4D对比，高效、准确地为临床医生提供决策依据，有助于临床判断病情，评估疗效，预测预后（图7-10）。

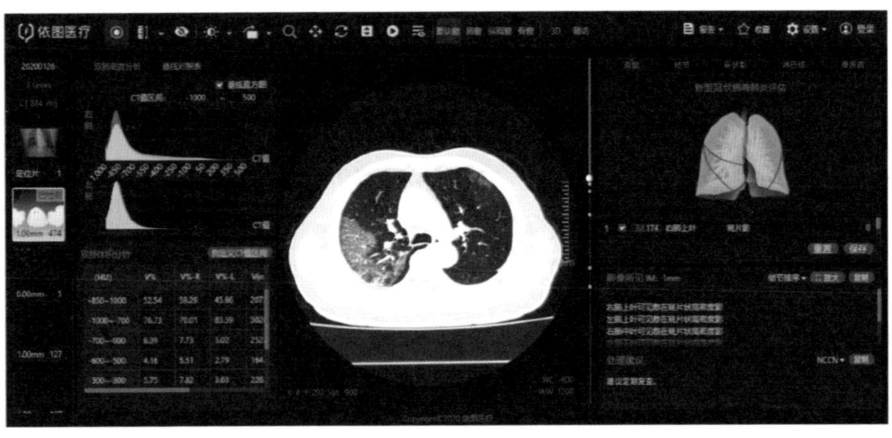

图7-10 “新冠肺炎智能评价系统”界面

5.优化AI算法和算力，助力病毒基因测序

浙江省疾病预防控制中心借助阿里达摩院研发的AI算法，在2020年2月1日正式上线自动化的全基因组检测分析平台。该系统针对疑似病例的样本，进行全基因组序列分析比对，可以减少病毒变异造成的漏检现象出现，并且缩短分析流程，提高疑似病例的确诊速度和准确率。疑似病例的诊断时间大幅缩短，不仅降低了医生们的工作量和患者的担忧，诊断数据还能为后面的治疗提供信息基础。

6.人工智能技术及产品应用于抗疫一线

抗疫前线是最危险、最艰苦的攻坚阵地，也是人工智能发挥作用、支撑保障的重点。在抗击新冠肺炎疫情的战“疫”中，上海先导区主动对接援鄂医疗队及防疫一线场景需求，推动东方医院（含援助武汉医疗队）、上海市公共卫生临床中心两家单位首批新冠疫情防控人工智能重点应用场景建设，并为武汉防疫前线提供了CT辅助诊疗、智能消杀机器人、药品配送机器人等智能产品支援。深圳普渡、山东创泽、上海钛米科技、达闼科技等智能机器人企业针对疫情开发的机器人，在医院实现无人化导诊问诊、杀菌消毒、送餐送药等功能，降低了一线医护人员的劳动强度，也降低了病毒的交叉感染风险。深圳北科瑞声开发出面向隔离区的非接触语音医疗信息系统，医护人员在穿戴防护服和多层口罩的情况下仍能方便使用。深圳市优必选科技股份有限公司紧急为警用机器人“建国”升级了体温检测功能，定制疫情防控语音播报功能，并已在高速公路检查站上岗。

传染病监测、预警和控制是我们全社会的共同责任，随着人工智能技术的进步，加上越来越多可用的海量数据，AI将变得更加强大和精准。在传染病疫情应对中，人工智能在监测新传染病早期信号、预警疫情暴发、监测疫情蔓延、跟踪疫情发展、助力疫情防控工作、防止疫情“复苏”等方面起到了重要作用，为公共卫生决策和跟踪疫情发展提供帮助。

7.3 人工智能与慢性非传染性疾病的预防控制

7.3.1 慢性非传染性疾病概述

近年来，随着我国经济社会的发展，以及人口老龄化、城镇化、工业化进程的加快，以心脑血管疾病、肿瘤、糖尿病等疾病为主的慢性非传染性疾病（以下简称慢性病）已成为威胁我国居民的主要公共卫生问题。慢性病死亡率占总死亡率的比例持续上升，到2012年中国居民慢性病死亡率为533/10万，占全部死亡的86.6%。心脑血管疾病、恶性肿瘤和慢性呼吸系统疾病为主要死因，三者占总死亡的79.4%。《中国心血管病报告2018》数据显示：2016年，心血管病导致的死亡占城乡居民总死亡原因的首位，农村为45.50%，城市为43.16%；恶性肿瘤导致的死亡位居城乡居民死亡原因的第二位，农村为22.92%，城市为26.06%；呼吸系统疾病导致的死亡位居城乡居民死亡原因的第三位，农村为12.02%，城市为11.24%。全球疾病负担研究数据显示（图7-11）：1990~2017年，全球伤残总负担增加了52%。

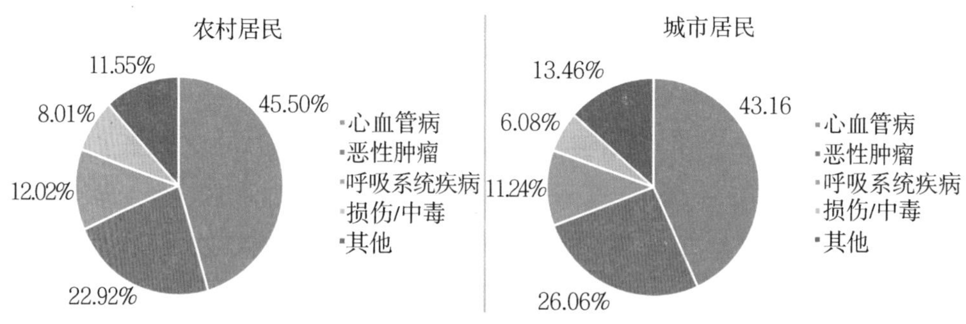

图7-11　2016年中国居民主要疾病死因构成比

伤残负担主要由慢性非传染性疾病造成，这些疾病在2017年造成80%的伤残。到2017年，导致过早死亡和伤残的主要危险因素为高血压、吸烟和高血糖。影响中国伤残调整寿命年（disability adjusted life year，DALY）的主要病因为心脑血管疾病（脑卒中和缺血性心脏病）、肿瘤（肺癌和肝癌）、腰痛和精神抑郁，前三位危险因素分别为不合理膳食、高血压和吸烟，环境大气污染和室内空气污染分别排在第四位和第五位，如图7-12所示。大量研究证实，慢性病的发生、发展与不良行为和生活方式密切相关，包括吸烟、酗酒、不合理膳食、身体缺乏锻炼、精神因素等。

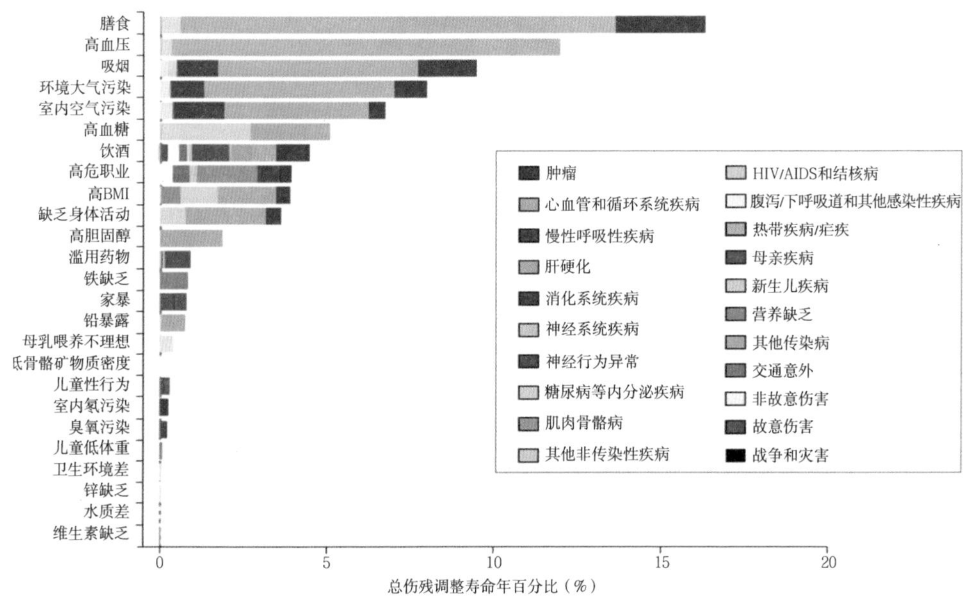

图7-12 2010年影响中国伤残调整寿命年的危险因素

（数据来源：《中国心血管病报告2018》）

慢性病多为终生性疾病，并伴有严重的并发症及残疾，预后较差，如不能有效预防和合理控制，必将给个人、家庭和社会带来沉重负担。慢性病一般具有下述特点（图7-13）：①患病率高，而知晓率、治疗率、控制率低；②临床治疗效果较差，预后不好，并发症发病率高、致残率高、死亡率高；③病程迁延持久，是终生性疾病，需要长期管理；④慢性病病因、病情复杂，具有个体化特点；⑤诊断治疗的费用较高，治疗的成本效益较差，对卫生服务利用的需求高。

经济负担重
致残致死率高
并发症多
病因、病情复杂
病程长
病因相似
起病隐匿

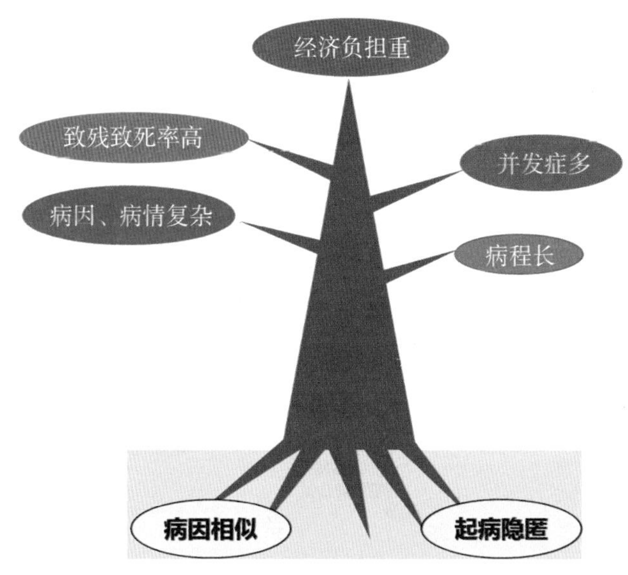

图 7-13　慢性病的一般特点

7.3.2　慢性病的患病风险预警

慢性病发生往往存在一个缓慢的隐性发展时期，一般病程较长且具有不可逆性，一旦得病，不能自愈，而且也很难治愈，需要长期治疗和照顾，不但给个人和家庭带来巨大损失、痛苦和医疗负担，更对有限、可利用的卫生资源造成了持久的消耗，给国家带来沉重的经济负担，甚至影响国家的发展潜力。因此，识别慢性病的潜在危险因素，对慢性病患病风险进行预警，能够实现慢性病的早期预警和干预，有助于减缓慢性病发病的时间和发病的严重程度，在一定程度上降低慢性病死亡率和减轻医疗负担。2018 年 4 月 28 日国务院办公厅发布《关于促进“互联网+医疗健康”发展的意见》，提出推进“互联网+”人工智能应用服务。通过开展基于人工智能技术、医疗健康智能设备的移动医疗示范，实现个人健康实时监测与评估、疾病预警、慢性病筛查、主动干预。

随着信息化技术的不断发展及其与医疗行业的深度融合，运用人工智能、大数据等技术，发现疾病发生发展的潜在规律，建立慢性病患病风险预警模型，从而实现慢性病早期干预，受到国内外学者越来越多的关注。基于人工智能方法的慢性病风险预警，一般应用人工神经网络或支持向量机等人工智能理论，对当前危险因素状况可能会给个体带来的患病风险给出评估得分。这种方法一般基于先验知识，将危险因素变量带入预警模型，由预警模型自动计算当前危险因素状况可能对个体健康带来的影响作用程度。以BP神经网络的慢性病疾病风险预警模型构建为例说明其实现过程，首先输入基于慢性病患病风险指标与健康状况指标所在样本的值作为观测值，把慢性病患病风险作为网络的输出，利用系统的完整数据项集使用反向传播的方式对网络的权值和偏差进行反复的调整训练，直到最后网络满足要求，满足要求后把观测数据输入网络中，网络进行输出。具体步骤如图7-14所示。

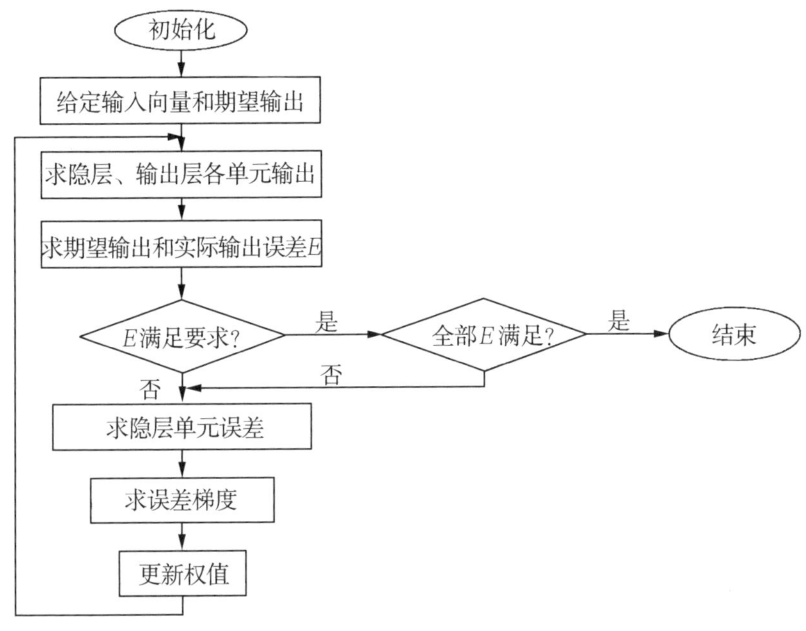

图7-14 基于BP神经网络疾病风险预警模型构建流程

基于BP神经网络的人工智能疾病风险预警模型以疾病风险因素与健康状况作为先验知识，对该网络进行训练，并设定最大误差允许值，当训练误差满足最大允许值后，即认为网络训练结束。将疾病风险因素作为网络输入，该网络会模拟专家判断，给出患病风险最佳拟合结果并输出，完成疾病风险预警评估。有研究报道，韩国的科研工作者利用研究人员建立的健康人群与阿尔茨海默病患者脑图像的数据库，来训练卷积神经网络，并且在此基础之上识别它们之间的区别。

软件系统识别轻度认知障碍患者转化成为阿尔茨海默病的预测精度高达84.2%，优于常规基于特征的人为量化方法，显示出深度学习技术使用脑图像预测疾病预后的可行性。

7.3.3　慢性病的检测诊断

《中国疾病预防控制工作进展报告（2015）》显示：虽然我国慢性病防控工作逐渐加大，但防控形势依然严峻，脑血管病、恶性肿瘤等慢性病已成为主要死因，慢性病导致的死亡人数已占到全国总死亡的86.6%，导致的疾病负担占总疾病负担的近70%。慢性病一般具有高发病率、高死亡率、高致残率和高医疗费用等特点，多为终生性疾病，并发症发病率高，预后差，严重危害人群生活质量和生命质量。多数慢性病是可以防治的，早发现、早诊断、早治疗是提高治疗效果，改善生活质量的重要手段。随着人们对健康的需求日益提高，慢性病防治工作逐渐成为全社会关注的焦点。近年来，国家相继出台了《“健康中国2030”规划纲要》《“互联网+”三年行动计划》等相关文件，致力于利用互联网和信息化的优势，解决我国健康医疗问题。由此可见，信息化已成为慢性病防治工作的重要手段。

2016年北大糖尿病论坛的“糖尿病并发症和伴发症筛查和诊断技术”专题中，国家眼科诊断与治疗工程技术研究中心、北京同仁医院眼科中心甄毅博士，报告了基于深度学习技术的糖尿病视网膜病变（diabetic retinopathy，DR）自动标注系统。其近年来研发的基于深度学习技术的DR自动标注系统（图7-15），能自动识别出血点、软性及硬性渗出，筛查速度较快，能自动判断被筛查者有无DR及其病变的严重程度分级，非常适合体检中心、内分泌科及社区卫生院开展DR筛查。这种DR自动标注系统，可通过云端的大量、快速计算，在3分钟内回传报告，并可接受大批量同时上传与分析，实现自动病变标识、自动病变量化，其智能检测结果可作为辅助诊断依据及病变分期建议。研究发现，上述系统对DR进行定性评估与识别的敏感度及特异性分别可达96.6%和78.4%，阳性预测值及阴性预测值分别可达92.9%和88.9%，诊断符合率高达92%。展望未来，认知计算的全新计算模式，将成为DR自动筛查技术发展的新方向。

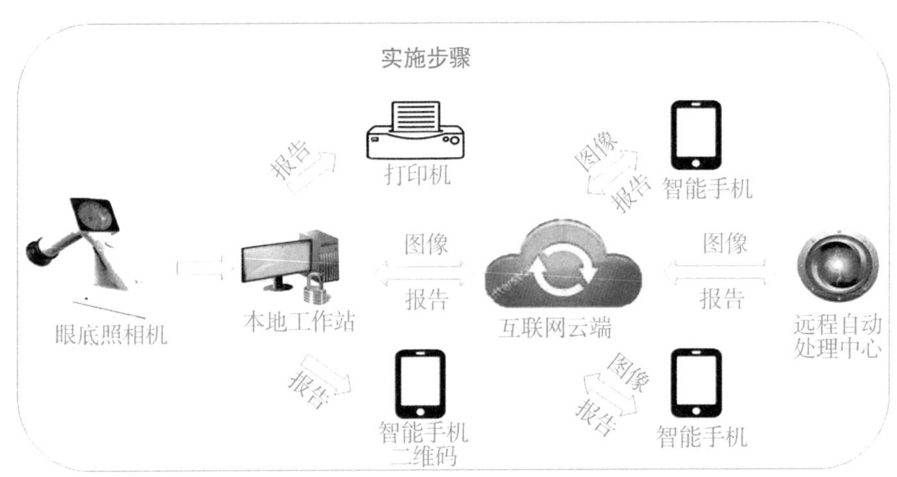

图7-15　基于深度学习技术的DR自动标注系统（“资料来源”《国际糖尿病》）

2018年中国大数据产业峰会暨中国电子商务创新发展峰会期间，鹰瞳（Airdoc）公司通过人工智能慢性病筛查算法，现场实时完成391位体检者的检测，筛查出111位慢性病患者。Airdoc先后从国内外顶级医院收集了数百万张医学影像，构建多层卷积神经网络，基于这些数据最终研发出了Airdoc人工智能慢性病识别系统，通过Airdoc视网膜识别算法，可以识别30多种慢性疾病，包括白内障、青光眼、老年性黄斑变性等常见眼科疾病，以及糖尿病、高血压、动脉硬化、视神经疾病等全身性慢性疾病。

视网膜是眼睛底部的血液细胞层，可以直接观察到血管和神经元，通过视网膜可以查看常见的眼底疾病，可以避免视力下降甚至失明。此外，视网膜循环系统和脑部循环系统、冠脉循环系统有着相似的解剖生理特征，使视网膜成为评估慢性病危险性的最直观的体现。许多慢性病早期同样会在视网膜出现病变，可以通过视网膜在早期识别慢性病；通过视网膜拍照，还可以实现慢病长期有效管理，让糖尿病、高血压及心脑血管疾病医生多了一个直观、高效的疾病管理工具。随着人工智能技术的普及，卫生保健的服务质量将会大大提高，为社会带来巨大的社会效益和经济效益。2018年中国康复医学会帕金森病与运动障碍康复专业委员会第一届学术会议上，腾讯推出了帕金森AI辅助诊断技术，这项技术全称为帕金森病运动功能智能评估系统。据悉，这项技术运用了深度学习和图像识别两种技术。首先是深度学习，腾讯AI实验室把需要检测的动作按照身体关节点，拆分为上百个可识别的关键点，建立模型来进行识别检测。之后在专业医生的标注和腾讯AI实验室专家的训练下，深度学习模型建立起来。经过深度学习，它就可以分辨出帕金森病患者动作上的细微差异。然后就是视频分析技术，AI系统捕捉患者做出的动作，识别视频中的身体部位的关键点，进行"可量化"和"精细化"的评测。通过这两项技术，一个可以辅助医生评测帕金森病的AI系统就完成了。帕金森病运动功能智能评估系统能够基于运动视频分析技术，针对帕金森病患者的运动视频自动实现国际普遍采用的帕金森病评分量表（unified parkinson's disease rating scale，UPDRS）评分，在AI技术的辅助下，用户无须穿戴任何传感器，仅需通过摄像头拍摄（普通智能手机即可满足）便可实现帕金森病的运动功能日常评估，医生可在3分钟内完成诊断过程，诊断速度提升10倍。

7.3.4 慢性病的健康管理

健康管理是以预防和控制疾病发生与发展，降低医疗费用，提高生命质量为目的，运用信息和医疗技术，针对个体及群体的健康进行全面监测、分析、评估，提供健康咨询和指导，以及对健康危险因素进行干预的全过程。健康管理全过程即从健康危险因素的检查监测（发现健康问题）到健康危险因素的评价（认识健康问题），再到健康危险因素的科学干预（解决健康问题）循环的不断运行，如图7-16所示。其中，健康危险因素的科学干预（解决健康问题）是核心所在。健康管理循环每循环一周，解决一些健康问题，健康管理循环的不断运行能够帮助管理对象走上健康之路。

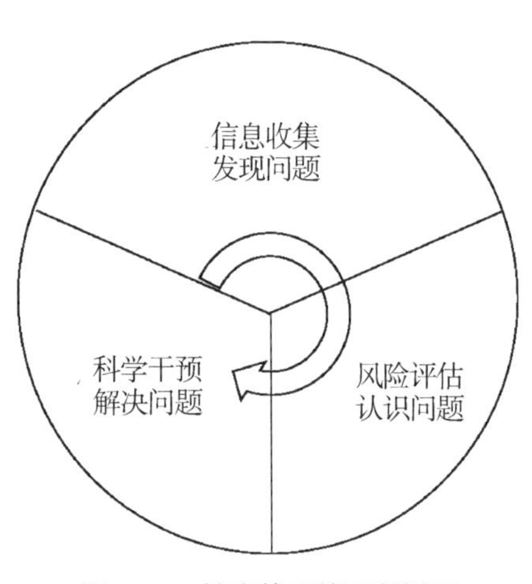

图7-16 健康管理的不断循环

慢性病的发生、发展过程及其危险因素具有可干预性，个体从健康到低危状态，再至高危状态，然后发生早期病变，出现临床症状，最后形成疾病，需要一个长期的过程。在慢性病发生发展的漫长过程中，疾病的危险因素逐渐积累，个体的诸多健康变化不易察觉，极易被忽视，结果导致疾病的产生。在形成疾病以前进行有针对性的预防干预，可成功地阻断、延缓，甚至逆转疾病的发生和发展进程，从而达到维护健康的目的。健康管理就是以此为科学基础，运用信息和医疗技术，建立一套完善、周密和个性化的服务程序，通过收集健康信息，系统检测和评估可能发生疾病的危险因素，即评估健康、疾病风险；针对疾病危险因素，制订干预计划，进行干预监测与健康促进；进一步评估健康管理效果。通过健康管理，最终达到促进健康、提高生命质量、延长寿命的目的。因此，健康管理是遏制慢性病发生、发展的最有效手段。

近年来，随着人工智能、大数据、区块链等技术的进一步发展，AI逐步进入慢性病管理领域，并被寄予厚望。人工智能健康管理是指利用人工智能、大数据等技术，以数字化、智能化的方式，针对个人或人群的健康危险因素进行全面管理的过程。慢性病患者在医疗机构得到专业医生明确诊断后，基本都是在家中按照医嘱完成健康自检和疾病管理的，其治疗和日常监管对医院环境的依赖较少；而AI强大的专业数据、类人的语音交互、“伙伴”式的医疗模式及定制化的服务将发挥极大作用。如今，通过智能可穿戴设备、家庭智能健康监测设备，能够实时动态监测健康数据，精准把握个人健康情况。尤其在血糖管理、血压管理、用药提醒、健康要素监测等方面，人工智能可以提供常态化、精细化的指导，为特定群体提供全方位、全周期的健康服务。人工智能健康管理的应用不仅有利于加强疾病预防，提高慢性病管理效率，也能提升公众的健康观念，从根本上节省全社会的医疗成本。

上海交通大学医学院附属瑞金医院、国家代谢性疾病临床医学研究中心宁光团队，与阿里健康人工智能实验室共同研发推出的“瑞宁助糖”人工智能医生，通过1000多份真实的糖尿病病例，加上300位糖尿病医生的实践经验建立经验模型，并融合各种糖尿病指南和国内外文献数据库，以及糖尿病可能导致的血脂异常、高血压、肥胖等100多种并发症的发病原理和标准化临床数据作为知识模型，利用一系列物联网管理方式，采用人工智能化的眼底病变和尿蛋白筛查技术，在计算机深度学习基础上建立糖尿病及并发症筛查软件，实现对糖尿病患者从预防、诊断、治疗到并发症管理的人工智能化（图7-17）。

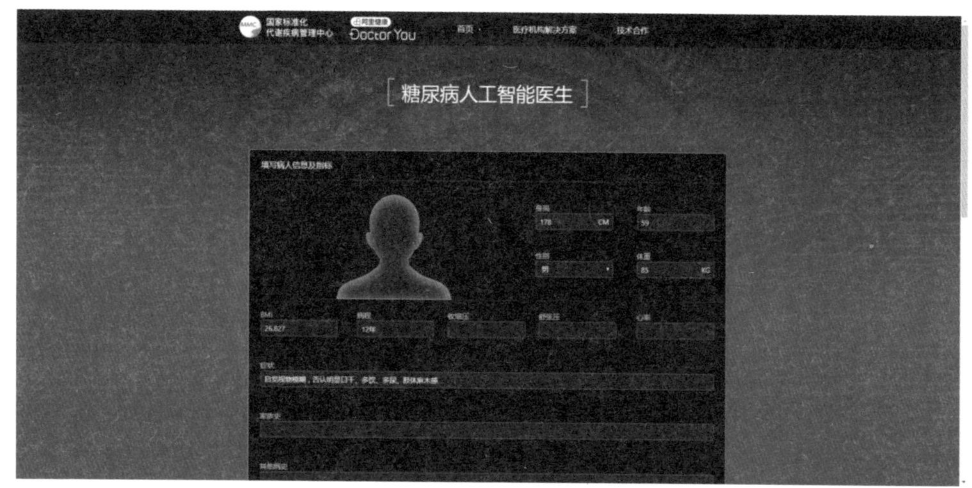

图7-17 “瑞宁助糖”人工智能医生界面

“互联网+健康管理”模式综合应用了智能手机、智能可穿戴设备、云计算、大数据、人工智能等先进科技，实现了健康管理的实时数据采集、智能监护等功能，将成为未来医疗发展的一种新型服务模式。随着人工智能等信息技术的不断发展、现代医学疾病谱的不断完善，以及医学管理科学新理念、新思想的涌现，未来人工智能健康管理将会更加蓬勃发展，在显著降低医疗成本的同时提升全民的健康素质，最终达到疾病预防的目的，从而实现大健康的目标。

第8章　人工智能与突发公共卫生事件

随着全球化的深入，世界各国的政治、经济、文化交流与合作不断深化，跨国人口流动日益频繁，以及社会和自然环境的改变给公共卫生安全带来了严峻的挑战。从全球形势来看，突发公共卫生事件几乎不可避免：2003年的SARS，2009年的甲型H1N1禽流感，2013年的H7N9禽流感，2019年的新型冠状病毒肺炎，一系列突发公共卫生事件不断涌现，不仅给人民群众的身体健康和生命安全造成严重的危害，还对社会稳定、经济发展产生了重大影响。

8.1　突发公共卫生事件概述

8.1.1　突发公共卫生事件的定义

突发公共卫生事件是指突然发生的，因自然、社会或人为因素引起的，对公众健康造成严重威胁或损害，需要立即采取预防、控制措施的事件。世界卫生组织《国际卫生条例（2005）》定义“国际关注的突发公共卫生事件”，是指按特殊程序确定的不寻常公共卫生事件，包括：①通过疾病在国际传播构成对其他国家的公共卫生风险；②有可能需要采取协调一致的国际应对措施。

2003年5月，国务院颁布的《突发公共卫生事件应急条例》（国务院第376号令）的第二条，对突发公共卫生事件的定义做了权威表述：“突发公共卫生事件，是指突然发生，造成或者可能造成社会公众健康严重损害的重大传染病疫情、群体性不明原因疾病、重大食物和职业中毒以及其他严重影响公众健康的事件。”简而言之，突发公共卫生事件，就是指突然发生的、对公众健康造成或者可能造成重大损失的事件。在所有的突发公共卫生事件中，以重大传染病疫情最具代表性，波及范围最广。这些重大传染病疫情在短时间内发生，波及范围广，造成患病或死亡病例多，其发病率也远远超过常年的发病率水平。

8.1.2 突发公共卫生事件的分级

我国将突发公共卫生事件，按事件性质、危害程度、涉及范围及可控性划分为特别重大（Ⅰ级）、重大（Ⅱ级）、较大（Ⅲ级）和一般（Ⅳ级）四级。国务院对突发公共卫生事件的预警级别也进行了分类，依次用红色、橙色、黄色、蓝色四种颜色来表示四个级别，具体分级指标如表8-1所示。

表8-1 突发公共卫生事件分级表

颜色	危害程度	确认与影响
红色	特别重大（Ⅰ级）	规模极大，后果极其严重，影响超出本省区范围，需要动用全省区的力量甚至请求中央政府增援和协助方可控制，其应急处置工作由发生地省级政府统一领导和协调，必要时（超出地方处理能力范围或者影响全国的）由国务院统一领导和协调应急处置工作
橙色	重大（Ⅱ级）	规模大，后果特别严重，发生在一个市以内或是波及两个市以上，需要动用省区级有关部门力量方可控制
黄色	较大（Ⅲ级）	后果严重，影响范围大，发生在一个县以内或是波及两个县以上，超出县级政府应对能力，需要动用市级有关部门力量方可控制
蓝色	一般（Ⅳ级）	影响局限在基层范围，可被县级政府所控制

8.1.3 突发公共卫生事件的特点

1.发生的不可预见性

首先，突发性公共卫生事件就发生时间而言，发生突然或发病迅速，短时间内难以及时有效地得到处置。虽然存在着发生征兆和预警的可能，但往往很难对其真实发生的时间、地点做出准确预测和及时识别。其次，突发公共卫生事件的形成常常需要一个过程，开始可能危害程度和范围很小，对其蔓延范围、发展速度、趋势和结局很难预测或不能引起足够的重视。

2.成因的多样性

突发公共卫生事件根据其成因、种类呈现多样化的特点，主要包括不明原因引起的群体性疾病、各类病毒造成的疾病流行、有毒有害因素污染环境造成的群体中毒、急性职业中毒、各种自然灾害，以及生物、化学、核辐射事件等。每种类型的致病因素不尽相同。比如导致传染病暴发流行的病原体包括细菌、病毒、支原体、衣原体等八大类型。突发公共卫生事件常常呈现出一因多果、一果多因、相互关联等复杂关系。

3.危害的严重性

由于突发公共卫生事件具有预见性差、成因复杂、涉及范围广等特征，一旦暴发流行，一方面严重危害人民的身体健康和生命安全，给国家的公共卫生及医疗资源带来巨大的压力和负担；另一方面影响到整个国家层面的金融、经济、贸易、旅游、餐饮等行业，更严重的还有可能影响到国家的稳定及政治安全，严重威胁普通公民的衣、食、住、行，还会导致整个社会的恐慌，最终有可能导致整个世界的经济和社会危机。据亚洲开发银行（Asian development bank，ADB）统计，因受SARS影响，全球在此期间经济总损失额达到590亿美元，其中中国内地经济的总损失额为179亿美元，占中国GDP的1.3%，中国香港经济的总损失额为120亿美元，占香港GDP的7.6%。亚洲开发银行于2020年5月15日发布报告预测，新冠肺炎疫情可能致使全球经济损失5.8万亿~8.8万亿美元，较早前相当于全球生产总值的6.4%~9.7%，主要是由于防疫采取的封锁措施使经济瘫痪。亚洲开发银行估计，疫情导致亚洲造成的经济损失介于1.7万亿~2.5万亿美元。

4.传播的广泛性

随着全球化进程的不断加快，世界各国的联系越来越紧密，国际人口、物资流动更加频繁。根据以往发生的突发公共卫生事件可以看出，很多因为环境污染和动物传染引起的传染病疫情都是通过空气进行传播的。尤其是春夏季节，病菌传播速度快，在极短的时间里就可能造成疾病的大范围蔓延。在这种情况下，一些重大传染病可能通过交通、旅游、运输等渠道在全世界传播，波及范围越来越广。某一种疾病一旦具备了传染源、传播途径和易感人群，就不只是一个地区、一个国家的危机，很可能演变为一场全球性的灾难。

5.治理的综合性

突发公共卫生事件的成因复杂、传播广泛等特点，决定了它的治理须涉及多个层次的结合。第一是技术层面和价值层面的结合，不但要有一定的先进技术，还要有一定的经济投入；第二是直接任务和间接任务相结合，它既是直接的愿望也是间接的社会任务，所以要结合起来；第三是责任部门和其他部门结合起来；第四是国际和国内结合起来。只有通过综合治理手段，才能使突发公共卫生事件得到很好的治理。另外，在解决治理突发公共卫生事业时，还要注意解决一些深层次的问题，比如社会体制机制问题，工作效能问题，以及人群素质问题等，要通过综合性的治理来解决突发公共卫生事件。

8.2 人工智能在突发公共卫生事件中的典型应用

2020年伊始，一场没有硝烟的战役轰然打响，新冠肺炎疫情无情肆虐。变化的感染数据、静止的城市，牵动着我们每一个人的心。人类同疾病较量最有力的武器就是科学技术，人类战胜大灾大疫离不开科学发展和技术创新。2020年2月4日，工业和信息化部发布倡议书，提出充分发挥人工智能赋能效用，协力抗击新冠肺炎疫情。一是加大科研攻关力度，尽快利用人工智能技术补齐疫情管控技术短板，快速推动产业生产与应用服务。二是充分挖掘新冠肺炎诊疗及疫情防控的应用场景，攻关并批量生产一批辅助诊断、快速测试、智能化设备、精准测温与目标识别等产品，助力疫病智能诊治，降低医护人员感染风险，提高管控工作效率。三是着力保障疫期工作生活有序开展。四是优化AI算法和算力，助力病毒基因测序、疫苗/药物研发、蛋白筛选等药物研发攻关。

日益成熟的人工智能技术，正成为抗击新冠肺炎疫情战线上一群特别的“逆行者”。从智能测温、AI消毒、智能配送，到病毒分析、药物研发、辅助诊断、远程医疗……在此次新冠肺炎疫情防控阻击战中，AI技术前所未有地被应用其中，在预警疫情暴发、监测疫情蔓延、跟踪疫情发展、疫情筛查和隔离诊断等方面，为全民战“疫”提供了强劲的助力作用，取得了良好效果。

8.2.1 AI+测温防疫系统

快速、有效、安全地测量体温是防范疫情非常重要的部分，传统的测温仪器主要有点温枪和红外热成像测温仪。点温枪需要人工一对一操作，面对高流量场景，点温枪工作负荷大、效率低下，也容易导致排队人群聚集，加大了交叉感染风险；而传统红外热成像测温仪容易错误识别其他高温物体，如手机、充电宝等，在大量人员通行相互遮挡时容易漏检。由于这次疫情恰逢春运返程高峰期与疫情防控关键期重叠，人口大量流动为疫情的防控带来巨大的挑战。在疫情防控的焦灼需求之下，AI测温方案开始进入公众视野。

（1）从技术层面看，AI测温防疫系统集人工智能图像识别（人脸识别）技术、红外热成像技术、光电子技术和控制技术于一体，具有强大的测温功能、监控功能、人脸识别功能和数据处理与传输功能。AI测温是通过AI视觉技术捕捉到人脸，通过“抓拍标定”将可见光画面中的人脸、人体等生物信息进行结构化处理，分离出额头、人脸、人体等部分，之后再与红外测温结果比对并标定。通过“人脸识别技术+红外测温技术”的联动，快速定位较为准确的测温位置（额头），利用热成像摄像机对额头进行精确测温（图8-1）。

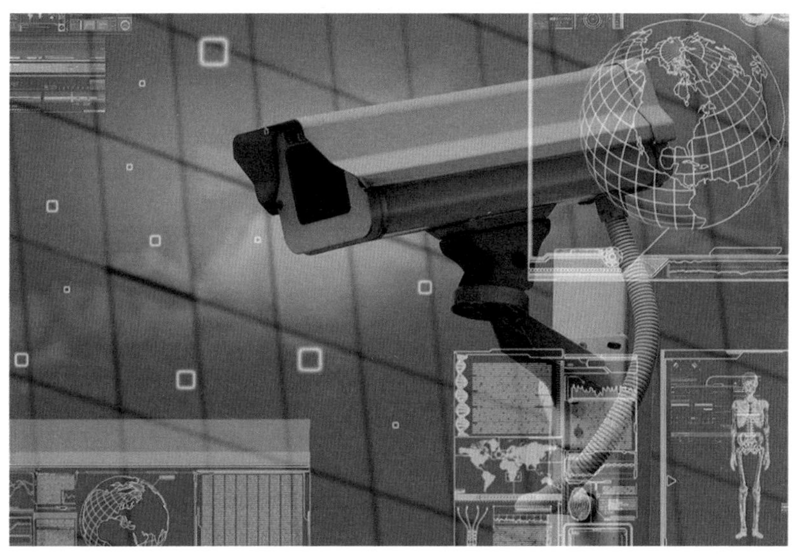

图8-1 AI测温防疫系统

（2）从应用目的看，AI测温防疫系统主要适用于高铁站、机场、商场等各类密集人员流动的出入口，能够进行较大范围内的初筛，对“疑似高温”识别预警。人工智能图像识别技术结合红外热成像技术，可以在一定面积范围内对人流区域多人额头温度进行快速筛选及预警，解决了佩戴口罩及帽子造成的面部识别特征较少的问题，方便在人流聚集处进行快速筛选，提升了筛选效率。

AI测温技术具有直观、非接触及24小时不间断工作的优势，可通过画面上呈现出的不同颜色，直接判断“发热点”。非接触式检测能够在很大程度上降低接触性传染的概率，避免了人员交叉感染。利用红外测温等设备结合人工智能的综合管理系统，实现疫情的早发现、早报告、早隔离、早治疗，成为防疫不可缺少的“第一道防线”（图8-2）。

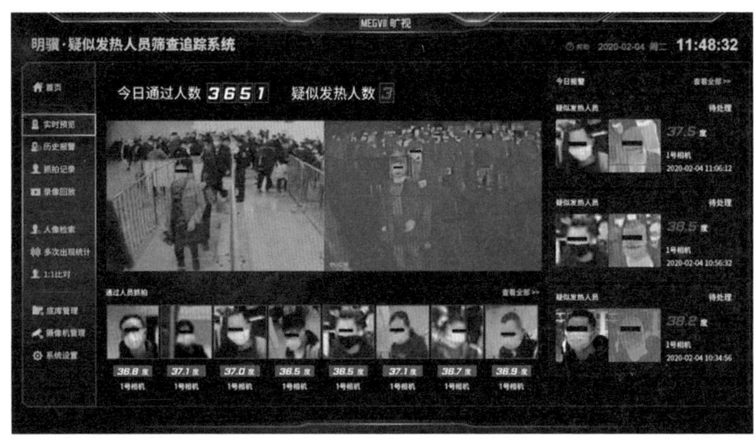

图8-2　旷视AI测温系统应用界面

8.2.2　AI+辅助诊断

伴随着人工智能技术的发展，已有很多AI企业聚焦于辅助诊断环节，比如肺结节辅助诊断、乳腺癌辅助诊断等。人工智能辅助诊断技术的应用，在很大程度上帮助医生提高阅片效率，减少漏诊误诊的情况。新冠肺炎疫情发生后，AI影像成为疫情防控的关键力量。CT影像在新冠肺炎患者的早期诊断、临床分型和预后观察中均发挥作用，每一位新冠肺炎患者从入院诊断到治愈出院，需要进行多次的CT检查。然而在突发公共卫生事件疫情蔓延期间，胸部CT检查量暴增，医疗资源极度紧张，如何提升阅片效率成为疫情防控工作中的一大痛点。AI医疗企业通过构建医疗影像诊断系统“CT+AI”的模式，利用机器强大的计算能力，AI影像辅助诊断系统在极短时间内完成初步诊断分析，再将分析结果传递给医生复核。运用大数据和AI技术对CT扫描影像进行分析，辅助检测病患，能够提升近百倍的诊断效率，减轻了放射科工作人员的压力，有效避免了交叉感染。在提高效率的同时，AI影像分析也为战胜疫情争取到关键的时间窗口，能够协助医疗机构有效辨别感染者，为快速隔离、诊断、治疗争取时间，为疫情网格化管控做好辅助工作（图8-3）。

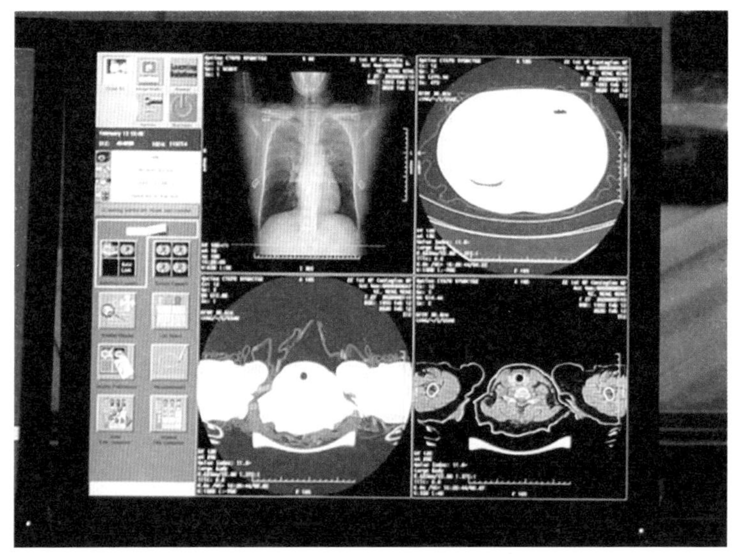

图8-3 新冠肺炎AI影像辅助诊断系统

8.2.3 AI+远程诊疗

2020年这场新冠肺炎战“疫”，让远程医疗再次走入人们的视线。2021年2月3日发布的《国家卫生健康委办公厅关于加强信息化支撑新型冠状病毒感染的肺炎疫情防控工作的通知》，强调积极开展远程医疗服务，要求：①充分发挥各省份远程医疗平台作用，鼓励包括省级定点救治医院在内的各大医院提供远程会诊、防治指导等服务，借助信息技术下沉专家资源，提高基层和社区医疗卫生机构应对处置疫情能力，缓解定点医院诊疗压力，减少人员跨区域传播风险；②充分发挥中国继续医学教育网等平台作用，通过远程教育方式开展新型冠状病毒自我防护、诊疗救治等培训，提高基层医务人员医疗服务和个人防护能力。

面对中华人民共和国成立以来，传播速度最快、感染范围最广、防控难度最大的新冠肺炎疫情重大突发公共卫生事件，国家及各省远程会诊平台发挥了巨大作用。各地政府、医疗机构、企业等多方参与，在原有远程诊疗平台的基础上，围绕患者救治、诊疗咨询两个核心功能攻坚克难，通过远程诊疗服务为疫情防控提供助力。

一方面，“5G+远程会诊系统”成为防控疫情的利器，快速在全国各地多家医院落地。以郑州大学第一附属医院国家远程医疗中心为例，在此次疫情应对中，远程会诊发挥了重要作用。河南省是新冠肺炎疫情的重灾区，针对河南省病例多、基层救治能力有限等疫情防控的严峻情况，郑州大学第一附属医院国家远程医疗中心主动作为，充分利用前期搭建的河南省远程医疗会诊网络优势，抢在确诊患者数量大幅增加前，在河南省147家新冠肺炎定点医院隔离病区建设了防控应急远程会商系统。疫情期间，省级专家组每天都通过远程会商系统，为基层医院开展远程查房和会诊，提高了基层诊断的准确性和救治的成功率。同时，利用该系统定期开展新冠肺炎专题在线授课，全面介绍新冠肺炎的筛查、救治、防控措施，全省各级医疗机构参与线上授课培训，累计培训7万余人次，在线累计点播次数达20万余次，极大提高了疑似和确诊病例救治效果。河南省的疫情防控也通过该系统，实现了统一调度、远程会商、方案共享、救治指导等方面的快速响应。远程会商系统是智慧医疗在重大突发公共卫生事件应急防控中的应用典型，极大提升了防控效率。通过远程会议的系统部署，有利于开展深层次的应用探索，实现重大突发公共卫生事件应对的智能化、便捷化、高效化。2020年2月3日，中央电视台《新闻联播》播报了河南省疫情防控应急远程会商系统建设及其应用效果，在全国范围内引起了广泛影响，隔离病区远程应急会商系统成了河南省疫情防控的又一“硬核”措施（图8-4）。

另一方面，全国多地政府及医疗平台先后推出了新冠肺炎疫情防控网络问诊平台、新冠肺炎疫情症状自查平台，以及新冠肺炎疫情知识智能问答平台等在线智能问诊服务，主要围绕新型冠状病毒感染对相关人群提供免费咨询服务，帮助

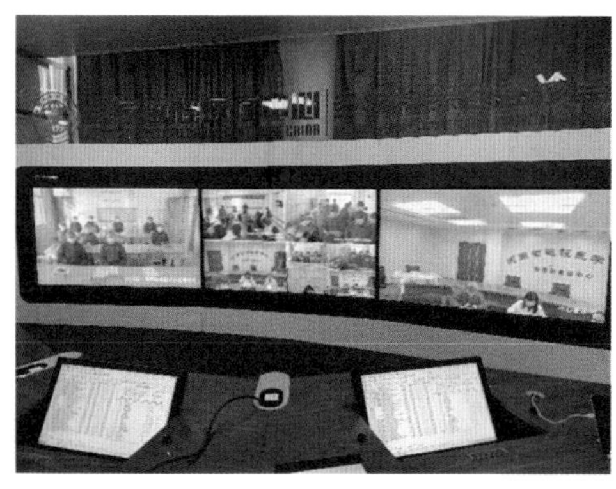

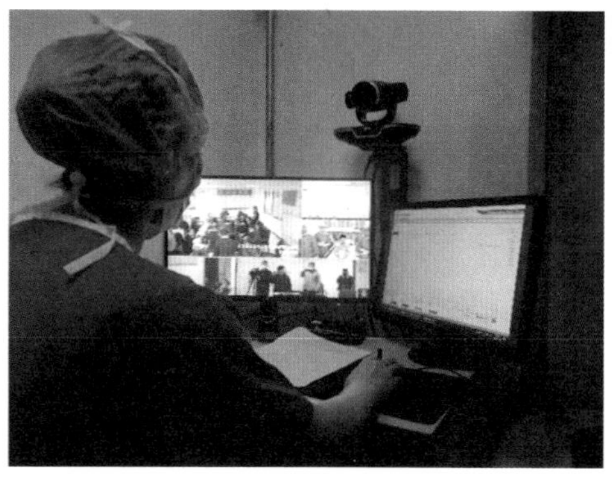

图8-4 河南省新冠定点救治医院远程病例讨论

有发烧、干咳、头痛、乏力等症状的群众快速自我评估病情，指导其正确居家隔离或及时就医。为支持疫情防控战，很多科技医疗企业也纷纷自主加入抗疫活动中，开通了线上问诊咨询平台，方便群众咨询防范和应对疫情的相关信息。据不完全统计，包括阿里健康、京东健康、百度健康、微医健康、平安好医生、春雨医生、好大夫等多个平台，都推出了针对新型冠状病毒肺炎的问诊专区，为群众提供线上咨询、心理援助和防疫知识科普服务（图8-5）。

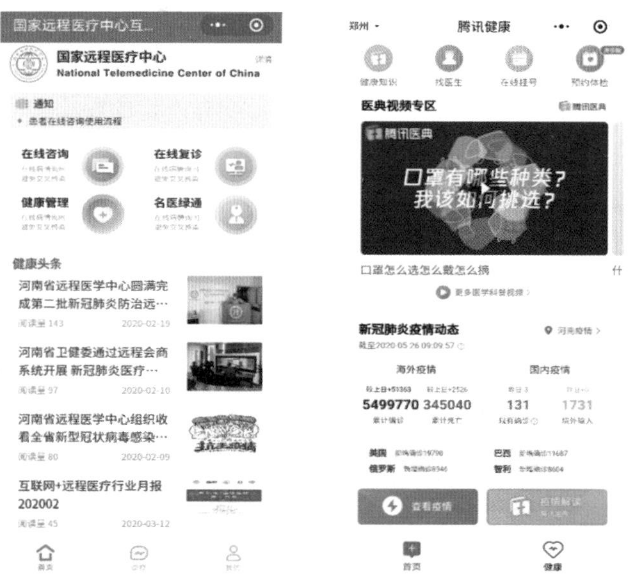

图8-5 智能问诊服务小程序

8.2.4 AI+药物研发

新冠肺炎疫情暴发以来，治疗药品、预防药品、诊断试剂等相关产品需求量暴增，各国科研机构、医药公司纷纷冲上了医药研发的前线。目前研发投入主要集中于研发治疗新型冠状病毒药物，以及病毒防治的检测试剂、疫苗等。新药研发流程较为复杂，主要包括药物发现、化合物合成、制剂生产、临床研究及审批与上市等，需要大量的人力、物力和财力投入。正因为如此，新药研发面临成本高、研发周期长、成功率低等问题，如何解决上述问题已成为各大制药公司迫切关心的焦点。这为AI技术在新药研发领域的应用带来了契机，AI+药物研发的结合必然是未来制药行业的发展趋势。

新冠肺炎疫情期间，一些AI企业采取开放核心算法和计算能力的方式，与医学研究机构共同抗击疫情。如百度向各大基因检测机构、防疫中心及世界科学研究中心免费开放线性时间算法LinearFold。新型冠状病毒（2019-nCoV）属于变异性很强的RNA病毒，对于其3万个碱基结构，利用LinearFold算法能够将解析时间从55分钟缩短至27秒，提速120多倍，节省了约两个数量级的等待时间。阿里巴巴与全球健康药物研发中心GHDDI合作开发药物研发大数据平台，能够快速计算新型冠状病毒的靶点和药物分子的性质，能够对疑似病例的病毒样本进行全基因组序列分析比对，有效防止由于病毒变异产生的漏检，可将原来数小时的基因分析缩短至半小时，并能有效检测出病毒变异情况。华为云EI医疗智能体团队联合华中科技大学同济医学院基础医学院等单位，针对新型冠状病毒的多个靶标蛋白进行了超大规模计算机辅助药物筛选工作，于2020年2月3日宣布筛选出5种（图8-6）可能对新型冠状病毒有效的抗病毒药物，供研究机构和制药企业在药物研发中参考。深兰科技（上海）有限公司根据新型冠状病毒全序列基因组，研究病毒的变异位点，借助AI算力预测新型冠状病毒今后的进化特点和方向，为防范病毒下一步变异提供依据，为精准靶位药物筛选提供数据支持。

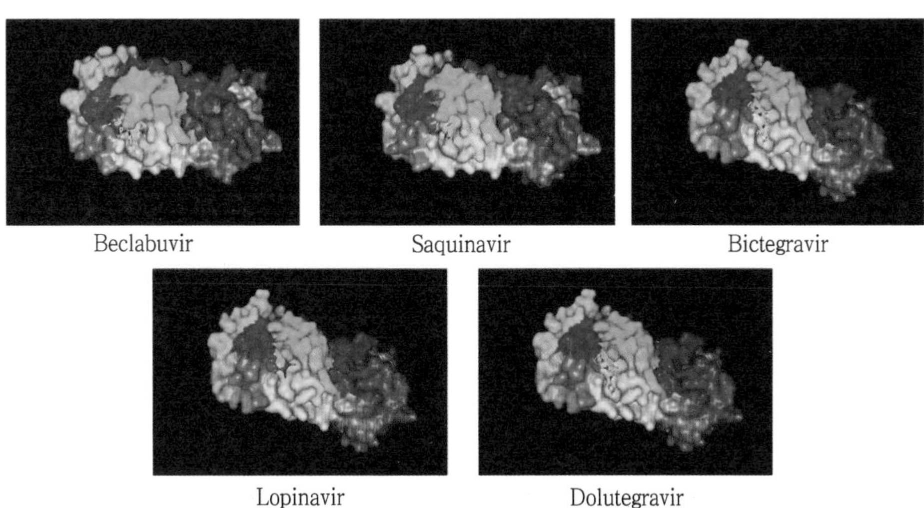

图8-6　5种抗病毒药物和新型冠状病毒 M^{pro} 蛋白结合位点预测（图片来源：《架构师》）

8.2.5　AI+机器人

在应对新冠肺炎疫情等重大突发公共卫生事件中，有一群不需要戴口罩、不会被病毒感染的“特殊人”，在人们的指挥和控制下，发挥各自的高超技能和本领，奋战在防疫抗疫一线，它们就是智能机器人。智能机器人综合利用多传感器信息融合、导航与定位、路径规划、机器人视觉、智能控制、人机接口技术等关键技术，可以实现消毒、送餐、配药、巡逻、测温等一系列功能，可用于医院、办公楼、机场、火车站、社区等多个场景，在抗击新冠肺炎疫情的特殊时期，一大批智能机器人为减轻一线工作人员工作强度、减少交叉感染发挥了重要作用。

1. 智能消毒机器人

智能消毒机器人普遍拥有自主导航技术，能够自动设定消毒路径，通过360度全息感知系统，实时感知室内环境，在进行消毒作业时自动避让行人。智能消毒机器人可以应用于车站、机场、医院等各类场所消毒。在实际使用中，机器人对100平方米的空间消毒仅需3分钟，相比真人消杀，机器人喷洒的范围更大，工作效率更高，更重要的是，可以确保消毒的彻底性和人员的人身安全。

医院作为此次新冠肺炎疫情防控的核心场所，消毒机器人在医院的重症监护病房（ICU）、负压隔离病房、传染病房、实验室（病毒、细菌）、手术室、发热门诊、病理科和检验科、药物配置室、静脉药物配置中心（PIVAS）、供应室、急救车等场景，以及无菌检查实验室、微生物检查实验室、阳性对照实验室、取样间、物料传递间等密闭空间的消毒工作中，发挥了举足轻重的作用（图8-7）。

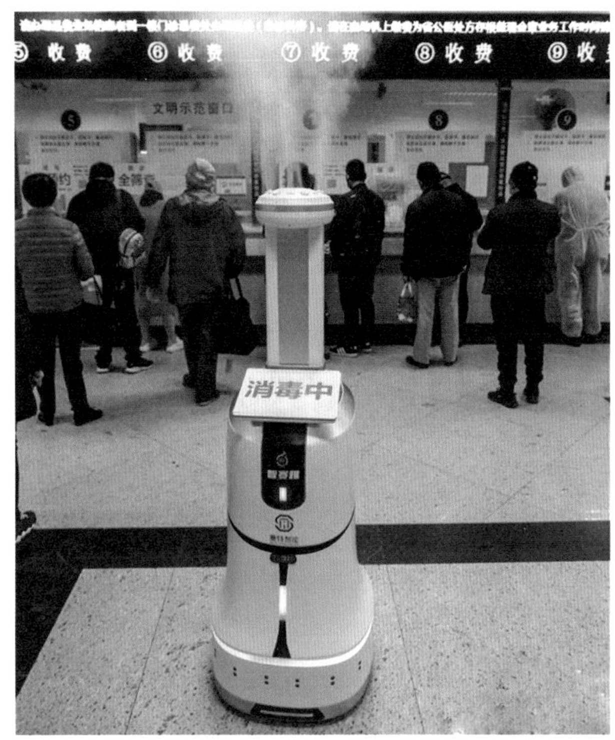

图8-7　智能消毒机器人（图片来源：新华网）

2.智能送餐机器人

新冠肺炎疫情期间，减少外出、减少接触、减少聚集成为防控疫情的重要手段。智能送餐机器人有效解决了集体就餐、密集接触的困扰，它通过程序设定、自主控制，能够实现自动送餐、菜品介绍、餐盘回收、无轨导航、自主充电、自主避让等功能，从而实现酒店、餐饮店、医院等场所的无人送餐（图8-8）。

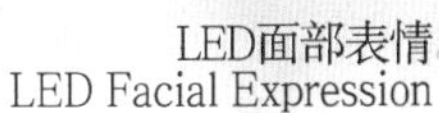

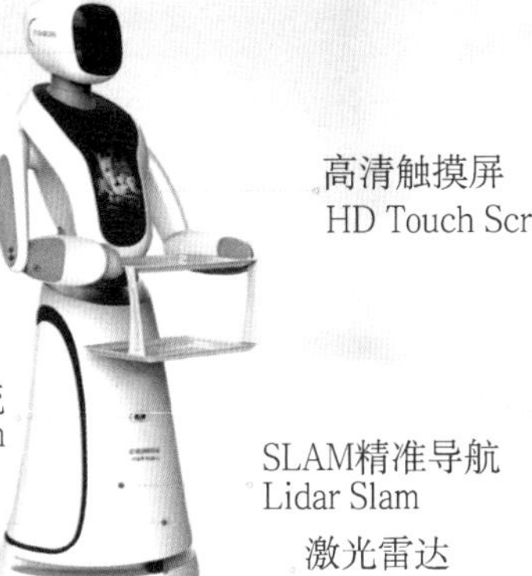

图8-8　智能送餐机器人

3. 智能巡逻机器人

“请大家戴好口罩，注意个人卫生，不要前往人流密集场所，身体若有不适请及时就医。”这位巡逻时并不需要戴口罩的“黑科技民警”，在疫情时期派上了大用场（图8-9）。根据新闻媒体报道，上海、浙江、重庆等地，基于5G通信技术通过机器人语音播报等措施，进行全方位视频巡逻，为疫情防控工作注入科技活力。

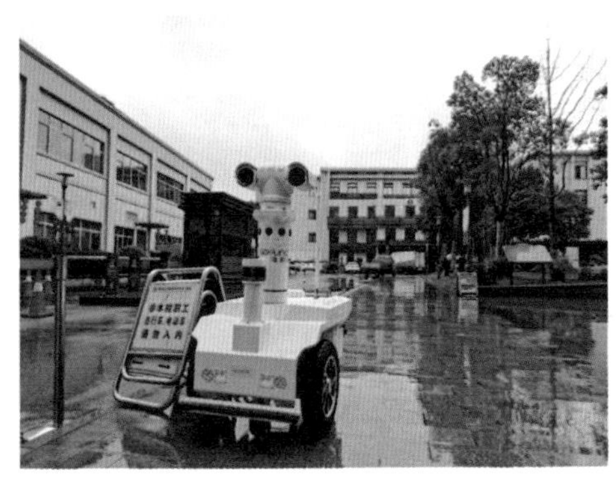

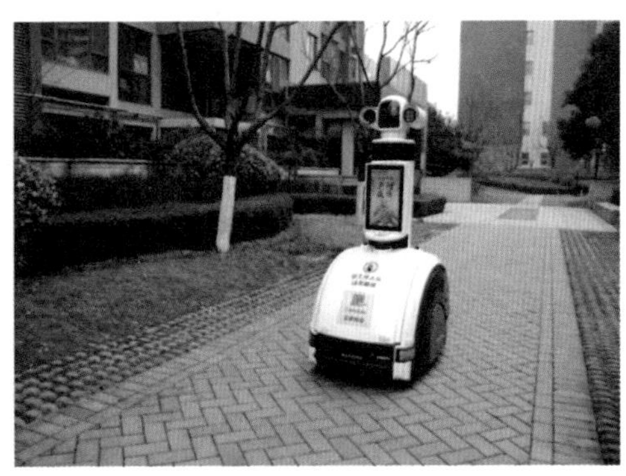

图8-9　智能巡逻机器人

8.2.6　AI+远程教育

远程教育萌发于19世纪40年代英国的函授学习，从其通信载体看，先后经历了函授教学、广播电视教学、互联网教学三个发展阶段。进入21世纪以来，随着互联网技术、云计算和人工智能技术的快速发展，以及各种智能移动终端的迅速普及，人们可以进行适应性、个性化的学习，人们的学习方式正突破原有时间、地点、环境等情境因素的局限，逐渐已经进入了一个泛在学习、智慧学习的新阶段。

在抗击新冠肺炎疫情阻击战中，2020年2月3日发布的《国家卫生健康委办公厅关于加强信息化支撑新型冠状病毒感染的肺炎疫情防控工作的通知》明确提出：充分发挥中国继续医学教育网等平台作用，通过远程教育方式开展新型冠状病毒自我防护、诊疗救治等培训，提高基层医务人员医疗服务和个人防护能力。2020年2月5日发布的《教育部应对新型冠状病毒感染肺炎疫情工作领导小组办公室关于在疫情防控期间做好普通高等学校在线教学组织与管理工作的指导意见》，要求各高校应充分利用线上慕课和省、校两级优质在线课程教学资源，在慕课平台和实验资源平台服务支持带动下，依托各级各类在线课程平台、校内网络学习空间等，积极开展线上授课和线上学习等在线教学活动，保证疫情防控期间教学进度和教学质量，实现“停课不停教、停课不停学”。

为做好新冠肺炎疫情防控工作，各学校和培训机构将教育教学转移至线上场景，以日益成熟的人工智能技术为支撑，采用远程直播教学、在线学习服务等方式，减轻疫情对于教学、开展培训等工作的影响。

8.2.7 AI+城市治理

传染病的发生、发展和转归，一般要经历潜伏期、前驱期、症状明显期、恢复期四个阶段，其传播流行必须具备传染源、传播途径、易感人群三个基本条件，缺一不可。因此，如果在突发公共卫生事件重大传染病流行的不同阶段，能够做到早期疫情预警、及时的舆情分析、精准的重点关注人群路径追踪，就可以有效遏制传染病的流行与传播。随着信息技术的发展，人工智能在传染病的暴发流行中将发挥越来越重要的作用。

首先，AI将成为疫情控制的重要预警手段。采用大数据及人工智能等技术对多维度的环境因素、疫情因素进行分析，能够快速定位疫情高发地区及疫情高危人群势态，帮助政府和有关防疫人员分析居民的行动路线，进行快速疫情筛查和病情诊断。通过AI预警，可以让全社会及时做好准备，有助于疫情防控工作的有效开展。2019年新型冠状病毒疫情暴发时，人工智能系统已经先行发出预警，加拿大公司BlueDot在2019年12月便通过每天分析65种语言的约10万篇文章，预警新型冠状病毒疫情可能暴发。人工智能系统能够通过新闻舆论及相关环境数据提前预测疫情，这让人们在未来将更加重视人工智能在疫情控制中的作用。

其次，AI赋能社区管理，助力疫情防控工作。在新冠肺炎疫情期间，手机扫码、健康出行成了人们的日常。全国各省市分别在餐饮、购物、住宿、医疗、教学、文化旅游、生产加工、交通工具、政务服务等场所统一部署“健康出行码”系统，该系统基于通信、交通等部门提供的人员数据信息、全员人口信息库、新冠肺炎确诊病例、疑似病例、密切接触者、居家隔离观察人员和治愈出院人员信息库等数据，通过筛选排除法，动态筛选从疫区返程、途经疫区返程人员及其他需要重点关注人员，并对重点关注人员进行严格管控，有助于疫情防控工作指挥部全面了解人员动态，实现统一、精准管理（图8-10）。

国家政务服务平台(...
收藏
为你推荐
全国一体化政务服务平台
小微企业和个体工商户服务专栏
防疫健康信息码服务
扫一扫防疫信息码
住房公积金查询
同行密接人员自查
通信大数据行程卡
中小企业规模类型自...
农民工返岗复工点对...
区/县风险等级查询
我的证照
已关联证照
社会保障卡
未关联
防疫健康信息码
全国一体化政务服务平台
防疫健康信息码
本防疫健康信息码服务由国家政务服务平台提供，相关数据由卫生健康、民航、铁路等方面提供，中国电子科技集团提供了相关技术支持。
姓名
身份证号
立即领取
防疫健康信息码服务说明：
本服务依托国家政务服务平台统一身份认证系统、统一电子证照系统，利用汇聚的卫生健康、民航、铁路等方面数据，为公众提供本人防疫健康信息相关查询服务。
用户经实名认证后可查看本人的防疫健康相关信息提示（如：是否为新冠肺炎确诊或疑似患者、是否为同行密切接触人员等信息），经本人授权，也可提供给有关方面使用国家政务服务平台移动端（小程序、APP）扫一扫，进行查验。

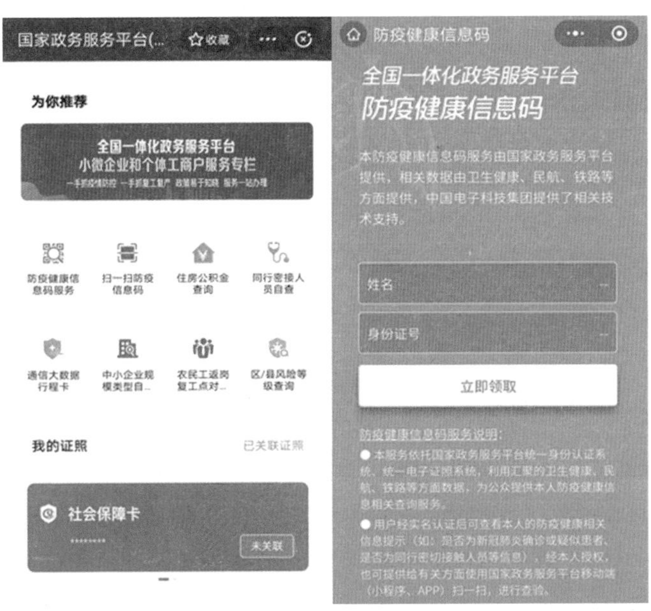

图8-10　全国一体化政务服务平台防疫健康信息码获取途径

再次，AI也成为舆情分析、疫情管控的得力助手。在重大传染病疫情流行期间，利用人工智能技术，通过大数据分析，可以第一时间掌握舆情动态，了解人群最关心的问题，发布最科学、最可靠的信息。国内权威媒体可将自然语言处理技术应用于实时比对疑似谣言和辟谣说明，同时结合疾病目前流行情况及治疗情况估量社会舆情，以此帮助国家制定合适政策安抚民众，稳定社会焦虑情绪。在新冠肺炎疫情流行期间，国家卫生健康委员会及各省、市地方卫生健康委员会或政府官网都在第一时间公开透明地公布疫情数据，丁香园、今日头条、腾讯新闻等媒体平台也通过设立“抗击新冠肺炎”频道的途径，第一时间向社会公布疫情的相关动态。公开透明地发布疫情信息并使其有效传播，对于防疫工作至关重要。

最后，AI外呼吸路径追踪，助力高效排查疫情。针对新冠肺炎疫情防控的AI外呼平台，应用了以自然语言处理为基础的认知智能相关技术，主动宣传防疫知识、收集疫情信息，提升工作效率。人员流动轨迹和疫情的传播息息相关，人工智能通过其强大的计算能力，利用不同维度的海量数据信息，如地图数据、航空数据、移动通信数据、电商消费数据等，进行综合建模和分析，来分析疾病可能的传播过程，做出针对疫情的合理决策判断。

重大突发公共卫生事件以传染性疾病为主，在传染病疫情防控过程中如何最大限度地减少接触性人际传播至关重要，而这恰恰为智能化技术和设备替代人工提供了契机。突发公共卫生事件的智能化应对，需要一定的产业基础和技术积累支撑。近年来，人工智能、服务型机器人、无人配送、区块链等新技术在产业领域助推各行各业智能化升级，这些技术在促进医疗技术攻坚、应对突发公共卫生事件、加强公共安全治理、提升城市运行效率等关键领域同样大有可为。在新冠肺炎疫情防控中，人工智能技术应用已开始崭露头角，快速体温检测、大数据防控、机器人服务、医学影像辅助诊断等科学防控方式，为全民战“疫”提供了强劲的助力作用，取得了较好的成效。新冠疫情的暴发使实现智能化、无人化应对更为迫切。从供给层面看，我国已基本具备相关技术和设备的供应能力，在此基础上，进一步统筹规划，加大投入，重点突破，将会全面提升重大突发公共卫生事件的智能化应对水平。

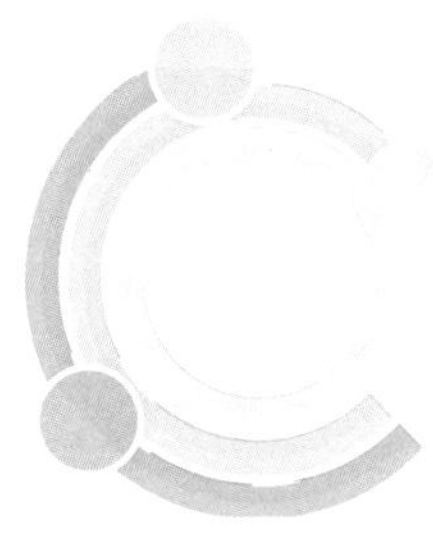

第9章　人工智能与远程医疗

远程医疗是“互联网+医疗”的典型应用，在创新医疗服务模式、促进实现分级诊疗等方面发挥了巨大作用。AI是具有重大应用前景的新兴技术，AI与远程医疗相结合实现了传统远程医疗服务模式的创新与突破，丰富了远程医疗服务形式，促进远程医疗服务兼具便捷、智能的特点，让远程医疗在更多医疗场景发挥更大的作用，有利于实现远程医疗服务价值最大化。

9.1　远程医疗概述

9.1.1　远程医疗的相关概念

1.远程医疗的基本概念与内涵

远程医疗是依托现代信息技术，连通不同地区的医疗机构与患者，进行跨机构、跨地域医疗诊治与医学专业交流等的医疗活动。从广义上讲，远程医疗指使用远程通信技术和计算机多媒体技术提供医学信息和服务，如远程会诊、远程诊断、远程教育、远程医学信息服务等所有医学相关活动。从狭义上讲，远程医疗是指远程会诊、远程影像诊断、远程病理诊断、远程心电诊断、远程护理、远程门诊、远程监护等医疗活动。依据现代医学活动内容，远程医疗的内涵有以下四个方面：一是医疗服务方面，包括远程会诊、远程诊断、远程护理、远程康复指导等；二是保健服务方面，包括远程保健、远程健康咨询、远程慢性病管理等；三是教育培训方面，包括远程教育、远程学术交流、远程技能培训、远程手术示教等；四是数据共享方面，包括远程医学文献查询、远程医学数据共享、远程卫生信息交互等（图9-1）。

医疗服务
01
远程会诊
远程诊断
远程护理
远程康复指导
02
保健服务
远程保健
远程健康咨询
远程慢性病管理
远程医疗
内涵
教育培训
03
远程教育
远程学术交流
远程技能培训
远程手术示教
04
数据共享
远程医学文献查询
远程医学数据共享
远程卫生信息交互

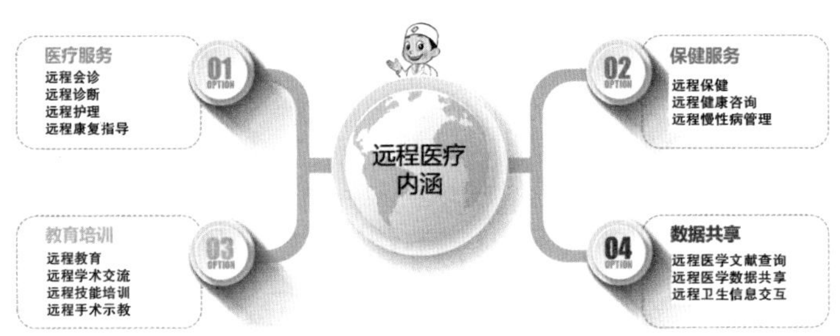

图9-1　远程医疗内涵

2.远程医疗的服务模式与应用场景

随着通信技术、诊疗设备的发展，以及政策的推动，远程医疗由早期单一的“B-B（医疗机构-医疗机构）”服务模式逐渐发展形成了一套适应医疗需求的服务方式体系，包括：B-B模式、B-C（医疗机构-患者端）模式、B-B-C（医疗机构-远程医疗企业-患者端）模式等（图9-2）。B-B模式是医院间最为常见的远程医疗服务形式，邀请方医疗机构和受邀方医疗机构通过远程医疗平台开展远程协作。目前我国河南、山东、贵州等多个省份均建立了区域远程医疗协同平台，区域内医疗机构通过平台开展B-B模式远程诊疗模式。B-C模式是医疗机构借助线上平台直接面向患者的远程诊疗活动，平台可由医疗机构自行开发，也可向相关企业购买或租赁。在相关政策支持下，互联网诊疗发展迅速。2019年我国新建互联网医院148家，总数达294家，2019年互联网医院问诊量为2.1亿次~3.2亿次，2016~2019年的互联网医院问诊量实现倍增式增长。互联网医院的开展，使得B-C模式的诊疗活动逐渐成为远程诊疗的主要模式。B-B-C模式为医疗机构借助第三方在线诊疗平台向患者提供远程诊疗服务，该模式有助于扩大医院服务范围，覆盖更多地区的患者。

01
OPTION
B-B模式
医疗机构-医疗机构
02
OPTION
B-C模式
医疗机构-患者端
03
OPTION
B-B-C模式
医疗机构-远程医疗企业-患者端

图9-2　远程医疗服务模式

目前，远程医疗已被应用于院内、院间和跨院医疗活动。首先，远程医疗可用于院内的医学信息交流，包括院内电子病历和医学影像信息传送、科室间会诊、院内远程查房、远程监护和远程护理等。其次，远程医疗可应用于不同医院间的医学信息交流，包括进行跨院的远程医疗协作；基层医院与上级医院的远程会诊、远程诊断；上级医院对基层医院的远程教育、远程技能培训和远程手术指导等；边远地区医院向大型医院申请远程技术支持等。再次，远程医疗可用于医院外的医学信息交流，包括远程家庭护理指导、家庭远程健康咨询等。

3.远程医疗的服务实施条件

远程医疗的组织与开展需具备以下三个条件：

（1）远程医疗服务邀请方，即服务申请方，一般是医疗、诊断和治疗能力相对较弱的基层医疗机构或诊疗经验不足的医生，也可以是患者本人。邀请方通过远程医疗服务平台，向其他医疗机构申请远程医疗服务。

（2）远程医疗服务受邀方，即服务提供方，一般为具有丰富医学资源和诊疗经验的大型医疗机构或有经验的医生。受邀方运用通信、计算机及网络技术等信息化技术，为邀请方患者诊疗提供技术支持，双方通过协议明确责任、权利。若受邀方为医务人员，需设置互联网医院，医务人员方可通过在线医疗平台提供远程医疗服务。

（3）远程医疗应实现信息获取、信息传输、信息显示三大功能，需要通信网络、多媒体视频及相关医疗设备等。通信网络包括无线通信网络、互联网、虚拟专用网络（virtual private networks，VPN）、互联网专线等类型，通信线路为同轴电缆、网线、光纤等，相关设备包括计算机软硬件设备、视讯设备、相关诊疗仪器等。远程医疗服务开展需支持多方参与，数据传输量大，信息交换频繁，稳定、可靠的网络是保障服务开展的重要支撑，因此远程医疗通信网络应具有高可靠性、安全性、标准开放性、灵活性及可扩展性等。

4.远程医疗的业务类型

2014年11月，原国家卫生和计划生育委员会发布了《远程医疗信息系统建设技术指南（2014年版）》，规定远程医疗业务包括基本业务、高端业务和延伸业务，其中基本业务包括远程会诊、远程影像诊断、远程心电诊断、远程中医经络诊断、远程中医体质辨识、远程医学教育、远程预约、远程双向转诊等；高端业务包括远程重症监护、远程病理诊断、远程手术示教、远程宏观微观舌相诊断等；延伸业务包括各医疗专业远程应用和面向患者个人、家庭等医疗机构之外的医疗健康服务。下文主要介绍我国远程医疗最为常见的三种业务类型：远程会诊、远程诊断（包括心电、病理、影像诊断）和远程教育。

（1）远程会诊。远程会诊是申请方向受邀方申请远程会诊，受邀医院专家会同申请方患者主管医生，通过远程技术手段共同探讨患者病情，进一步完善并制定更具有针对性的治疗方案。依托远程会诊平台，实现小病社区解决，疑、难、急、重疾病通过远程会诊系统接受专家的服务，必要时再进行远程会诊，以真正达到资源共享的目的。

（2）远程诊断。远程诊断是由邀请方向受邀方提出申请并提供患者临床资料和数字化诊断资料，由受邀方出具诊断意见及报告。远程影像诊断是申请方通过远程医疗技术，上传数字化影像资料，受邀医院专家根据临床资料和影像资料在线给出影像诊断报告，实现疑难影像诊断的“基层检查，大医院诊断”。远程心电诊断是申请方通过远程心电诊断系统向受邀方提出申请，并提供患者临床资料和心电图资料，受邀方查看后给出诊断报告，申请方通过心电诊断系统可查看诊断意见。远程病理诊断是申请方通过远程医疗系统向受邀方提出病理诊断申请，并提交患者临床资料和数字病理资料，由受邀方出具诊断报告。

（3）远程教育。远程教育是通过远程医疗信息系统，授课专家通过实时音视频及课件等方式，为基层医生提供业务培训、教学及技术支持，可分为实时交互和课件点播两种培训模式。实时交互远程培训即远程医学教育直播，包括远程专题讲座、远程学术研讨等基于课件的交互式远程培训，以及远程教学查房、远程病案讨论、远程手术示教、远程护理示教等基于临床实际案例的实时交互式远程培训，可实现授课专家和基层医务人员的实时互动，通过远程医疗的高清、无损音视频传播，可达到“面对面”的授课效果。课件点播式远程培训是指在远程医学教育授课的过程中，可实现音视频及课件的同步录制，录制完成后，经过编辑整理，上传到相应的网站，基层医务人员可根据自身需求，灵活掌握时间，随时随地进行学习。

9.1.2　远程医疗发展历程及现状

远程医疗技术的历史可以追溯到20世纪初，但是具有现实意义的远程医疗技术出现于20世纪50年代末，随后，远程医疗技术经历了第一代、第二代和第三代的更迭，至今已有60多年历史。第一代远程医疗开始于20世纪60年代，其研究主要集中在双向闭路电视监控系统在医学治疗中的应用。这一阶段的远程医疗发展较慢，当时的信息技术还不够发达，信息高速公路正处于新生阶段，信息传送量极为有限，远程医疗受到通信条件的制约。第二代远程医疗开始于20世纪80年代后期，随着通信和电子技术的提高，光纤网络、数字电视、高分辨率显示器、综合业务数据网等新技术的出现，以及数字化等相关技术的成熟，远程医疗的发展步入正轨，并在远程咨询、远程会诊、医学图像的远距离传输、远程会议和军事医学方面取得了较大进展。2010年至今，随着互联网技术的飞速进步，远程医疗进入了快速、全面发展的第三代远程医疗时期，开始逐步呈现出走进社区，走向家庭，更多地面向个人，提供定向、个性服务的发展特点，远程医疗也从疾病救治发展到疾病预防的阶段。

1. 国外远程医疗发展历程及现状

随着数字化医疗技术的发展，国外远程医疗发展迅速，美国和欧洲是远程医疗发展较快的国家和地区。远程医疗最早由美国提出，始于美国宇航局和军方的需求。1991年，美国佐治亚州医学院远程医学中心成立，该远程医学中心的医学系统现已发展成为世界上规模最大、覆盖面最广的远程教育和医学网络，医学中心与其他医院通过双向交互式声像通道，在心脏病学、皮肤病学、病理学、放射学、泌尿和整形外科等学科建立了远程咨询互动。1993年，美国远程医疗学会成立，该组织很快得到政府、企业界、新闻界认可，在解决远程医疗实施中的各种问题、开展远程医疗应用方面处于领先地位。美国军方在远程医疗领域的发展主要包括虚拟医院、数字化图书馆和远程会诊，并逐步向其他领域扩展。总体看来，目前美国主要利用综合业务数字网（ISDN）专线和卫星通信相结合的手段，或者使用ATM、DDN和帧中继等专线作为通信手段开展远程医疗。

在欧洲，远程医疗研究逐渐成为一种热潮，据不完全统计，欧洲已有超过50个国家建立了远程医疗系统，拓展到的应用领域包括心脏科、放射学、眼科、口腔科、救护、监护、手术等不同的方面。法国有32个医疗实验室建立网络连接并用于专家咨询。2001年，法国医生Marescaux等领导的一个医疗小组完成了著名的跨大西洋远程Zeus机器人胆囊切除术——“林德伯格手术”；瑞士和德国开展了传输静态图像的三点远程冷冻切片医疗服务，成立了由欧盟组织资助的多个远程医疗项目。目前，欧洲国家多采用桌面型电视会议系统，以ISDN专线作为通信媒体开展远程医疗。

2.国内远程医疗发展历程及现状

我国自20世纪80年代开始探索远程医疗。1988年，解放军总医院与德国一家医院进行了神经外科远程病例讨论，这是国内对于远程医疗的首例报道。1997年，中国金卫医疗网络即卫生部卫生卫星专网正式开通，为疑难急重症患者进行远程、异地、实时、动态电视直播会诊。2001年，解放军总后勤部、卫生部启动“军卫二号工程”(全军远程医学信息网)，为提高偏远驻地官兵医疗服务发挥了重要作用。随后，国家将远程医疗作为新医改的重要举措，出台了一系列政策推动远程医疗发展。2002年，国家卫生部发布了《关于加强远程会诊管理的通知》，将远程会诊定义为医疗行为，提出对远程会诊系统实行分级管理，并通过远程医疗试点逐步推进远程医疗。2010年起，国家规划和组织实施了两期区域性远程医疗试点项目，范围覆盖了12家部属（管）综合医院、22个中西部省（区、市）和新疆生产建设兵团的500个县级综合医院、62个省级三甲综合医院，并依托省级大型医院建立远程医学中心。2012年底，卫生部远程医疗管理信息系统试运行，实现800多家医院远程医疗的动态监管。2018年国务院办公厅发布《国务院办公厅关于促进“互联网+医疗健康”发展的意见》，提出医疗联合体要积极运用互联网技术，开展远程医疗服务，推进远程医疗覆盖全国所有医疗联合体和县级医院，并逐步向社区卫生服务机构、乡镇卫生院和村卫生室延伸（图9-3）。

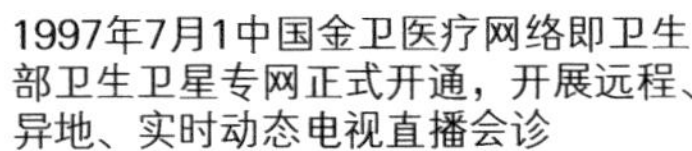

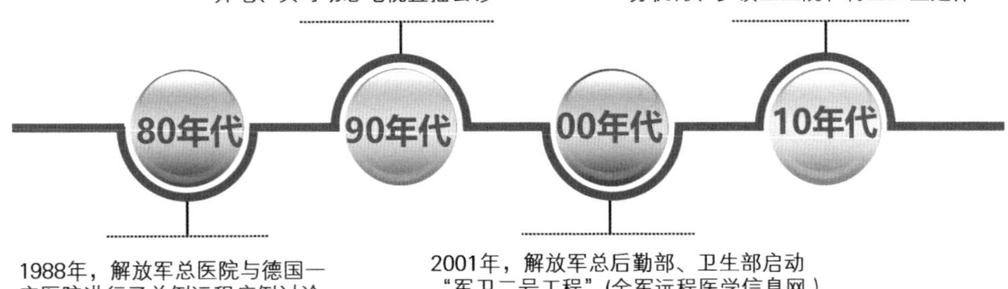

图9-3　国内远程医疗发展历程

在政策推动下，各医疗机构开始进行实用性远程医疗的探索与建设，经过多年的发展，目前我国远程医疗建设形成了多点开花的发展局面。北京、上海等地的部分三甲医院，建立了连接国内其他地区医院的远程医疗系统。此外，在卫生部、科技部的政策及资金支持下，不少省份的区域性中心医院分别搭建了各自的远程医疗网络，建设区域远程医学中心，如浙江、河南、山东、四川等地。其中在河南省，以郑州大学第一附属医院为依托建立的河南省远程医学中心，已经开始面向偏远农村地区开展远程医疗服务，形成了“省-市-县-乡-村”五级联动的远程医疗网络。

经过长时间的发展，我国远程医疗行业已初具规模，远程会诊、远程教育等远程医疗应用也较为普遍，但依然存在远程医疗建设相对独立，信息无法互联互通的问题。

9.1.3　远程医疗发展趋势

1. 远程医疗服务便捷化

随着信息技术的进步，远程医疗得到长足发展，并在一定程度上缓解了医疗资源分布不均衡的现状，提高了基层医院诊疗水平和群众就医便利性。未来在国家政策支持和技术推动下，远程医疗将根据患者需求，向便捷化、智能化方向发展，为人们提供全面、便捷、智能的健康服务。目前，智能手机的应用与普及使人们的生活习惯发生了重大变化，微信聊天、在线购物等进入人们的生活，人们的生活在向智能化、便捷化发展。与此同时，各类医疗机构纷纷利用微信公众号、微信小程序、APP等各种形式开展远程在线诊疗服务，更多的患者可以利用手机进行远程健康咨询，远程医疗服务对象从少数人享有向普通大众使用转变，不再仅局限于医院间的远程诊疗协作，而是跨越医疗机构的围墙，进入普通大众身边，今后远程医疗将成为人们触手可及的健康服务选择。

2.远程医疗服务智能化

随着远程医疗的发展，服务量快速增长，对提供远程医疗服务的专家数量需求也在逐步增加。目前我国仍然面临医疗资源不足的问题，尤其是大医院专家，门诊患者众多，临床诊疗业务重，医生常常超负荷工作。此外，我国多个专科医疗领域医生面临巨大缺口，据不完全统计，我国病理医生缺口高达9万人，超声科医生缺口至少为15万人，影像科医生缺口或达几十万人。医生缺乏导致全国医疗资源紧张，医院专家未必有足够的时间参与远程诊疗，这在一定程度上影响了专家参与远程诊疗的积极性，进而影响远程医疗发展。为弥补远程诊疗专家不足的现状，提高专家开展远程诊疗的效率，将远程医疗与人工智能相结合是未来远程医疗的重要发展趋势。远程医疗与人工智能的融合，一方面可以开展远程智能诊疗，开辟新型医疗服务模式，减轻专家诊疗负担，提高诊疗效率；另一方面也可以使患者享受到更加高效便捷的远程医疗服务。

9.2 人工智能在远程诊断中的应用

人工智能作为新兴技术，通过与远程疾病监测与诊断相结合，可以提升服务效率和便捷度，缓解目前医疗体系下的医疗资源不足、分布不均、时间空间受限、高价值高水平专家经验得不到有效利用、缺乏智能设备辅助、慢性病难以管理等痛点。经过多年发展，人工智能已广泛应用于医疗行业，在协助癌症病理诊断方面准确率达89%，同时在影像诊断、心电诊断等方面都取得了较好的效果。将人工智能应用于远程专科诊断，可以实现远程心电、病理、影像等的智能判断。

9.2.1　远程心电智能诊断

1. 远程心电应用现状

心电监测是目前较为常规的检查之一，随着医学的发展和医疗服务体系的完善，心电监护设备的操作越来越简便，已从大医院逐步应用到社区卫生服务中心、乡镇卫生院和村卫生室。在乡镇卫生院等基层医疗机构，经过心电监护仪操作培训后开展心电监测可以实现，但心电监测结果判读需要专业的、有经验的心电图医生完成，基层医院往往难以给出准确的心电诊断结果。据不完全统计，我国每年有2.5亿人次做心电图检查，3500万人次做动态心电检查，而心电图平板运动试验则达到350万人次，描记的动态心电图总长度达6 500 000千米，但有经验的心电图医生不到4万人，尤其是基层医院专业心电诊断医生极度缺乏。面对这种情况，远程心电应运而生，利用远程医疗网络与平台进行远距离的心电诊断与监测，弥补基层医疗资源不足的现状。

（1）远程心电诊断。远程心电诊断是近年来发展迅速的心电诊断途径，全国许多地区已建立了区域远程心电诊断平台，利用远程心电诊断平台，区域内基层医院将心电图上传至平台，大医院通过平台查看心电图并给出诊断意见，反馈给基层医院，由此可解决基层医院心电诊断的难题。但当大医院心电诊断工作量较大时，可能无法及时向基层医院提供协助，导致诊断结果不能快速反馈到基层医院，影响诊断效率。

（2）远程心电监护。远程心电监护是另一种心电监测方法。远程移动心电监护系统由心电监护手机终端、医院监护中心服务器和网络通信支持三部分组成。通过导联兼容的数字式全信息记录发射器，可以远程连续采集患者各种生活状态下的心电信息，监测心脏电生理变化；利用移动GPRS信息发射技术，远程发送监测数据，自动分析诊断预警，接收医生下达的诊断医嘱；利用现代网络技术将长时间监测心电信息传输到监护中心，通过动态心电分析软件，检查分析患者多种症状，给出诊断报告。远程心电监护仪体积小、便于携带，记录心电信息不受时间及地点等因素的影响，传输数据稳定性高、耗时少，便于家庭及社区检测。但是受限于软硬件技术的不足，远程心电监护只解决了信息获取源头的问题，对于获取的心电图数据并没有进行有效处理，导致心电判读医生在进行心电数据处理时，需要耗费大量的精力，从而出现患者监测快、诊断慢，做心电图容易、获取诊断结果慢的情况。

2. AI+远程心电诊断

（1）智能心电诊断概述。

传统心电诊断模式主要为“机器预判+人工审核”，以业务信息系统为基础，动用大量的心电诊断专家对机器预判结果进行修改并给出结论，这种工作模式需要心电诊断专家投入大量的精力进行结果分析与校正，耗费的时间和精力较多。智能心电判读的核心是机器学习，利用大数据分析、机器深度学习等方法，对心电数据进行挖掘与模型训练，构建心电智能判断模型，并对参数进行微调，直到准确识别出有问题的心电图信号，实现心电智能判读与诊断。斯坦福大学吴恩达团队利用34层卷积神经网络分析单探头的心电图数据，检测出其中心律失常的部分，并细分归类其心律失常的种类，取得了超过专家水平的检测结果。智能心电诊断的准确性可以有效辅助专科医生进行心电诊断，提高诊疗效率。

（2）远程智能心电诊断。

远程智能心电诊断的实施需建立远程医疗网络与数据存储平台，在区域范围内建立覆盖全区域的心电监测、远程会诊网络，进行心电数据的远程采集与传输，并建立统一格式的心电数据远程采集、存储、管理云平台，同时在云平台部署心电智能诊断系统。基层医疗机构在实施心电诊断后，通过远程医疗网络将心电图信息上传至云平台，大医院专家登录平台，利用心电智能诊断系统进行结果自动判断，并进行人工复核，复核无误给出诊断意见，基层医院通过平台可查看专家给出的诊断结果。远程心电诊断不但提高了专家诊断效率，也为基层开展医疗服务提供支持。

（3）远程智能心电监护。

近年来，远程心电监护已从医院心电监护发展到家庭远程心电监护，从大医院发展到社区卫生服务中心和农村卫生服务站所，从一次性远程心电监护发展到24小时或更长时间的远程动态心电监护；方法操作也更为简便，如佩戴式、手腕式的心电监护设备。远程心电监护的便利性使得心电监护发展迅速，并产生了大量心电数据，通过与人工智能相结合，可以实现远程心电监护的智能诊断与实时诊断。患者随身佩戴远程心电监护仪，产生的监测数据通过蓝牙传输至患者智能手机端APP，并利用移动无线网络将心电监测设备产生的监护信息同步实时传输至远程心电智能监护平台，平台对患者的生理体征数据进行智能自动化分析，若发现心电异常表现，将向医生发出预警，医生获取预警信息后可及时开展救治工作。患者可利用智能手机APP查看实时心电图结果、历史心电图记录以及平台给出的诊断结果。此外，一些远程智能心电监护系统开发了GPS定位功能，能够清楚、准确地定位患者位置，以便在发生意外时能根据地图的定位导航快速找到患者，实施救治。目前，远程智能心电监护被应用于心脏病监测、老年患者健康监测等，在疾病发现与治疗中发挥了重大作用（图9-4）。

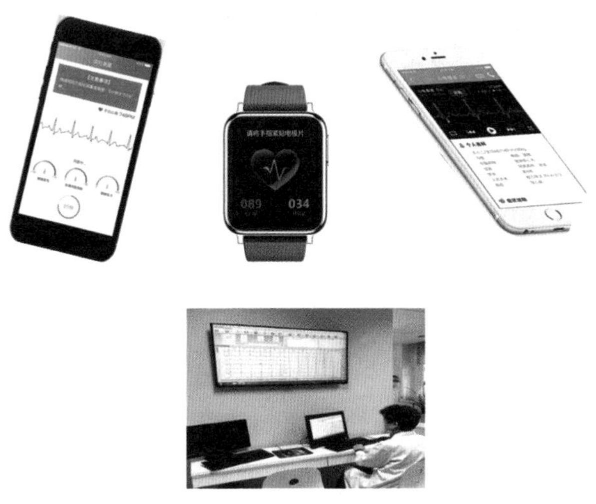

图9-4　远程智能心电监护

9.2.2　远程病理智能诊断

1. 远程病理诊断应用现状

传统病理诊断是病理医师根据知识储备与临床经验，借助显微镜观察玻片上的组织学和细胞学表现以确定病变性质，诊断存在一定的主观性，不能定量诊断。此外，传统病理诊断中病理图片信息被保存在玻片上，难以进行信息传递和共享。随着信息技术的发展，数字病理诊生，通过全载玻片成像扫描实现病理图像数字化。数字病理的发展使病理图像的信息化存储、传输成为可能，也为远程病理发展奠定了基础。通过数字病理技术，病理科将所有常规切片全部制作成数字切片整合进入日常工作流程，实现数字切片首诊、数字化报告和数字切片存档，从而实现病理过程全流程的数字化质量控制和管理。基层医院与大医院协作，利用互联网技术，建立区域性网络病理诊断平台，形成打破地域限制的“大病理科”或“云病理科”，基层医院将数字化病理图片上传至区域病理诊断平台，上级医院通过登录平台在线查看病理图片给出诊断意见，并通过平台将诊断结果传输给基层医院。

2. AI+远程病理诊断

（1）智能病理诊断。

存档的数字化病理图片形成了丰富的数据集，当这些数据集与人工智能等新兴的计算机算法相结合后，将会产生大量用于数字切片的辅助诊断软件，计算机能够自动检测数字切片中的病变区域并定量评估各项指标，帮助病理医生做出快速、准确、重复性高的病理诊断。人工智能专家通过与病理医生紧密协同工作，根据病理专家对组织图像的标注，利用深度神经网络和机器学习技术开发更有效的、针对不同病理组织结构的检测、分割、特征提取的算法，实现全扫描组织病理图像的智能分析，大体工作流程分为：数据预处理、图像分割、特征提取、选择、分类、识别、结果输出。

目前智能病理诊断已被应用于乳腺癌、前列腺癌、宫颈癌等疾病分析，主要用于细胞核特征的检测和分割、肿瘤良恶性诊断、疾病分级、染色分析及早期筛查，应用效果良好。以乳腺癌为例，2017年3月，谷歌公司开发出一款能用于诊断乳腺癌的人工智能辅助诊断系统，该系统的表现甚至超过了专业的病理学家。谷歌和Verily的科学家们使用乳腺癌和正常组织的切片，将切片图像分割成数万至数十万个128像素×128像素的小区域，每个小区域内含有数个肿瘤细胞或正常细胞，所有图像供人工智能学习。最终，这款人工智能辅助诊断系统可以分辨出单个小区域内被标注为“肿瘤”的像素，进一步在小区域内标注出“肿瘤区”。学习完成后的人工智能系统与一名病理学家进行了一场比赛，130张切片，病理学家诊断的准确率为73.3%，而人工智能系统的准确率为88.5%。乳腺癌诊断大战，人工智能战胜病理学家。在前列腺癌诊断中，病理医生利用Gleason评分系统对肿瘤恶性程度进行人工评判。2018年，中国学者研发了一种学习型人工智能系统，可以像病理学家一样准确诊断和识别癌性前列腺样本，并对其恶性程度进行分类。通过样本测试，并与专业病理学家的“金标准”对比，显示99.38%的病例诊断准确。

（2）远程智能病理诊断。

远程诊断是信息化技术在专科诊断中的典型应用，未来通过与人工智能相结合，可实现远程病理智能诊断。大医院病理诊断专家在接收到基层医院病理诊断申请时，可借助智能病理诊断设备，做出初步诊断，进而进行人工核对，快速给出诊断结果，极大提高了远程病理诊断效率。在我国病理医生严重不足的情况下，远程智能病理诊断将会充分调动病理医生的潜能和积极性，提高远程病理诊断的准确性和工作效率（图9-5）。

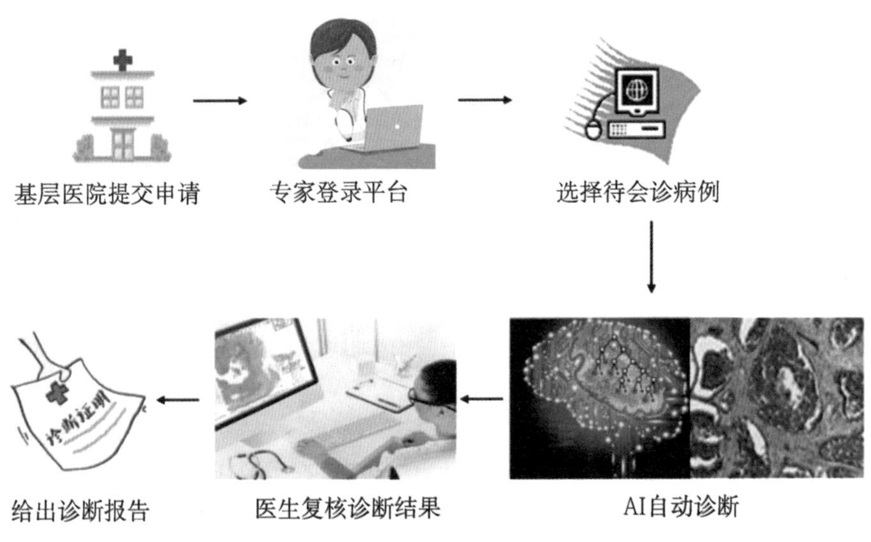

图9-5　远程智能病理诊断流程示意图

9.2.3　远程影像智能诊断

1. 远程影像诊断应用现状

随着分级诊疗的推进，提升基层医院诊疗水平的措施也逐步得到落实，在乡镇卫生院、社区卫生服务中心等基层医疗机构配备了DR、超声等检查设备。然而，专业的影像诊断医生培养需要较长的周期，基层医疗机构虽配置了相关检查设备，但影像检查结果的解读仍然面临挑战，导致群众看病仍然选择前往大医院做检查，分级诊疗不能完全实现。远程影像诊断可利用信息化技术，实现上级医院为基层医院远程提供影像诊断，并将诊断报告远程传输给基层医院，是解决上述基层医院缺乏专业医生问题的有效途径。

为此，大型医院纷纷联合区域内基层医疗机构，建立区域医学影像诊断中心，开发区域PACS信息共享与交换平台，整合大医院的优质影像诊断资源，对协作医院开展远程影像诊断服务。随着“云计算”技术的发展，以及PACS厂家在图像传输方面不断引进新的通信技术，依托“医学影像云”平台建立远程影像诊断中心，成为目前区域远程影像诊断协同的主流模式。基层医院将医学影像数据上传到“影像云”，上级医院建设影像诊断中心并接入“影像云”系统，为基层医疗机构进行远程影像诊断。在实际工作中，有医院将PACS医生诊断工作站功能模块，通过医疗专用网络连接到医学影像云平台，为协作基层医院提供异地实时远程影像诊断服务。基层医院的DR图像也可通过医疗专用网络传输到医学影像云平台，影像数据则上传至医学影像云服务器，形成了基于云平台的“云PACS”。上级医院专家通过平台的图像报告、浏览工作站查看基层医院上传的图像并给出诊断意见，而基层医院可通过平台查看诊断意见报告。通过该平台实现了影像数据共享及上级医院对基层医院影像诊断的帮扶。

2. AI+远程影像诊断

影像诊断是人工智能应用落地较早的医疗场景。以肺小结节筛查为例，针对平均超过200层的肺部CT扫描图片，医生人工筛查需要20分钟甚至更长，而人工智能仅需数十秒就可完成。如果远程影像诊断从数量方面解决了影像专科医生不足的现状，那么人工智能则是从专业技能提升角度，辅助影像医生快速做出准确的诊断，提升诊断效率和质量，降低误诊率和漏诊率。人工智能的介入将启动远程影像诊断的自动化模式。以色列的一家影像平台研发公司将机器学习、计算机视觉和大数据融合到医学成像平台中，并开发了医学影像分析软件，会依据影像扫描件中关键的临床特征自动分析，为患者提供基于机器学习平台的医学影像远程智能诊断分析服务，准确率高达90%。软件通过患者影像资料分析，可以评估发病风险，并为患者提供改善性的、预防性的治疗方法，用来改善患者身体状态。AI技术发展迅速，目前远程AI影像诊断还在食管癌、糖尿病视网膜病变、结直肠、乳腺等病种中得到应用，辅助疾病的远程筛查与诊断。

（1）糖尿病视网膜病变远程智能诊断筛查。

视网膜病变是糖尿病的主要并发症之一，随着糖尿病患者数量的增多，DR患者数量也随之增加，在我国糖尿病患者中DR患病率为24.7%~37.5%，成为获得性失明的主要原因之一，严重影响糖尿病患者的生存质量。通过开展DR疾病筛查，实现早发现、早诊断、早治疗，可有效降低糖尿病导致的视力损伤。遗憾的是，调查显示在中国每年接受视网膜筛检的糖尿病患者不到1/3，这意味着有大量的糖尿病患者可能因为检查不及时导致产生视网膜病变，进而失明。随着数字化照相技术发展，数码眼底照相成为DR检查的重要工具，实现了视网膜图像的数字化，结合远程医疗，可以实现DR检测的远程医疗数字化成像，进行DR的远程检测与诊断，解决了基层或偏远地区医疗水平不足而导致诊断不准确的问题，有助于医疗资源的协同优化，提升基层DR诊断和治疗水平。

远程医疗数字化成像技术为DR的诊断提供了极大的便利，但我国糖尿病患者增长迅速，2017年我国糖尿病患者总数达11 440万人，现有眼科医师不足以应对体量庞大的患者。而人工智能的发展为DR诊断提供了新思路，利用深度学习技术建立DR眼底图像的自动识别和检测算法，实现DR的智能诊断，有效辅助眼科医生在DR治疗上的临床诊断。有学者利用128 175张眼底视网膜照片，通过人工智能技术，建立了具有高灵敏度和特异性的DR智能监测方法。此外，有学者对比了专家诊断和人工智能诊断在糖尿病患者视网膜眼底图像诊断中的准确性，显示智能诊断与专家诊断结果具有高度一致性，这极大肯定了人工智能技术在DR诊断中的应用效果。

远程数字化成像与人工智能相结合，不仅可以实现DR的远程智能诊断，同时可以提高诊断效率，解决医疗资源不足的问题，满足为我国大量糖尿病患者进行DR筛查的需求，提高筛查的覆盖面和效率，大大降低因DR造成的视力损伤和生命质量下降。目前基于人工智能技术进行DR远程筛检已经在实行，但智能筛查的算法仍需不断优化，提升诊断的准确性，以推动人工智能技术在DR筛查的可持续应用。此外，目前DR患者主要在医院进行视网膜眼底图像检查，未来可通过开发具有高像素的智能手机和基于手机的远程DR筛查平台，使患者利用手机完成眼底图像拍照，并上传至远程DR筛查平台手机端，实现在线DR智能筛查，极大提高了DR筛查的便利性，也可降低医院诊疗负担（图9-6）。

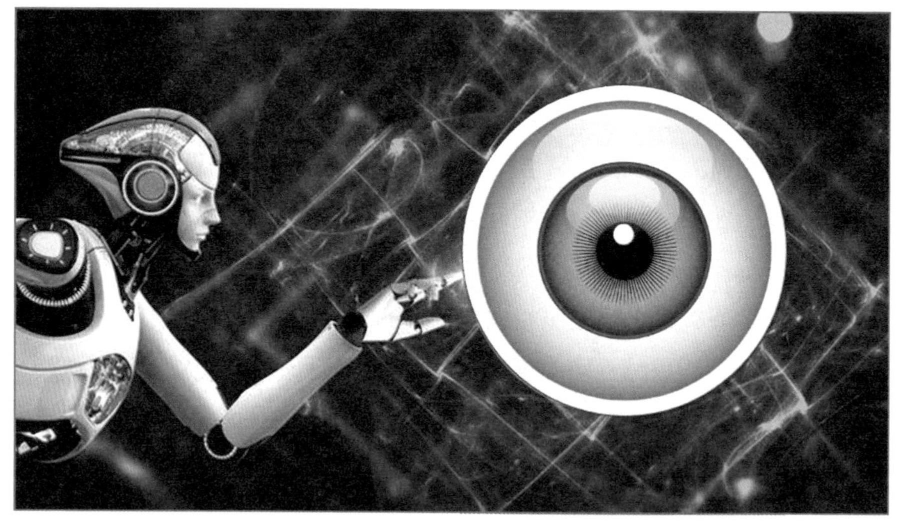

图9-6　DR智能筛查

（2）远程肺癌智能筛查。

肺癌是我国发病率、死亡率最高的恶性肿瘤，早期肺癌的五年生存率可达80%~90%，晚期肺癌的五年生存率不足5%，然而目前接近80%的患者肺癌确诊时已是晚期。因此，进行肺癌早期筛查，提高早期肺癌诊断准确率，可有效控制肺癌的发展。胸部低剂量CT检查是早期肺癌检查的有效方法，其敏感性、特异性及准确性均高于胸片，但因各种因素影响，早期肺癌患者的CT检查漏诊率较高，实用性有限，无法及时诊断。针对这些问题，相关研究机构纷纷利用人工智能开展肺癌CT的智能筛查。谷歌与美国西北大学医学院合作研制一款针对早期肺癌诊断人工智能系统，该系统的研发目的是利用机器学习让AI学会筛查肺癌特征，对恶性肺结节进行检测分析甚至预测恶性程度，从而实现对肺癌的早期诊断。目前，该系统诊断准确率达94%，已超过放射科医生。在我国，阿里云ET

医疗大脑针对CT切片的特性，采用多通道、异构三维卷积融合算法，有效地利用多异构模型的互补性来处理和检测在不同形态上的肺结节CT序列，提高了对不同尺度肺结节的敏感性，同时使用了带有反卷积结构的网络和多任务学习的训练策略，提高了肺结节检测的准确度。

肺癌智能筛查与远程医疗相结合，实现“AI+云端”，专家共同为基层医院进行诊疗服务，提高了上级医院专家诊断肺癌的效率和质量，让基层医院快速收到上级医院给出的肺癌诊断结果，实现肺癌的早发现。有研究显示，“人工智能+远程专家会诊”模式可使肺小结节的检测敏感度不低于97.1%，肺癌良恶性敏感度不低于90.1%，远高于传统检查方法（图9-7）。

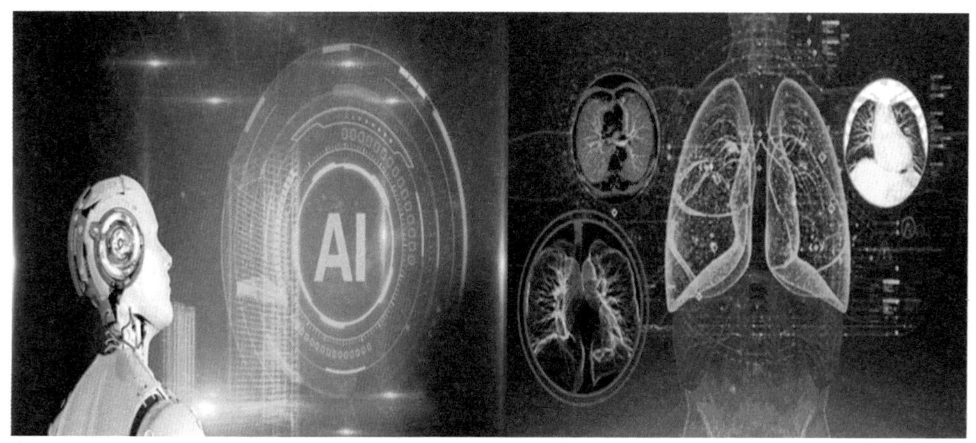

图9-7 肺癌智能诊断

9.3 人工智能在远程会诊中的应用

传统的远程会诊模式是上下级医院通过电子邮件、网站、信件、电话、传真等通信工具，为患者完成病历分析、病情诊断，进一步确定治疗方案的治疗方式。近年来信息技术的快速发展带动了远程会诊方式的变革，电子邮件、电话等传统会诊方式逐步取消，取而代之的是平台化的远程会诊方式。在一定区域内，建立统一的远程会诊协同平台，进行区域内各级医疗机构资源整合，并搭建远程医疗专用网络，将上下级医院有效连接起来，同时为各级医疗机构配置计算机、视讯设备等，以此为基础，区域内医疗机构可开展便捷的远程会诊活动，打破医疗救治的地域限制，实现“小病不出社区”“大病不出本区”，患者无须长途跋涉就可快捷享受大医院的同质化医疗服务。“互联网+”模式下的新型远程诊疗模式有力带动了传统治疗方式的改革和进步，为医疗走向区域扩大化、服务国际化提供了坚实的基础和有利的条件，也为规范医疗市场、评价医疗质量标准、完善医疗服务体系、交流医疗服务经验提供了新的准则和工具。

现阶段，我国大部分地区都开展了现代化的远程会诊服务，但远程会诊的发展远不至此，人工智能的发展为远程会诊提供了新的发展思路。基于人工智能技术，国内外智能诊疗工具层出不穷，如皮肤病智能诊断工具、医生的AI助手临床智能辅助决策支持系统、远程检查机器人等。综合看来，人工智能在远程诊疗的应用主要体现在远程会诊智能辅助、智能检查、远程治疗等几个方面。

9.3.1 远程会诊智能辅助诊断与决策支持

随着人工智能技术的不断成熟，研究已不局限于理论阶段，人工智能被逐渐用于远程诊疗活动中。将智能诊断工具融入远程会诊中，可以在远程会诊活动中辅助上级医院实现快速诊断，进而给出科学的治疗方案，提高了远程会诊效率。以皮肤病为例，有医院将人工智能用于皮肤肿瘤的远程会诊中，很多皮肤恶性肿瘤早期容易与其他的皮肤疾病相混淆，导致不能被及时发现，等到确诊时已是晚期，延误了治疗时间。在基层医疗机构，皮肤肿瘤的鉴别诊断难度更大，社区全科医生无法解决的皮肤疑难疾病，大医院则可以借助人工智能和远程会诊工具为其提供会诊建议。华山医院依据中国人群皮肤影像资源库，开发了老年人皮肤肿瘤人工智能远程会诊APP，基层医院遇到皮肤病诊断难题时，可通过皮肤镜拍照并上传至APP，APP可立即给出肿瘤良恶性判断及辅助诊断的疾病名称。通过APP，还可以提交患者相关病例信息，华山医院专家会在线给出诊断与治疗建议。人工智能与远程诊疗工具的应用，为上级医院帮扶基层医院提供了有利途径，也为患者在基层看病提供了便利（图9-8）。

人工智能在医疗的应用不仅是智能诊断，更被应用于临床决策支持。智能决策支持系统（intelligent decision support system，IDSS）是利用人工智能，特别是

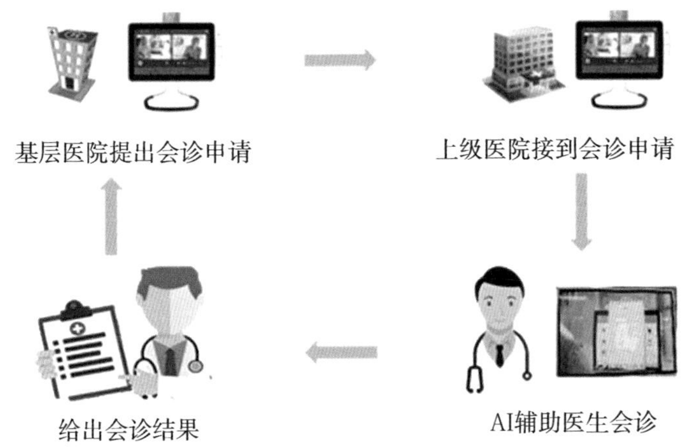

图9-8　AI+远程会诊流程

专家系统的原理和技术所建立的辅助决策的计算机软件系统，支持半结构化和非结构化问题的决策。有研究机构以知识图谱、神经网络算法、本体语义网络、自然语言分析等技术和算法为支撑，利用临床诊疗病例数据、国家诊疗指南、医学文献等数据资源，构建了基于本体语义医学知识库和AI推理引擎为核心的智能辅助决策系统。系统遵循临床诊疗规范，模拟临床医生诊疗思维，可将患者的信息与知识库进行对照，在医生诊疗的问、检、诊、治等各个环节给予决策支持。在问诊阶段，系统可根据患者症状描述进行过滤排序，为患者给出初步诊断和检查建议。在患者进行相关检查后，系统可综合分析检查结果、身体症状，自动给出诊断建议，并综合患者的病因、疾病性质和并发症情况，智能推送个性化治疗建议，是名副其实的医生AI助手，可提高医生的诊疗效率和诊疗水平。在远程诊疗活动中使用IDSS，将基层医院上传的患者病例资料输入IDSS，IDSS可给出初步的诊断和治疗建议，上级医院专家利用IDSS的初步判断，可与基层医院医生进行有针对性的病情沟通，在全面了解患者病情后，结合个人诊疗经验快速判断患者病情发展情况，为患者制定科学有效的治疗建议。IDSS的加入让远程诊疗变得更加高效与便捷。

9.3.2 远程会诊智能辅助治疗

传统远程会诊中，上级医院只能根据基层医院提供的病例资料为患者制定诊疗方案，具体的诊疗执行还是以基层医院为主进行的。基层医院由于缺乏经验，在一些治疗操作中难免存在困难。以恶性肿瘤为例，放疗是恶性肿瘤的重要治疗方法之一，其中放疗靶区和危及器官的勾画是放疗操作的关键，若没有进行正确勾画，放疗过程可导致其他器官受损。恶性肿瘤放疗靶区和危及器官的勾画占用了放疗科医生大量的时间和精力，按照传统的肿瘤病灶和危及器官勾画方法，每例肿瘤患者放疗勾画需要耗费医生3~5小时。在基层医院，有经验的放疗医生缺乏，放疗所用先进设备不足，制约基层医院放疗科的发展。研究显示，我国农村肿瘤患者的5年相对生存率目前为33.9%，城市肿瘤患者为46.7%，相差较大，这与基层医院放疗水平有限相关。

优先在保障勾画速度、准确性和适应性的前提下，研究肿瘤放疗靶区和危及器官智能化、自动化勾画，构建AI化的放射治疗计划模型，建立基于“互联网+”的放疗远程智能化质控系统，有助于提高放疗医生的工作效率，同时也可以辅助上级医院为基层医疗机构提供远程肿瘤智能放疗支持。据报道，谷歌联手英国国家医疗服务体系开发了一套AI靶区勾画体系，通过机器学习，自动勾画头颈部肿瘤病灶。在国内，四川大学也在研发基于深度卷积神经网络的靶区勾画，主要包括三个步骤：肿瘤多模态影像重建、去噪、增强、配准、融合等预处理；肿瘤影像特征自动提取；采用深度学习、机器学习、区域生长、图论（随机游走）、几何水平集和统计理论等方法，进行肿瘤放射治疗靶区和危及器官的智能化、自动化勾画。目前已有医院利用远程医疗开展肿瘤“云放疗”，基层医疗机构通过远程医疗网络把肿瘤患者的影像图像、定位资料发给上级医院放疗专家，放疗专家做好放疗计划再返回给基层医院，同时放疗专家还可利用远程网络指导异地患者在放疗过程中的执行和质控。这在一定程度上为基层放疗水平提升提供了帮助，但上级医院专家制定放疗方案需要耗费一定的时间，增加了工作量。随着放疗病灶自动勾画技术的进步，未来，放疗与人工智能、互联网相结合发挥远程诊疗作用是一种趋势，可以开展放疗的远程靶区勾画、远程放疗方案制定、远程质控、远程协作等，实现远程智能化放疗指导。

9.3.3 远程会诊智能摄像

远程会诊中使用的设备主要包括计算机、摄像头、麦克风等，传统的摄像头根据医生所在位置使用遥控器进行调控，如果参与会诊的医生较多，而摄像头无法及时调控，部分会诊医生不能出现在视频画面中。为此，有机构开发了智能摄像头，让机器拟人化，寻声辨人，在远程会诊中对医生进行定位跟踪，自动判别说话人的位置、自动变焦，即使使用普通液晶屏幕，医生的特写和声音也能瞬间呈现，保证了远程会诊的瞬间呈现和顺畅进行。另外，可以通过面部识别技术动态地识别每个参与者。比如，在多学科会诊、远程教育中，当有新的人员加入会议时，智能摄像设备通过图像摄取、人脸定位、图像预处理及身份确认等多方面技术，及时地识别多个专家，将摄像头对准新加入的参会者，让参会者拥有更加自然的远程会诊和远程学习体验（图9-9）。

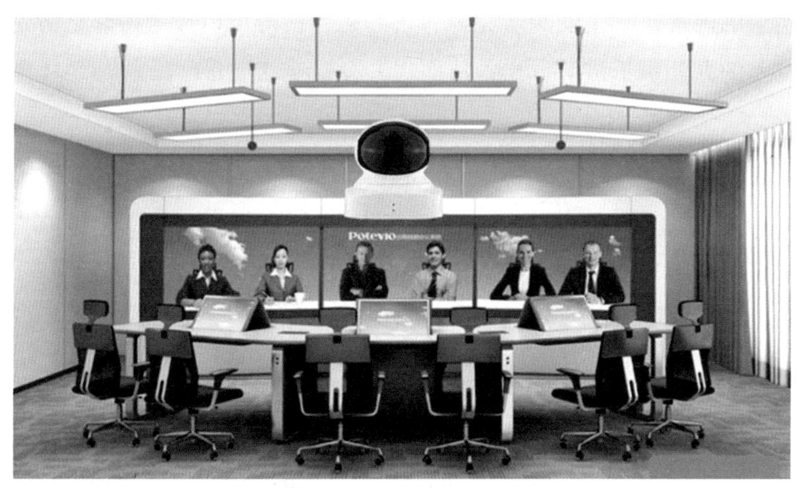

图9-9 智能摄像多屏会诊室

9.3.4 远程会诊智能语音识别

语音识别是将人类语音中的词汇内容转换为计算机可读的输入，如按键、二进制编码或者字符序列，让机器通过识别和分析把语音信号转变为相应的文本或命令。通俗来讲，是把语音转换成对应的文字信息，让机器能够“听懂”人类语言，相当于给机器安装上“耳朵”，使其具备“能听”的功能。近几年来随着深度学习技术的突破，语音识别准确率大幅提升，被应用于各行业。在远程会诊中，智能语音识别同样可以发挥大作用，能够帮助会诊医师语音录入远程会诊的诊疗意见，语音录入并输出诊断报告等，提高会诊效率及会诊记录的准确性，主要作用体现在以下三个方面：首先，在会诊过程中可通过语音录入的方式，自动识别基层医院医生介绍的病例情况及上级医院专家给出的诊疗意见，并进行自动录入，将医生从机械的文案录入工作中解放出来，提高了医生参与会诊的体验度和效率；其次，医生因为工作任务重，难以抽出很多时间进行会诊记录，并且手工记录容易出现记录错误，语音录入能够大大提高会诊记录的质量；最后，以语音为入口，能够积累大量会诊数据，这些数据会在未来产生巨大价值。

此外，在基层医疗机构，由于场地限制，远程会诊会在开放的会议背景下进行，会诊过程中可能出现其他工作人员的声音，干扰远程会诊进行。有机构研发了智能麦克风，可以屏蔽所有背景声音，就像无形中建立了一堵屏蔽“墙”，阻挡外界嘈杂的声音，医生使用麦克风所讲的每句话都可以被听得非常清楚，就像在一个密闭的办公室里讲话一样，从而提升会诊交谈质量。

9.4 人工智能在远程手术中的应用

9.4.1 远程手术的应用现状

1.远程手术指导

远程医疗在外科手术中的常规应用形式主要包括远程手术指导和远程手术示教，远程手术指导是在手术室部署视讯系统和远程手术协作系统，通过视讯系统将手术室的场景、手术视野、手术操作等通过远程医疗网络实时呈现给远端的指导专家，通过手术协作系统将患者生命体征参数等信息共享给指导专家，指导专家在远端的显示屏中查看手术进行情况与患者体征，并对手术操作进行指导。远程视讯技术的发展让上级医院专家能够清晰观看其他医院的手术场景，使远程手术指导成为可能，改变了专家必须亲自到现场才能进行手术指导的情况，为不同医院外科医生开展手术协作提供了新的模式（图9-10）。

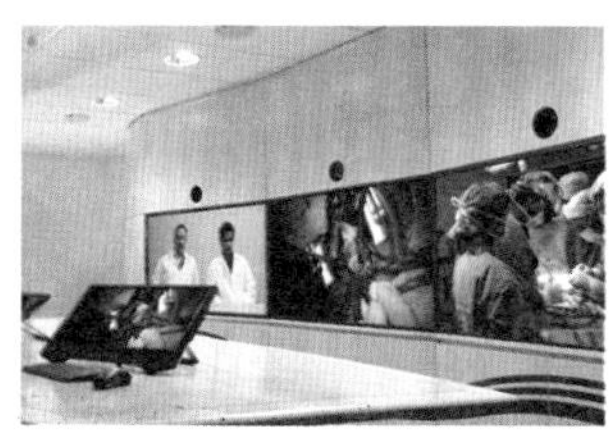

·患者信息
·手术场景
手术指导

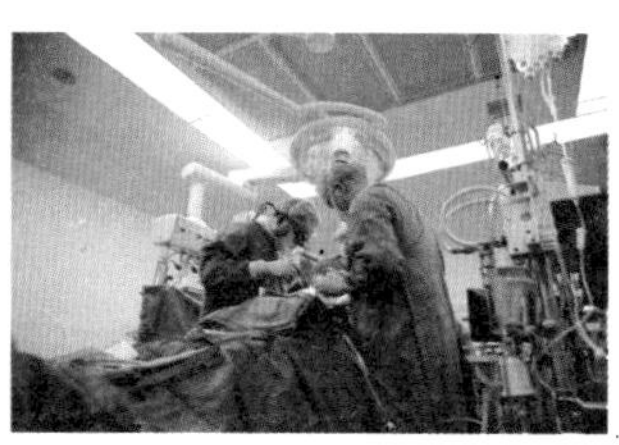

图9-10 远程手术指导

2.远程手术示教

手术示教是医疗教学的重要手段之一，传统模式的医疗手术观摩和示教主要是组织人员到手术室现场进行学习，或者是对手术情况进行录像作为教学使用，但存在诸多不足之处：由于手术室空间限制，导致可容纳的参观、观摩的人数较少，教学、研究的效率较低；观摩人员杂乱会或造成手术室空气污染，甚至影响操作医师的注意力；无法对接现代微创设备；当手术中开启射线设备、电锯等设备时，摄像机将受到严重干扰，造成录像效果较差或无法录制。为了适应手术教学及手术转播要求的不断提高，“互联网+”技术被用于手术示教，产生了远程手术示教。采用远程会诊技术和视频技术，对临床诊断或者手术现场的手术示范画面影像进行全程实时记录和远程传输，观摩人员在示教室通过实时传输的视频画面观看手术操作，如同在手术现场观摩，既减少了手术室观摩对手术实施造成的不便，又提升了观摩人员的体验感（图9-11）。

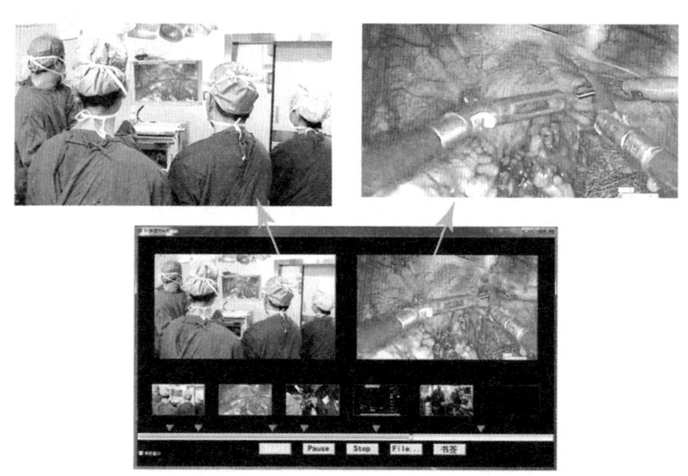

图9-11 远程手术视频播放展示

9.4.2 手术机器人的发展现状

随着人们健康意识的增强，以及人口老龄化发展，社会对卫生资源的需求越来越多，但医护人员配备不足，无法满足日益增长的医疗服务需求。随着世界科技的高速发展，医疗行业也搭上了科技发展的快车道，各类医疗机器人问世，如手术机器人、康复机器人、护理机器人、查房机器人等，服务于医疗活动的不同场景。手术机器人是一组器械的组合装置，通常由一个内窥镜（探头）、刀剪等手术器械、微型摄像头和操纵杆等器件组装而成，是医疗机器人中技术含量最高的产品之一，也是目前应用最广且最具前景的医疗机器人细分领域。它克服了传统外科手术精准度差、手术时间长、医生疲劳和缺乏三维精度视野等问题，给患者带来了更好的临床转归，并且大大缩短了医生对于复杂手术的学习曲线。

目前，进入临床应用的手术机器人可分成两类，一是辅助医生完成腹腔镜下终端手术操作的机器人，如达芬奇手术机器人；二是用于定位辅助的机器人，为外科医生规划手术路径，主要应用在骨科和神经外科的机器人，包括天智航骨科机器人、美敦力Mazor骨科机器人等。达芬奇手术机器人于2000年被FDA批准投入使用，主要用于泌尿外科的微创手术，如前列腺切除手术，如今被越来越多地应用于心外科、妇科、小儿外科等外科微创手术。达芬奇手术机器人的优点有：第一，增加视野角度，机械操作更精确，与人相比减少了手部颤动；第二，手术机械臂是立体视觉，主刀自己就可以随意调整，不需要像传统手术一样需要助手的配合。机械臂可以以任意角度扭动，远胜人手的关节自由度。

在骨科手术方面，我国自主研发的天玑骨科手术机器人（图9-12）是全球首台创伤及脊柱骨科手术机器人，主要由三部分组成：光学跟踪系统，是导航部分；机械臂主机，是操作“手”；主控台车，是“大脑”，进行手术规划。机器人通过影像设备扫描患者骨折部位获取患者骨折部位医学影像，医生在机器人主控台上完成手术规划，手术时，机械臂就能准确找到这个位置，辅助进行手术；在手术过程中，导航部分还负责进行监控，一旦位置出现误差，它会自动跟踪，自动调整。

随着数字化医疗的发展，全球医疗机器人发展迅猛、市场规模迅速扩大。根

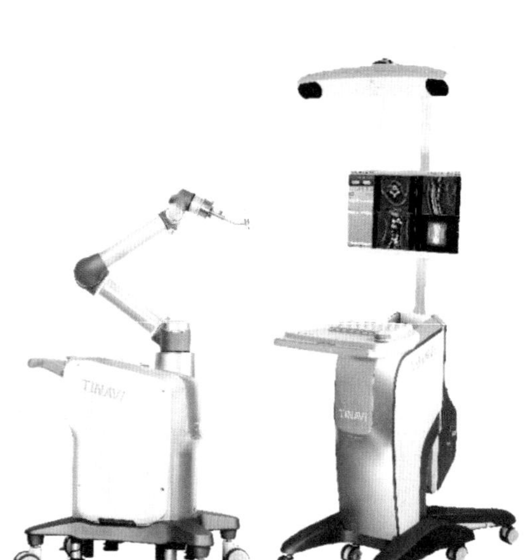

图9-12 天玑骨科手术机器人

据国际机器人联合会（international federation of robotics，IFR）数据，2018年全球医疗机器人市场规模为136亿美元。其中，手术机器人是其中规模最大的细分领域。智研咨询发布的《2021–2027年中国手术机器人产业竞争现状及投资策略研究报告》数据显示：2020年全球手术机器人市场规模83.21亿美元。手术机器人广阔的应用前景也促使中国加强机器人的研发，2013年，哈尔滨工业大学研究团队通过国家高技术研究发展计划（863计划）资助项目完成了微创腹腔外科手术机器人系统；2014年，我国自主研发的手术机器人系统首次用于临床；之后，海军总医院与北京航空航天大学联合开发了机器人系统CRAS，精准神经外科机器人、血管介入机器人等相继被研发并应用于临床。中国手术机器人市场的市场规模从2016年的8.3亿美元增长至2020年的27.6亿美元，发展迅速，增长潜力巨大。总体看来，手术机器人发展迅速，且对临床精准手术的实施有重大帮助。

9.4.3 AI+远程手术

智能手术机器人的研发不仅可以辅助本地进行精准的手术操作，还可以应用于远程手术操作，通过机器人操控台，远程控制机器人机械臂进行手术操作，而这种远程手术操作需要依赖低时延的移动网络。5G技术的发展促进了远程AI手术的应用。相比于3G/4G无线移动网络，5G网络高带宽、低时延、稳定性更高的优势满足了远程手术的要求，让远程手术操作成为可能。4G改变生活，5G改变社会，5G带给医疗的变革无疑是巨大的。随着5G技术的成熟和商用，各个医疗机构相继开展了基于5G的远程机器人手术操作（图9-13）。

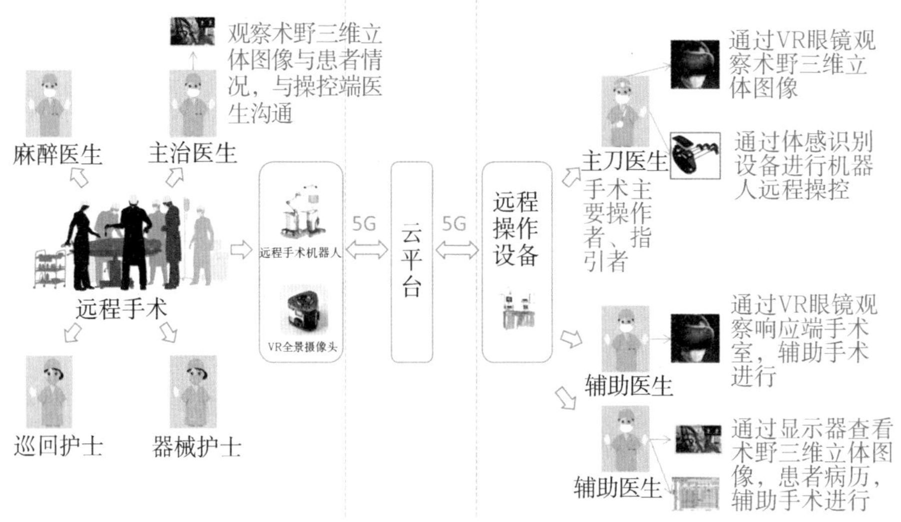

图9-13　基于5G的远程机器人手术操作

2018年12月18日，解放军总医院第一医学中心主任医师刘荣戴上3D眼镜，在福州长乐区的中国联通东南研究院里操作一台机器人手术，另一端则是50千米外的福建医科大学孟超肝胆医院，而“病人”则是接受试验的一只小猪。刘荣进行操作终端，50千米外的手术机器人机械臂同步执行手术步骤，在人机隔空配合下，成功切除了小猪的一小片肝脏。手术创面整齐，出血量极少。5G网络下，手术画面延迟少于30毫秒，术后，小猪的生命体征稳定。这是世界首次5G远程外科手术的成功测试。

随后，5G远程手术机器人被尝试应用于人体。2019年6月，在北京积水潭医院的机器人远程手术中心，专家通过同时远程交替操控两台异地机器人，为分处山东烟台市烟台山医院和浙江嘉兴市第二医院的两个脊椎骨折患者，成功进行

了手术三维定位脊椎螺钉固定手术。这两台远隔千里的远程手术，通过5G网络实现了专家、当地医生和骨科手术机器人的无缝结合。手术机器人的出现，让远程手术不再局限于远程的口头指导或是远程的视频展示，即使患者在基层医院，也能由上级医院专家通过远程操控为患者做手术，提高了远程手术的应用范围和使用价值。

9.5　人工智能在远程急救中的应用

9.5.1　远程急救应用现状

远程急救系统主要包含两部分，一是配置了心电图、超声等检查设备的救护车，二是院内的急救平台。采用无线电传输技术，将救护车内心电图、血压、血氧饱和度等生命体征传输到院内急救平台，专家通过平台实时查看患者情况并远程指导对患者的急救。作为一种能够实时连接院内救护车和院内专家的工具，远程急救系统打通了院外院内急救的绿色通道，不仅能提前实时了解患者病情进展，同时能做到提前挂号、提前准备，减少了中途需要挂号、会诊的时间，为患者节省出了黄金治疗时间，以最快的速度、最科学的手段、最准确的治疗措施实现对患者的紧急救治，有效提升急救效率。目前，许多医疗机构开展了远程急救，河南、福建建立了省级医疗救治应急指挥平台，实现120急救车和专家会诊指导中心的实时远程连接；深圳南山区人民医院开发了一套名为“扁鹊飞救”的远程健康救助服务系统，用于胸痛患者远程救治，并取得良好的效果；厦门有医院开发了急危重症的远程救治指挥平台，提升了基层医院的急危重症诊疗能力。

作为院外急救的一种形式，远程急救主要依托移动通信技术进行，以往4G网络在传输速度和稳定性上无法完全满足远程急救的需求，在一定程度上限制了远程急救的应用，随着5G的应用推广，基于5G的远程急救越来越受到重视，医疗机构开始改造配置5G远程救护车，车内配有多功能监护仪、呼吸机、除颤监护仪、便携式B超机等医疗设备，以及基于5G网络的高清远程视频互动系统、

VR浸入式实时全景体验系统、GPS定位系统等。此外，救护车上配置5G CPE（Customer Premise Equipment，客户前置设备），通过5G无线网络实现救护车与指挥中心的网络相连；配置随车医疗设备数据上传的前置系统，将救护车内医疗设备实时数据上传至指挥平台；配置车内GPS模块，实现救护车的实时位置共享；车内安装全景摄像头、音箱、麦克风及相应的应用软件，打造基于5G网络的1080P高清视频互动系统，以及4K分辨率的VR虚拟视频诊疗系统，实现与指挥中心实时互动和专家的远程急救指导。目前，全国各医院已相继开展了多次5G远程急救的探索与演练，如郑州大学第一附属医院、浙江大学医学院附属第二医院等。5G远程急救充分利用了5G优势与远程医疗技术，实现了“现场—救护车—医疗机构”的连续、实时、多方协作的远程急救、远程会诊，助力医护人员更快、更准、更好地完成急救任务，探索5G环境下急救新模式和新业态。

9.5.2 AI+远程急救

远程急救提高了突发疾病的救治效率，随着人工智能技术发展，AR眼镜、智能腰带等智能可穿戴设备，以及无人机等，被用于远程急救中，增加急救的智能属性，创造了远程急救的新速度和新效率。

1.智能可穿戴设备在远程急救中的应用

智能可穿戴设备是一种可以穿在身上或贴近身体并能发送和传递信息的计算设备，它可以利用传感器、射频识别、全球定位系统等信息传感设备，接入移动互联网，实现人与物随时随地的信息交流，包括眼镜、手套、手表、服饰及鞋等。智能可穿戴设备可分类三类：生活健康类、信息资讯类和体感控制类。生活健康类设备有运动手环、体侧腕带等，信息资讯类有智能手表、AR眼镜等，体感控制类有智能游戏手柄等。目前AR眼镜、智能腰带等已应用于远程急救。

AR眼镜是一种全新的人机交互技术，其核心是摄像头透视功能，包括现场透视和远程透视。利用AR眼镜的远程透视技术，结合远程视频传输技术，可以让远端的人员在显示屏上看到AR眼镜佩戴人员眼前的场景。在远程急救中，现场救护车内急救医师佩戴具有高清摄像和通信功能的AR眼镜，可以将看到的图像实时传输至院内的急救指挥中心，院内医生可直观了解患者情况。2019年北京世界园艺博览会期间，有游客在参观过程中突然晕倒，急救车迅速赶到为患者实施相关检查和救治，同时医护人员佩戴了AR眼睛，可以通过5G网络将查看到的患者情况实时传输至云端，而医院内医生通过信息系统可以共享云端所有的音视频信息，同步查看患者的情况，犹如亲临现场。救护车上进行的心电、超声等检查也可快速上传至云平台，院内医生可实时掌握患者检查结果，并通过视讯设备在线指导现场医生实时抢救。在救护车赶到医院后，接诊医生因已查看过患者的病情，可直接为患者实施救治，节省了问诊、检查时间，极大提升了救治效率。同时，与以往急救中通过摄像头查看救护车内场景的方式相比，AR眼镜的灵活性和清晰度更高。

此外，相关机构研发了智能腰带和智能衣，它们主要由生命体征信息采集、数据分析处理、数据存储与通信三大模块组成。患者在急救过程中，通过佩戴智能腰带，穿上智能衣，心率、心电、血氧、呼吸等生命体征数据可被实时采集，并远程传输至医院内的数据平台。智能可穿戴设备为远程急救过程中场景信息采集和患者生命体征信息采集提供了更为新颖和快捷的方式，已成为远程急救的一个重要研究方向。

2.无人机在远程急救中的应用

无人机是利用无线电遥控设备和自备的程序控制装置操纵的不载人飞机。近年来，无人机获得了众多行业的青睐，农业、快递运输、灾难救援、测绘等领域纷纷探索无人机的应用，而医疗领域对无人机的尝试起源于国外的一次医疗急救——医疗机构利用无人机紧急运送医疗用品对患者进行急救。相比物流网络体系的复杂性，医疗用品的运输路线较为简单，使用无人机运送出错率更低，这也是医疗无人机发展起来的原因。尤其在远程急救时，无人机能够为患者抢救争取时间。

2019年，浙江大学医学院附属第二医院开展了一场基于5G、无人机等先进技术的远程急救演练（图9-14）。一名患者要从基层社区医院转运至浙江大学医学院附属第二医院，患者进入救护车后，救护车内的场景通过AR眼镜一览无余，患者的检查信息也通过5G网络传输至医院，医院急救团队通过远程查看患者病情，判断患者出血量比较多，到达医院后需要特殊止血药品和血制品输注。医院立即安排无人机从浙江省血液中心起飞将药品和血制品配送到浙江大学医学院附属第二医院滨江院区，且航飞过程在指挥中心的屏幕上全程直播。无人机为本次急救赢得了更多的“加速度”，提升了远程急救的效率。但目前医疗无人机应用技术尚不成熟，应用的关键是保证安全性，需要严格规避医疗无人机对航空系统的干扰。

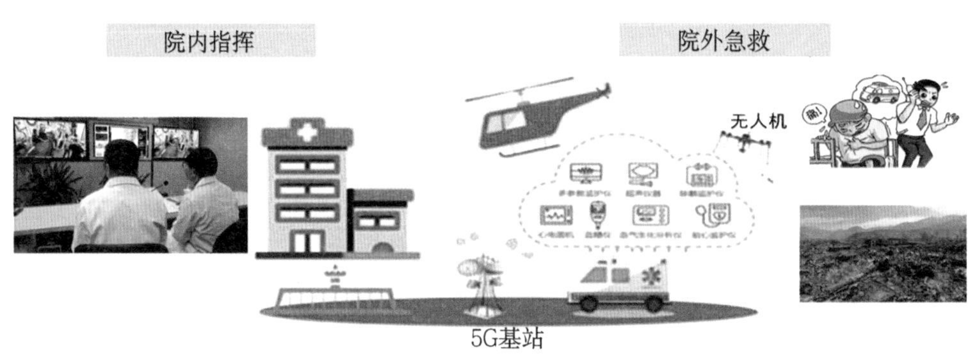

图9-14　基于5G的远程智能急救

9.6 人工智能在远程医疗中的其他应用

9.6.1 远程智能超声检查

医疗诊断的准确性不仅与检查结果的判断有关，也离不开检查过程的规范操作。在远程诊疗中，上级医院专家为基层医院提供诊断辅助的前提是正确的检查操作，然而基层医院的检查技术人员多是非专业人员，未经过专业的培训与学习。有调查显示，1%的超声科从业人员属于人工短期培训后上岗者，而在二级医院这一比例达到8.3%，因此基层医院检查过程操作是否准确有待进一步考证。若上级医院专家能为基层患者进行远程检查操作，可大大提高检查的准确性。随着人工智能技术的发展，远程智能医疗检查的设想正在逐步成为现实，目前已实现了远程超声检查。国内研究机构研发的远程超声机器人系统，集成了机器人技术、实时远程控制技术和超声影像技术，通过5G网络可以达到毫秒级异地同步响应，实现跨地域、点对点远程控制。远程超声机器人系统具有850毫米直径空间大范围扫查，±0.1毫米高精准定位，保证专家临床操作体验和安全性。因此，上级医院专家可通过该系统为基层患者提供切实可行的远程智能超声检查（图9–15）。

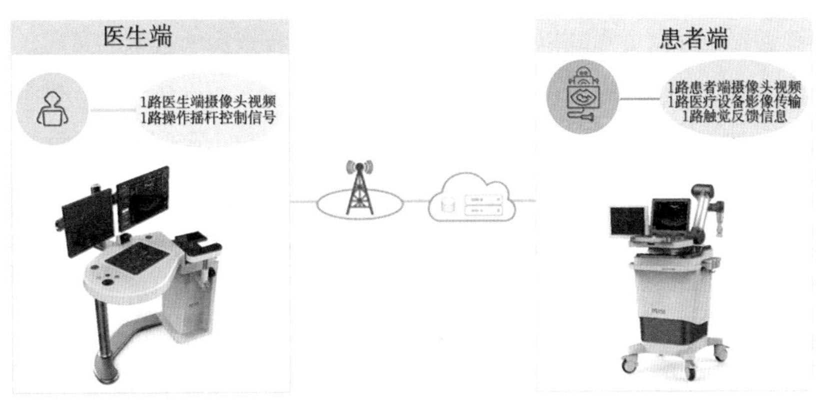

图9–15　基于5G的远程智能超声检查

2019年3月，中国人民解放军总医院海南医院联合三亚移动、华为共创的5G超声机器人，利用中国移动5G网络，跨越近3000公里，成功实现了北京到三亚及南海岛礁的超声机器人远程操作演示。超声科医生在北京会场，利用无线B超探头，通过5G网络灵活操作分布在三亚的120急救车、海上救援急救艇及南海岛礁上的机器臂，为体验者实施精准的超声检查，同时利用5G网络可以将多方、交互高清音视频进行实时呈现。

此外，远程超声机器人还被应用于武汉雷神山医院、江岸方舱医院、黄陂方舱医院等，700公里之外的浙江省人民医院远程超声医学中心的专家，利用中国电信5G技术，通过手柄远程操控黄陂方舱医院的超声机器人，"隔空"为一名患者做超声检查、评估和诊断。远程超声检查时，方舱医院的护士帮助患者摆好体位，床边是超声机器人手臂，通过摄像头5G连线，远端的专家操作手柄，远程控制机器人为患者进行超声检查。专家可以通过摄像头实时看到检查画面，患者的肺部病变一目了然，检查顺利完成。新冠肺炎疫情期间，利用超声机器人进行远程检查，避免了医护和患者的直接接触，从而大大减少医护人员的感染概率。

9.6.2 AI+远程查房

1.远程查房机器人介绍

传统远程医疗服务形式以远程会诊为主，而远程查房一直未能实现，因查房是移动性的诊疗活动，医生需逐个病房查看患者病情，而以往远程诊疗服务多是固定时间和地点的远程会诊服务。远程会诊虽然能够实现不同医院间的远程协作，为基层医院在疑难疾病诊疗方面提供协助，但无法应对突发的紧急病例，也无法满足查房需求。随着智能化技术发展，查房机器人的研发前景广阔。目前，已有多个机构研发了不同类型的查房机器人，通过连接移动网络，机器人可接受远程指令和导航进入各个病房，开展远程移动查房。远程查房机器人一般配置了高清显示屏、麦克风和高分辨率摄像头，下面配有滚动的轮子，医生可以在远端利用移动网络，通过计算机终端对机器人进行控制。医生通过机器人上的摄像头可以远程查看患者情况，患者可通过麦克风、摄像头与医生进行远程视频交流。医生通过查房机器人还可与护士沟通患者治疗方案（图9-16）。

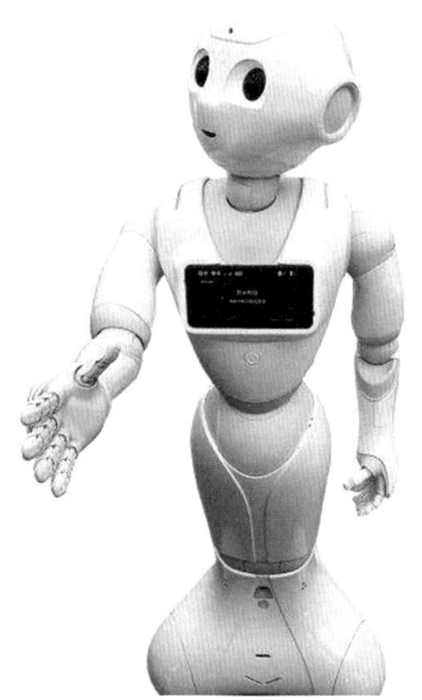

图9-16 远程查房机器人

2.远程查房机器人的应用

有报道显示，在国外，英国圣玛丽医院早在2005年已开始使用伴侣机器人进行远程查房，机器人可以受到遥远地方控制杆的控制。“驾驭”机器人的医生从控制台上可以看见患者、询问病情、浏览患者的病史记载、阅读X光片和化验结果；患者也可以从机器人的“面部”显示屏看到医生。但查房机器人不会代替医生，而是当医生任务繁忙无法达到患者身边时，成为医生和患者良好交流的工具。

上海交通大学医学院研发了一款具有人脸识别、自然语音交互、远程协作等功能的医疗服务机器人。这款1.45~1.6米高的机器人可以每秒0.3~0.6米的速度，在预定时间跟着医生查房，避开障碍，与人互动，而后自行“走”回充电桩补充电量。该查房机器人汇集了机器视觉、基于激光的空间位置信息等各种高精尖前沿技术，并根据医疗场景定制综合管理软件，实现远程医患互动。目前，这款自主研发的查房机器人已投入临床应用，结合5G网络的应用，网络延时仅1毫秒，患者和医生体验感较好。

远程查房机器人不仅能陪同医生查房，还能进行远程会诊。医生通过远端操控查房机器人，在院外也可对患者进行查房。基层医院在查房时，通过配置查房机器人，可以与上级医院专家进行远程协同查房，遇到的诊疗问题可随时向上级医院专家请教，提高了基层医生诊疗水平，也为患者留在当地接受治疗树立信心。

第10章 人工智能与智慧医院

10.1 智慧医院概述

10.1.1 智慧医院的定义

2019年3月，在首都医科大学附属北京天坛医院举行的新闻发布会上，国家卫生健康委员会（简称国家卫健委）首次提出了智慧医院的定义。智慧医院包含三个层面：一是面向医务人员的智慧医疗，比如电子病历系统建设，2010年开始在医院大规模推广；二是面向患者的智慧服务，比如解决患者就医时“三长一短”（挂号、候诊、收费队伍长，看病时间短）问题；三是面向医院管理者的智慧管理，提升医院整体运营效率（图10-1）。

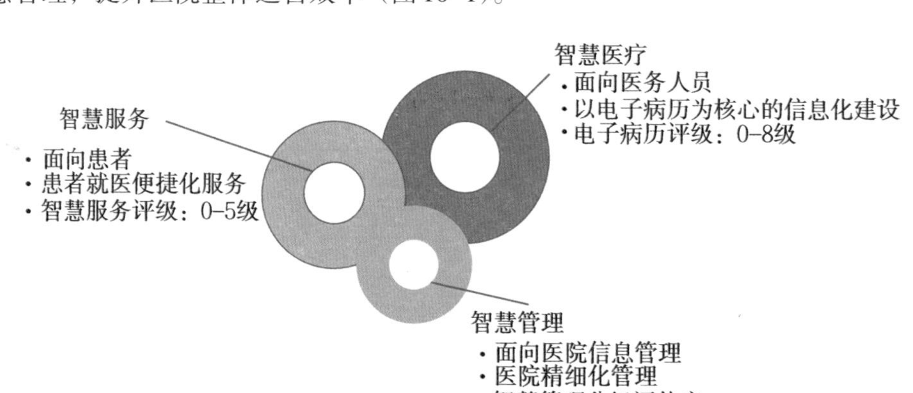

图10-1 智慧医院核心三个层面

国家政策是智慧医院建设的核心驱动力。当前，智慧医疗和智慧服务领域，均有相应的政策落地，智慧管理领域标准正在设立过程中。在智慧医疗领域，

2018年11月，国家卫健委办公厅印发《电子病历系统应用水平分级评价标准（试行）》，意在建立适合我国国情的电子病历系统应用水平评估和持续改进体系，以电子病历为抓手，提升临床诊疗水平。2019年3月，国家卫健委办公厅发布《医院智慧服务分级评估标准体系（试行）》，引导医院建设功能实用、信息共享、服务智能的智慧服务信息系统，改善患者就医体验。国家卫健委2021年已公布医院智慧管理分级评估标准，专门针对医院的后勤管理、科研教学、物资供应、财务运营、成本核算、办公自动化等各个环节设计评估指标。

根据国家卫健委所定义的智慧医院建设过程，新一代人工智能、大数据等多个领域技术是必不可少的，这些技术贯穿医疗行业的智慧服务、智慧医疗、智慧管理等多个方面，保障智慧医院所具备的功能和应实现的目标。

因此，智慧医院是指将云计算、大数据、人工智能、物联网等多领域技术应用于医疗服务领域，围绕患者就医体验、临床诊疗水平、医院管理三个方面，全方位提升医疗服务效率和质量。

10.1.2　智慧医院的本质和内涵

目前随着信息化在各个领域的迅速发展，医疗行业的信息化也初见成效，各个医疗机构的信息化建设为智慧医院的建设提供了坚实的基础。智慧医院的建设本质上是从传统的医院服务向医院数字化、智慧化升级转型的过程，其建设的路径和思路与其他行业数字化转型的路径是基本一致的，可分为三个层级，分别为信息化、在线化和智能化，其分别对应智能医院建设的三个层面：智慧管理、智慧服务和智慧医疗（图10-2）。

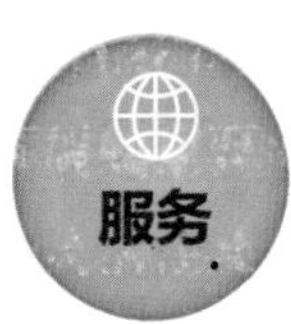

图10-2　智慧医院建设思路

智慧管理本质上是新一代信息化，主要是医疗供应链、成本控制等精细化管理的应用，是医院在HIS/CIS/CDR等业务系统、临床系统的基础上，叠加医院管理工具，面向医院内控的新一代信息化升级，强调标准化和流程化作业，保障医院日常工作的高效率运行。智慧服务的核心是医疗行业服务的在线化，它是将患者就医的整个流程从线下转移到线上，可以实现患者在线预约挂号、查询报告、在线支付等一系列的在线化就诊功能，方便患者在线完成流程化的工作。智慧医疗的核心是医疗工作场景的智能化，主要是临床辅助决策系统、人工智能辅助诊断、人工智能分诊、临床智能评价等应用。智能化主要服务于医疗工作者，目的是通过智能技术提升临床医生的诊疗水平和工作效率，同时也是保证临床科室诊疗质量的重要手段（图10-3）。

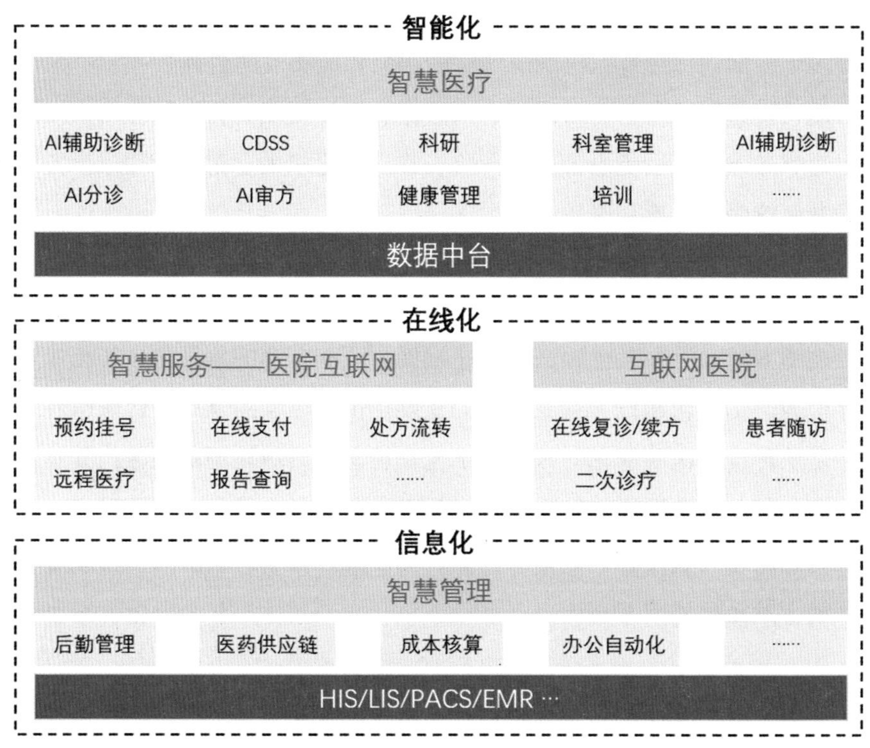

图10-3　智慧医院行业图谱

1. 信息化是智慧医院建设的基础

我国医院经过了30多年信息化的发展，基本已经搭建好了HIS、LIS、PACS、EMR等信息化系统。信息化并不是简单的将纸质化办公转化为信息化办公，当前的信息化建设有两大趋势：一是加强院内、院间的各系统互联互通；二是智慧管理服务系统的建设。

国家卫健委统计信息中心自2012年开始启动医院信息互联互通标准化成熟度测评工作。2018年，国家卫健委医政医管局印发《关于进一步推进以电子病历为核心的医疗机构信息化建设工作的通知》，明确要求到2020年，三级医院要实现院内各诊疗环节信息互联互通，达到医院信息互联互通标准化成熟度测评4级水平。从智慧医院信息平台建设角度出发，互联互通也是智慧管理、智慧服务、智慧医疗建设的底层基础。

智慧管理服务的建设是在医院内和医院间互联互通基础上的工作，为了促进物联网、大数据、人工智能等技术在后勤管理、医疗供应链管理、科室服务管理等领域的发展，实现对医院内各个部门更精细化的管理。智慧管理系统主要满足医院的两方面需求：一是对单台设备绩效进行清晰的分析，如设备每天的检查量、利用率、开机率等，挖掘设备效能。同时，绩效分析也能为医院设备配置、科室考核等提供参考；二是满足三级医院绩效考核要求。2019年国家出台了三级医院绩效考核要求，要求医院对大型医疗设备进行监控。基于物联网的设备管理能够实现医院对大型医疗设备的质控和管理，助力医院满足监管要求。

2. 在线化是智慧服务的本质

在智慧医院建设中，智慧服务的本质是在线化，其包含医疗业务在线化和医疗服务在线化。医疗业务在线化是指预约挂号、就医支付、转诊等就医流程均能通过在线化服务供患者进行操作。比如，患者可以通过医院的APP进行在线预约挂号，可以分时段选择挂号的科室和医生，无须进入医院后进行挂号，从而节省了就医排队的时间，并且可以根据自身情况选择就诊时间。在线支付就诊费用，无须在医院中寻找支付窗口进行排队，随时随地可以通过手机APP对就医所产生的费用进行付费。医联体间的业务系统、临床系统实现对接，可以使患者转诊流程在系统内操作，且患者的电子病历信息实现互通，能够避免不必要的重复检查等。

医疗服务在线化是指远程医疗、互联网医院等业务。远程医疗实际上是将原本需要转诊至上级医院，或者需要上级医院专家下基层指导才能够解决的医疗服务，用在线化这种高效率、低成本的方式来解决。互联网医院业务使医院触角得以延伸，能够在“院墙外”为患者提供医疗服务。2018年4月，国务院办公厅发布《国务院办公厅关于促进“互联网+医疗健康”发展的意见》，允许有互联网医院资质的医疗机构在掌握患者初次就诊信息的情况下，在线开展部分慢性病、常见病的复诊、处方服务等。以上都是线下医疗机构的在线化升级，相应的系统建设和运营服务由科技服务商提供，这也是《医院智慧服务分级评估标准体系（试行）》中涵盖的智慧服务。我们将这个领域定义为互联网医院。

此外，医疗服务的在线化也催生了一批创新型互联网医院企业，平安好医生、好大夫在线等互联网医院企业从此可以在阳光下行医。由医疗服务在线化而诞生的互联网医院，本身就是在线化、智能化场景落地的先锋。如果说线下医院在经历智慧化升级，互联网医院就是天生的智慧医院。

3. 智能化是智慧医院的核心

医院信息化水平的不断提升，促进了医疗大数据、医疗人工智能等医疗智能领域的发展，以人工智能医学影像处理、医疗大数据分析技术、医疗3D打印技术为代表的智能辅助诊疗应用，已经开始在智慧医院建设中被广泛采用。对高质量的临床医学影像和电子病历文本数据的清洗、处理，以及对临床诊疗路径和医学指南的学习等方面，人工智能影像和医疗大数据分析等相关产品已经陆续在自动影像阅片、临床辅助决策支持系统、病历结构化等科研领域落地。当前阶段，智慧医疗已深入人心，大部分二级以上医院均已经在使用或者尝试部署智能化应用。

智慧医院的智能化建设核心主要有两点：一是数据治理；二是医学理解。虽然当前医疗数据信息化发展迅猛，但医疗数据质量较低，数据准确率较低，数据缺失较严重，且数据结构化程度较低，导致数据利用率低。智能化应用模型训练需要高质量的结构化数据，因此数据治理是智慧医疗的基础。医学本身属于高知识壁垒行业，开发智能化应用模型的过程中，需要理解底层医学逻辑，比如症状与疾病诊断的对应关系、疾病交叉症状辨别等，都需要资深临床医生参与模型训练，实现在智能化建设中对医学知识的正确理解。

10.2 面向患者服务的人工智能技术与应用

10.2.1 基于语音识别技术的人工智能虚拟助理

语音识别技术，也被称为自动语音识别（automatic speech recognition，ASR），其目标是将人类语音中的词汇内容转换为计算机识别的输入（图10-4）。语音识别技术为普通患者在医院寻求咨询、自诊、导诊等服务提供了极大的便利。应用语音识别、自然语言处理等人工智能技术，将患者的病症描述与标准的医学指南做对比，为患者提供医疗咨询、自诊、导诊等服务。语音识别技术也为医生书写、整理病历提供了极大的便利。电子病历是记录医生与患者的交互过程，以及病情发展情况的电子化病情档案，包含病案首页、检验结果、住院记录、手术记录、医嘱等信息。智能语音录入可以解放医生的双手，帮助医生通过语音输入完成查阅资料、文献精准推送等工作，并将医生口述的医嘱按照患者基本信息、检查史、病史、检查指标、检查结果等形式形成结构化的电子病历，大幅提升了医生的工作效率。

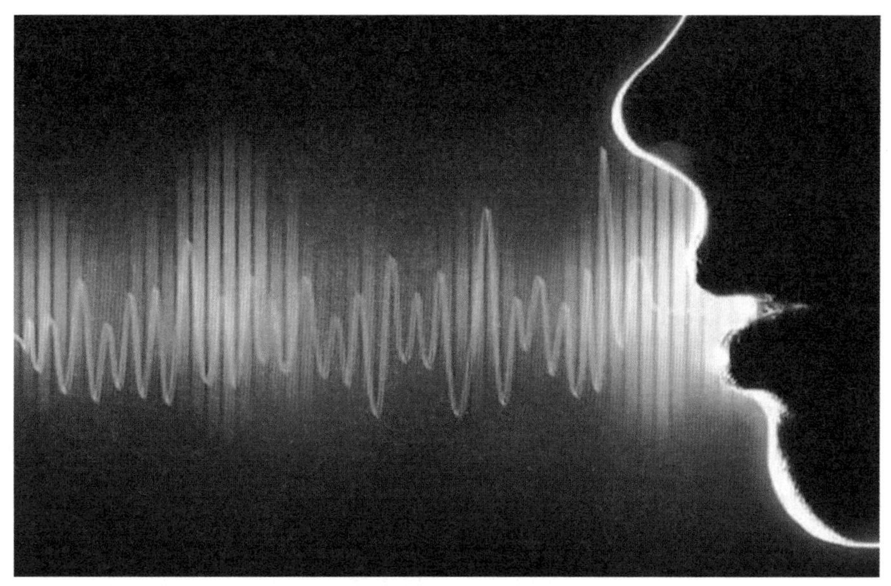

图10-4　语音识别技术

目前，智能语音识别技术采用的核心方法是人工神经网络。人工神经网络（artificial neural network，ANN）是20世纪80年代末期提出的一种新的语音识别方法。其本质上是一个自适应非线性动力学系统，模拟了人类神经活动的原理，具有自适应性、并行性、鲁棒性、容错性和学习特性，其强大的分类能力和输入/输出映射能力在语音识别中得到广泛的应用。其方法是模拟人脑思维机制的工程模型，它与马尔科夫模型正好相反，其分类决策能力和对不确定信息的描述能力得到举世公认，但它对动态时间信号的描述能力尚不尽人意，通常自然语言处理分类器只能解决静态模式分类问题，并不涉及时间序列的处理。尽管学者们提出了许多包含反馈的结构，但它们仍不足以刻画诸如语音信号这种时间序列的动态特性。由于ANN不能很好地描述语音信号的时间动态特性，所以常把ANN与传统识别方法结合，分别利用各自优点来进行语音识别，克服马尔科夫模型和ANN各自的缺点。近年来，结合神经网络和隐含马尔科夫模型的识别算法研究取得了显著进展，其识别率已经接近隐含马尔可夫模型的识别系统，进一步提高了语音识别的鲁棒性和准确率。

10.2.2 基于人工智能的康复机器人

康复机器人是辅助人体完成肢体动作，帮助行动不便的患者实现助残行走、康复治疗、负重行走、减轻劳动强度等功能的一种医用机器人。康复机器人可被认为是一种特殊环境下的“可穿戴设备”。目前，康复机器人的研究主要集中在康复机械手、智能轮椅、康复治疗机器人等几个方面。

（1）康复机械手：最初设计康复机器人的一个目的就是在残疾人和环境之间放置一个机械臂，通过这个机械臂来实现部分或全部的操作功能。按机械臂的安装位置划分，康复机械手可分为三类：基于桌面工作站的机械手、基于轮椅的机械手、基于移动机器人的机械手。

（2）智能轮椅：智能轮椅作为下肢残疾者和失去行走能力的老年人的主要交通工具，近年来发展得非常迅速。

（3）康复治疗机器人：康复治疗机器人是康复医学和机器人技术的完美结合，机器人不再被当作辅助患者的工具，而是被当作提高临床康复效率的新型治疗工具。康复治疗机器人在医疗实践上主要是用于恢复患者肢体运动系统的功能。基于人工智能的康复治疗机器人拥有一套智能训练的决策系统，能根据用户需求而选择不同的训练模式，如肌肉力量训练、认知功能训练、运动控制训练等。在训练前，机器人就可以对每位使用者进行评估，得出定制化的训练方案。过去这个方案是由治疗师决定的，未来可以由人工智能来提供，从而做到根据个人情况更精确地进行康复诊疗。

10.2.3 基于人工智能的健康管理

人工智能在医疗领域得以迅速应用和发展的关键，实际上得益于医疗大数据的积累和数据库的发展。而这些数据并不仅仅产生于医学影像的获得或者医院诊断的信息录入，还可以在人们的日常生活中随时随地产生。因此，未来的医疗大数据实际上是在人们对自身进行日常健康管理的过程中产生和集中起来的。

在此基础上，通过人工智能的算法，人们不仅可以对个人的健康状况进行精准化的把握，还可以通过大数据把握传染性和季节性疾病的发展状况，从而做出相应的应对措施。从某种程度上讲，这或许是人工智能与人类日常生活融合最为密切的一个领域，可以为人类提供高质量、智能化与日常化的医疗护理服务。

1. 大数据与流感预测

早在2008年，谷歌就已经推出了流感预测的服务，通过检测用户在谷歌上的搜索内容就可以有效地追踪流感暴发的迹象。例如，“头痛发烧”“恶心”和“打喷嚏”等关键词的搜索次数在某一区域内约为每日20万次，当某一时间段内这些关键词的搜索次数急剧上升到60万~80万时，谷歌服务器就会判断必须对疫情进行预判和警戒。此外，谷歌基线研究项目（Google Baseline Study）希望建立一个庞大的人类健康数据库，找出完全健康的人类基因模型。根据这个数据库，只要发现用户的健康数据与模型有出入，谷歌就会提醒用户可能出现的健康问题，使其进行预防。

谷歌健康（Google Fit）平台开发了一系列可穿戴设备，包括衣服、鞋子、手环、眼镜等。这些产品都在不断收集海量的生物统计数据并与谷歌基线研究结合起来，以提供更加强大的应用。不难看出，结合大数据和互联网技术，我们可以对某些传染性疾病进行较为及时、准确的监控和预防，并在建立一些数据库、智能分析模型后，使这些活动更为便捷和迅速。

2.机器学习与血糖控制

2015年11月，《Cell》杂志发表的一篇文章阐释了机器学习应用于营养学的积极意义。该研究团队首先对800名志愿者进行标准化饮食试验，采集了他们的血样、粪便，收集了血糖、肠道菌群等多项数据，并使用调查问卷等形式收集饮食、锻炼及睡眠数据。研究发现，即便食用同样的食物，不同人依然会产生具有相当大差异的反应。因此，以往通过直观经验而得出的一般性的饮食摄入建议，往往是不能与每个人完美匹配的。

接着，研究团队开发了一套“机器学习”算法，通过分析学习人们的肠道菌群特征与餐后血糖水平之间的关联，从而尝试对标准化食品进行血糖影响预测。经过800名志愿者的数据“训练”之后，这套机器学习算法所建立起的预测模型，在新的一批志愿者身上得到了有效验证。此后，研究团队进一步验证了机器学习能否进行健康饮食指导。他们对新的一组志愿者进行分组，使其分别采用机器学习算法给出的膳食建议，以及医生与营养专家的建议。膳食建议分为了一周的“健康饮食”与一周的“不健康饮食”两种。通过细致比较，研究团队发现机器学习算法给出了更精准的营养学建议，能够更好地控制餐后血糖水平，传统的专家建议则稍逊一筹。不难看出，机器学习的作用在这一研究中得到了充分的体现，在精准营养学上，人工智能可以帮助用户进行精确的辅助分析，从而使用户做出更为合适的选择。

3.数据库技术与健康要素监测

位于爱尔兰都柏林的Nuritas生物科技公司是一家将人工智能与分子生物学相结合的初创公司，该公司通过建立食品数据库来识别肽（食品类产品中的某类分子）是否可以作为食物的补充或新的成分。通过机器学习的运用，Nuritas可以为食品制造企业提供数据挖掘服务，还计划未来推出面向消费者的个性化营养方案定制产品。

在中国，人工智能生物科技初创公司碳云智能（iCarbonX）也在从事相关的研发。该公司试图建立一个健康大数据平台，该平台最终可以利用人工智能技术

对这些数据加以处理，帮助人们进行健康管理。不难看出，无论是食品数据库还是健康大数据平台，目标都是通过大数据与人工智能技术来对人体的健康要素进行监测、记录，并通过对这些记录和数据的分析得出更加准确和有效的健康管理计划。

4. 健康管理与生活品质提升

随着人们生活水平的不断提升，对于自身健康的严格管理将成为很多人的日常诉求。如果能够收集到每个人各方面的健康数据，以这些数据为基础，通过人工智能的算法，对健康的日常管理就能够轻松实现。相当一批科技公司正在从事相关的研究，美国的WellTok公司就是其中的一家。该公司的核心产品是Cafe Well健康管理优化平台，该产品的一个核心理念，就是医疗健康服务并不是只有患者才需要，普通人也需要时刻关注和维护自身的健康。通过技术开发和服务拓展，Cafe Well可以协助医疗保险商和人口健康管理者引导并激励用户改善健康，并且可以针对个人提供精确的健康服务。IBM公司也投资了WellTok，并将其开发的Watson平台融入Cafe Well，借助Watson平台的人工智能认知能力来理解复杂的人类语言，对海量数据进行快速的运算，从而为用户提供健康管理、慢性病恢复和健康食谱等方面的指导。

10.3 面向医生的人工智能技术与应用

10.3.1 基于计算机视觉的医学影像诊断技术

医学图像处理学术界注意到人工智能方法在计算机视觉处理领域的巨大成功，并将其应用到医学图像处理的不同任务。特别是在图像识别与分类、图像定位与检测、病灶分割、图像配准和融合、计算机辅助诊断和显微图像分析方面，人工智能算法对辅助医生准确、高效的诊断发挥了至关重要的作用。目前医学影像的诊断主要是由影像医生人工阅片完成，而急剧增加的医学影像为人工阅片带来极大挑战。基于人工智能的医学影像辅助诊断可以有效地辅助医生完成部分的阅片工作，极大减轻了影像科医生的工作强度，提高工作效率，同时还能保证阅片的质量。医学影像智能诊断主要通过以下步骤实现。

1. 医学图像分类与识别

基于人工智能方法对图像的分类识别中，利用计算机代替人的视觉判读，对图像进行定量分析，即通过一些方法将图像目标区域的不同特征进行提取或直接识别，再将其划归为若干类别中的某一种，以便进行图像的后续处理。大量研究表明，将人工智能方法应用于图像分类识别，图像处理的准确性、敏感性和特异性与传统分析方法相比均有显著提高，这使得图像分析效能整体提升。

人工智能中常用的方法是卷积神经网络，卷积神经网络通过特征提取机制能够直接识别给定的图像数据集，从中学习并提取相关特征。以肺炎为例，该方法可以通过大量不同肺炎类型的CT图像自主学习对应肺炎的特征并进行分类。与支持向量机算法相比，卷积神经网络方法分类的准确率更高，可达到87.1%，该准确率已经达到经验丰富的临床医生诊断水平。

2. 医学图像定位与检测

人体组织器官解剖结构和病灶区域的定位是临床治疗计划中非常重要的预处理步骤，定位的精度直接影响治疗的效果。图像目标定位任务不仅需要识别图像中的特定目标，而且需要确定其具体的物理位置。图像目标检测任务则需要把图像中所有目标识别出来，且确定它们的物理位置和类别。

通过在三维CT图像确定一个矩形的边界盒，定位解剖区域周围的感兴趣区域（如心脏、主动脉弓和降主动脉）。为克服标记数据不足，以及更好地表达学习特征，有学者预先训练的CNN架构和RBM用于器官或组织图像的定位任务。一些研究人员通过将三维卷积分解成三个一维的卷积来处理CT数据中的颈动脉分叉，从而降低了这种复杂性。多数研究使用卷积神经网络来执行像素（或体素）分类，随后用某种形式的后处理来获得候选对象，有些研究利用一个多流的卷积神经网络来整合CT和PET数据。有学者已经对弱监督深度学习进行了探索，检测胸片中的结节和乳房X光检查的病变。

3. 医学图像分割任务

医学图像中器官和其他亚结构的分割可以定量分析与体积、形状相关的临床参数。此外，它也是临床手术图像导航和图像引导肿瘤放疗的关键任务。分割的任务通常被定义为识别构成感兴趣对象的轮廓或内部的一组像素集。分割是应用深度学习医学成像的最常见的课题，同时也是应用最广泛的领域。

在医学图像分割领域，最著名的卷积神经网络框架是U-net。在U-net中，两种主要的架构风格是相同数量的向上采样层和向下采样层的组合。从训练的角度来看，这意味着整个图像扫描可以在一个前向通道中被U-net处理，从而形成一个分割图。一种名为“V-net”的网络框架是U-net架构的三维变种，使用三维卷积层进行三维图像分割。病灶分割面临着对象检测、器官和子结构分割两个领域的挑战。这两个领域的发展很有可能会自然而然地应用到病灶分割。医学图像分割领域最新的研究成果如图10-5所示。

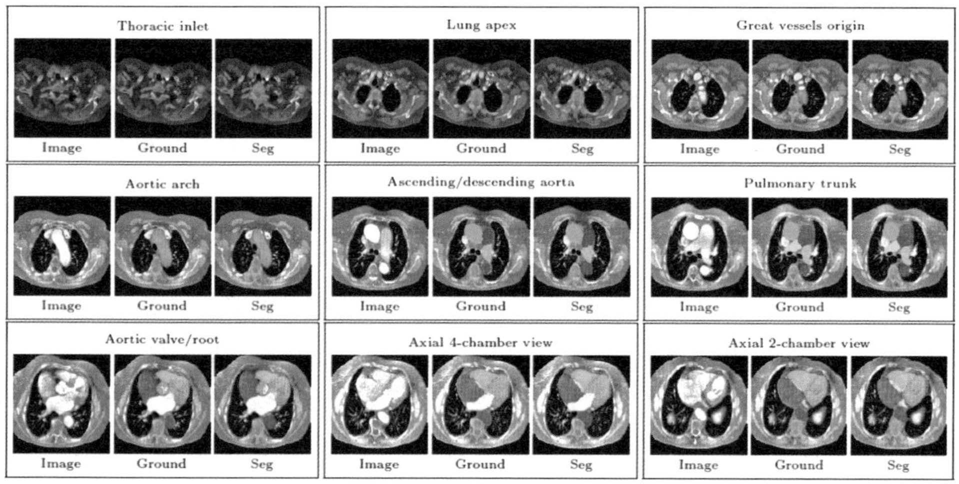

图10-5 医学图像分割领域最新的研究成果

10.3.2 基于人工智能的药物研发

传统的新药物研发周期长、成本高已成为医药行业的共同痛点。因此，药企巨头纷纷选择与人工智能企业合作研发。国内合同研究组织（contract research organization，CRO）龙头企业药明康德携手美国人工智能公司Insilico Medicine，将人工智能技术应用于靶点识别、药物研发及抗衰老研究。目前，AI主要应用于药物研发的临床前研究阶段，集中于药物靶点的确认、活性化合物的筛选、药物安全性的评估、药物有效性的测试等方面（图10-6）。

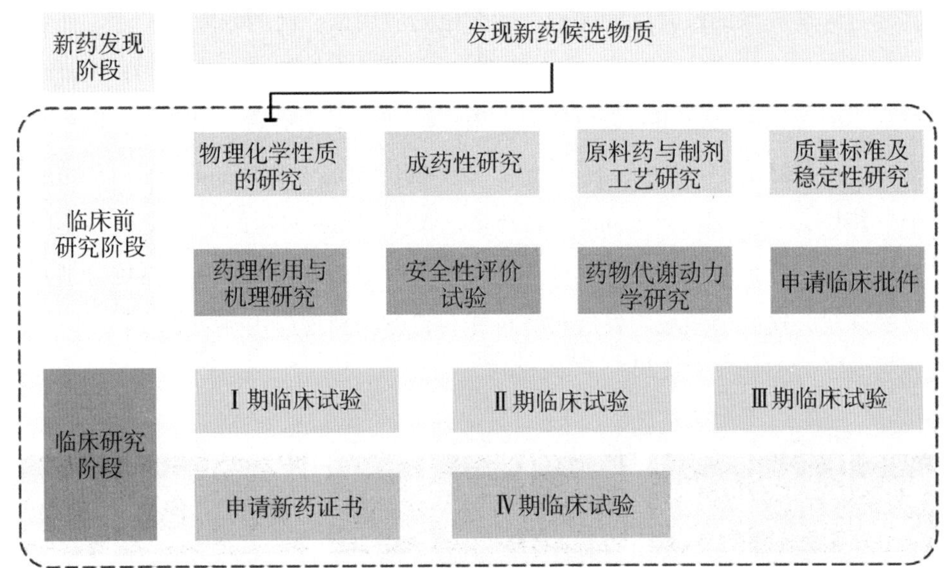

图10-6　药物研发流程图

新药研发包括了漫长的小分子化合物研发阶段、三期临床试验及注册审批的过程。新药研发是一个耗时耗资且失败率高的巨大工程，能够通过这重重考验并成功上市的药物，仅有不到1/10。研发失败，尤其是临床试验后期的失败是每一个药企最不愿意看到的事，最主要的失败源于候选药物缺乏有效性，即药物的靶点不对。目前主流的做法是通过药物研发外包服务，合作开发或收购一些有潜力的生物技术公司来提高药物研发效率，但这并没有真正意义上地改变“先假设再验证”的药物试验模式。

人工智能领域的深度学习算法能够通过穷尽各大患者及健康人群数据库找到药物候选靶点，运用算法精准预测，快速筛选活性化合物，虚拟构建药物分子。人工智能让药物研发模式发生了本质上的逆转，通过真实数据获取并找到最有可能成立的假设。麦肯锡的Chilukuri表示，药物研发的周期一般需要大约10年，因此，一般收益将在未来10~15年内出现。从中期来看，人工智能对制药行业的价值增长可能相当于销售额增长5%~10%，但长期收益将超过这一水平。利用AI研发新药的生物科技公司BergHealth，其研发平台首先通过详细的医学历史、科学出版物和化学数据库的数据，来识别患者和患者之间的遗传基因和其他标记，再将与特定疾病相关的基因、蛋白质或代谢物排列，确定特定的基因或蛋白质与特定的患者结果相关联。研究人员表示，这种筛查费用比传统方法至少降低50%。

10.3.3 基于人工智能的临床医疗智能决策支持系统

CDSS是指用来辅助医生在诊断时进行决策的支持系统。这种主动的知识系统通过对病患两种以上的数据进行分析，为医生给出诊断建议，医生再结合自己的专业进行判断，从而使诊断更快、更精准。

Viz.AI公司的ContaCT是FDA批准的第一个针对中风患者的人工智能诊断决策支持系统。2017 年 7 月，FDA 批准了 Cardiolog Technologies 的心电图分析平台，该平台的技术是一项基于云计算的心脏监测分析网络服务，旨在帮助医生使用长期动态心电图监测记录来筛查心房颤动和其他心律失常的症状。

2018年2月21日，FDA宣布了Cognoa的同名APP获得认证，这也是第一款针对儿童自闭症的人工智能诊断决策支持系统。FDA已加快对美国IDx公司人工智能诊断决策支持产品IDx-DR的审查进程。这个人工智能系统致力于预测糖尿病视网膜病变——这是导致糖尿病患者失明的主要原因。

美国历史最悠久、规模最大的私立癌症中心纪念斯隆-凯特琳肿瘤中心（MSKCC）和人工智能领域顶尖的 IBM 公司合作，研发了沃森肿瘤解决方案。这个由 IBM 研发的人工智能经过纪念斯隆-凯特琳肿瘤中心的专家历时四年半训练，汲取了3469 本医学专著、248 000篇论文、69种治疗方案、61 540次实验数据和106 000份临床报告，同时还吸收了美国国立综合癌症网发布的临床指南，可为包括胃癌、肺癌、直肠癌、结肠癌、乳腺癌、宫颈癌等癌症治疗提供决策支持。

雅森科技与首都医科大学宣武医院、北京大学人民医院和北京协和医院合作研发的脑功能多模态人工智能产品已经问世，其对MRI、PET、SPECT、脑电图等数据的分析，可以应用于阿尔茨海默病、癫痫、帕金森病等各类脑功能疾病的量化分析、诊断和预测。截至2017年10月，此系统已经在全国超过30家大型三甲医院落地部署，累计完成病例分析超过7000余例，在各类病种上的平均准确率超过84%。

中山大学与西安电子科技大学的研究小组合作，开发了一种能诊断先天性白内障的人工智能程序CC-Cruiser，利用深度学习算法，预测疾病的严重程度，并提出治疗决策建议。

10.4 面向医院管理的人工智能技术与应用

医院管理就是按照医院工作的客观规律，对医院内的各项工作进行科学管理的理论和技术方法，比如可按疾病轻重缓急及治疗难易程度实施分级诊疗制度，将文本型病历变成易于分析统计的结构化病历，辅助医院决策人员进行决策的专家系统等，都属于医院智能管理的范畴。人工智能技术的应用，使医院管理日益高端化、智能化。电子病历具有科学性、规范性、快捷性、完整性、科研性等优点，医生可以参考电子病历系统给出的阶段治疗计划及相关建议，再结合患者实际情况进行综合分析判断，给出最优治疗方案。如果这些方案有效，电子病历系统还会将它保存下来，为以后的查阅提供准确、完整、及时的信息资料，极大提高了医院的工作效率和医疗质量。对患者而言，电子病历的应用也一定程度上降低了医疗成本，节省了看病的支出。

信息技术的发展推动着电子病历的产生，人工智能时代的到来促进电子病历逐渐走向结构化，其中深度学习算法和自然语言处理技术有着重要的应用价值。自2002年以来，国内不断出台许多关于完善电子病历的文件，这对逐步提升我国临床医疗数据标准化、规范化、数字化具有重要意义。长期以来，我国的慢性病管理工作相对滞后，将人工智能技术引入慢性病管理，正成为当前慢性病防治发展的一个方向。人工智能通过人体生理数据而建立起的身体状态评估模型，能对慢性病患者进行有效、不断的监管，以此纠正患者不良习惯，进而在一定程度上遏制我国慢性病“井喷”的态势。

医院智能化信息系统通过整合计算机技术、通信技术、自动化控制技术等，为医院提供高效、稳定的运营环境；在病历登记、患者预约、病历管理、病房管理、临床监护、医院行政管理、健康检查登记、就医支付、实验室自动化等方面提供了智能化管理手段。在医院日常管理中，人工智能技术已经可以实现很多简

单甚至复杂操作的自动控制。

随着研究的深入，人工智能技术的应用推动了医院智能化分析系统的诞生和发展，其在医院各系统中起着衔接作用，将各大系统数据、信息整合起来，并通过分析多维数据，给出结合医院实际且客观合理的相关信息，从而在管理者宏观与微观的决策管理过程中提供有效依据，逐渐实现医院管理信息化。为了保障人工智能技术在医院管理中的良性发展，管理者应充分利用人工智能技术，完善人工智能技术的相关制度和规定。

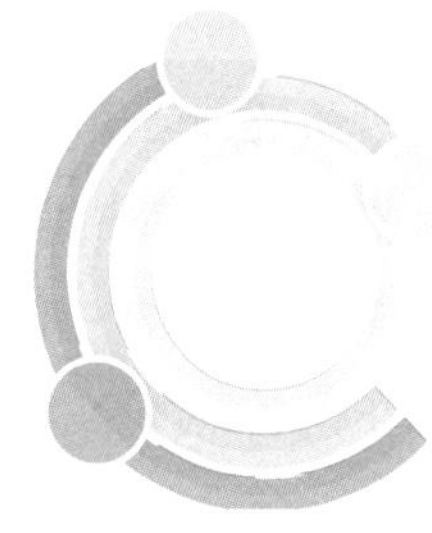

第11章　智能医学的发展与展望

人工智能是指能够像人类一样理性思考和行动的智能系统，与人类的智能水平相比，人工智能可分为三类：弱人工智能、强人工智能和超级人工智能。弱人工智能不能制造出真正的、具有推理和解决问题的智能机器，这些机器只不过看起来像是智能的，但是并不真正拥有智能，也不会有自主意识，只能执行特定任务或处理预定义问题；强人工智能是具有全方面人类智能的人工智能；超级人工智能是指比人脑智能水平更高的智能。目前，人工智能在我国医疗领域的应用形式主要有五类：一是医学辅助诊断，如医学影像智能识别、疾病辅助诊断与筛查、智能随访等；二是医疗机器人，如手术机器人、康复机器人、服务机器人等；三是电子病历与文献分析，利用机器学习和自然语言处理技术实现电子病历结构化、多源异构数据挖掘；四是健康管理，利用人工智能进行健康风险评估和健康生活管理；五是医药研发，将深度学习技术应用于药物研究，通过大数据分析等技术手段，快速、准确地挖掘出合适的化合物，筛选靶点（图11-1）。然而总体看来，目前医疗领域所采用的人工智能技术多为弱人工智能技术，人工智能在临床的应用尚不成熟，“AI取代医生”的豪言壮语还处于设想阶段。如何将AI更好地应用于医疗领域，发挥安全可靠的诊疗价值，实现智能医学的全面应用推广，很大程度上依赖于人工智能的技术创新、产业发展、标准引导和政策支持。

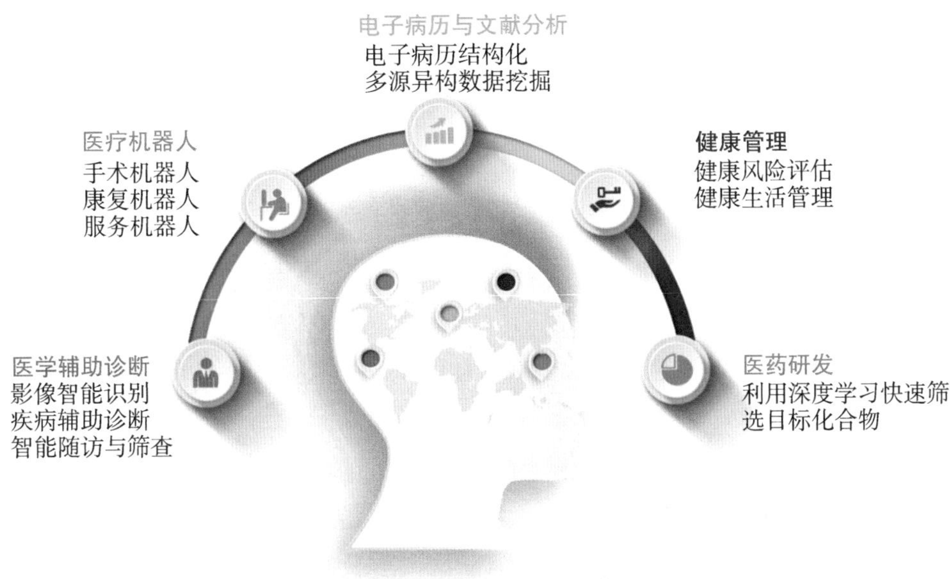

图11-1　人工智能在医疗领域的应用

11.1　智能医学发展的技术创新与应用探索

未来人工智能技术向强人工智能和超级人工智能发展是必然趋势，智能诊断、医疗机器人等作为人工智能在医疗行业应用的主要形式，是未来技术研发和应用探索的主要领域。

11.1.1　智能诊断技术创新与应用探索

1. 提升诊断准确率

目前AI在医学诊断中的应用报道已屡见不鲜，也有报道提出AI的一些诊断准确率超过医生，人们期望AI在医疗领域大展拳脚，破解现有医疗资源不足的窘境，然而现实与期望仍有较大差距。在肺癌影像诊断中，有学者利用机器学习SVM分类器设计了一种计算机辅助分析系统，通过检测分叶肺区近胸膜结节进行肺癌诊断，诊断准确率达96.22%；在乳腺癌诊断中，有研究将一种自组织映射和复合值神经网络的混合计算智能模型用于检测乳腺癌，诊断准确率达95%；在脑肿瘤诊断中，有研究提出一种利用磁共振自动辅助检测脑肿瘤的混合智能机器学习技术，诊断准确率达99%。现有报道也多次提出智能影像诊断系统准确率在95%以上，但现实是，许多AI公司在训练其智能系统时没有甄别错误信息，导致真正投入临床时，准确率只有50%。此外，一些公司研发的AI技术在肺结节诊断上应用很好，但对于一些癌症亚型，医生本身就很难判断，AI诊断更是不易。在神经系统影像诊断方面，AI诊断完全依赖于数据真实性和质量的支撑，在缺乏大数据支持的疑难病、罕见病诊断领域，AI和专业医生之间仍存在差距。总体看来，受制于诊断准确率的影响，真正深入临床应用的AI非常有限，现阶段仍在尝试和探索。

现有的计算机辅助诊断系统在实际应用中并不能达到医生的诊断水平，主要原因之一是采用的数据库容量小，标准病例有限，导致人工智能程序接受的训练不够，尤其是一些低发生率的疾病，建立人工智能训练的标准数据库需要长期的数据积累。首先，机器学习的源头是数据，大量准确标注的高质量数据是开发智能诊断系统的前提，但是目前医疗行业仍存在严重的数据孤岛和重复数据，大数据的结构化、同质性差，数据标准化难度高等问题。其次，不同医疗机构采用的影像设备厂家不同，检查图像标准不统一，图片质量不同，给机器学习的准确性带来了干扰。再次，机器学习过度依赖原始病理、影像等检查结果，在疾病检查中，因医务人员操作有差异，检查结果图像也可能存在不同程度的差别。针对这些影响智能诊断效率的因素，需拓展深度学习能力，开发更适合计算机运算、学习的分类方法。临床上可根据疾病诊断的难易程度，将疾病分成不同的训练等级，使人工智能程序按不同等级进行逐步深入的学习，以应对各种类型的检查图像。未来，扩大标记数据库，提升机器学习能力是重要的技术发展方向，让人工智能辅助临床医生更早、更快、更准确地检出并诊断疾病，进一步降低疾病病死率，从而带来治疗方式的进步。

2.实现多病种鉴别诊断

近几年随着AI算法的提升，医学智能图像诊断算法相对成熟，基于深度学习的医学影像分析具有较高的图像特征提取能力和病灶识别准确率。然而，现阶段的医学智能影像主要在单病种诊断中识别率较高，如肺结节识别、糖尿病视网膜病变识别等，但医学影像处理病种的数量不局限于单病种，病种数量庞大，且不同疾病之间影像资料差别较大，单病种的智能影像诊断应用有限。尽管人工智能具有潜力，但其在临床应用的可行性仍面临巨大挑战。此外，有学者提出要想实现人工智能在临床的广泛应用，需要重点考察人工智能程序在实际的临床环境中，是否能够胜任对同一疾病不同类型的鉴别诊断及对不同疾病的鉴别诊断。因此，研发出能够处理多个病种的超级医学影像智能诊断产品是未来技术研究的关键。

11.1.2 医疗机器人技术创新与应用探索

医疗机器人的研发建立在机械设计与制造、传感器应用、自动控制、驱动器、人机交互等技术基础上，其准确性、可靠性和精准性理论上应远远超过医生和护理人员。经过30多年发展，以手术机器人为代表的医用机器人逐渐应用于脑神经外科、心脏修复、关节置换等各种精密手术中，同时康复机器人、救援机器人等也快速兴起。但是目前我国研发智能医疗机器人的核心技术基础相对薄弱，在机器人运动路径规划、多模信息精准感知与可视化、柔性控制精细操作等核心技术的创新性研发方面，与国外尚存在较大差距。核心技术短缺导致国内智能医疗机器人产品多集中于中低端市场，低端产品同质化与产能过剩现象明显。同时，智能手术机器人等高端产品核心竞争力不足，导致国产智能医疗机器人在各大医院的普及率相对较低，各医院使用的国产机器人仍以辅助、服务类为主，用于手术治疗的国产机器人仍是少数。此外，一些自动操作性机器人在完全自动化操作时，还存在误操作的可能。因目前对于机器人手术后的效果评价周期较短，并没有随机、前瞻、对照的长期随访结果，无法精准客观评价手术机器人的优劣，现有关于机器人应用效果的报道存在一定的夸大成分。因此，加强关键技术研究，研发医疗机器人领域的高端产品，提高医疗机器人的精准性，提升产品核心技术竞争力，是我国智能医疗机器人发展的关键。未来医用机器人发展应更加注重轻量化、精密、灵巧机器人机构构型的创新设计，即面向具体的手术流程需求、手术室应用，基于计算机和信息化技术，集成可以遥控操作及远程手术操作的手术机器人系统，利用高精度3D跟踪定位及可视化技术实现手术部位的实时标定及配准，同时与互联网、大数据无缝对接，实现信息的实时传输与交互。

11.1.3 其他智能医疗技术创新与应用探索

1.智能化电子病历和文献分析技术的创新与应用探索

电子病历和文献资料中存在大量的医疗信息，对其进行智能化处理是整合医疗大数据、进行多源异构数据挖掘和临床决策支持的关键。人工智能处理电子病历和文献资料的最终目的，是利用机器学习和自然语言处理技术自动抓取病历中的临床变量，智能化融合多源异构的医疗数据，将病历、文献资料结构化处理，实现对积压病历资料的自动批量处理，生成标准化的数据库。但在技术层面仍存在一些问题：海量的医疗数据对计算机而言并不能完全计算，因数据质量问题和病历标准不统一，利用人工智能技术构建的模型无法和专业医疗人员相比，对一些病历资料不能完全理解，尤其是一些病历资料内容复杂，且不同科室病历书写习惯不同，进一步增加了智能识别病历资料的难度，因此人工智能无法完全发挥计算能力。为提升电子病历和文献的智能化分析效果，首先，可通过构造符号化的数据质控知识库，建立数据质控规则，提升数据质量；其次，制定统一的病历标注标准，确保机器学习算法所使用的标准数据是一致的；再次，针对病历诊断中复杂的医学逻辑推理，优化机器学习模型进行关系判定，再经过医学逻辑知识库的知识推理，实现高质量的病历结构化处理。

2.智能语音外呼在随访中的创新与应用探索

随访是医疗服务实施后开展的常规工作之一，常见的随访内容包括就医体验随访、患者康复情况随访等。传统随访方式多为人工电话随访，工作量大，且随访信息记录不完整。目前的智能语音外呼系统集成了语音识别、海量外呼、信息自动采集等功能，应用到医疗领域，可以实现自动随访、智能识别患者回复信息并进行电子化记录存储。智能语音外呼系统已被应用于部分医院的就医体验随访工作中，并获得了较好效果；但在治疗效果和康复情况的追踪随访中，智能语音系统遇到了一定的阻碍。针对不同患者，治疗随访的内容不同，随访问题并不完全固定，且随访内容具有一定的专业性和复杂性，现有智能语音系统无法应对专业的治疗随访。未来可进一步收集不同疾病的病例记录和随访资料，建立随访知识库，对智能语音系统加强文本学习和智能训练，积累医疗知识，提升对随访的

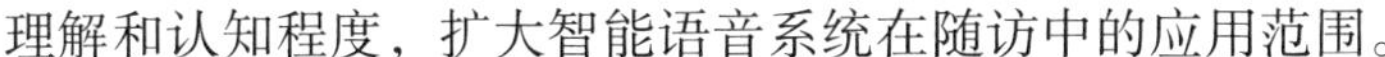

理解和认知程度，扩大智能语音系统在随访中的应用范围。

3. 医疗虚拟助手的技术创新与应用探索

虚拟助手是人工智能技术在医疗健康领域最先尝试应用的领域之一，它利用人工智能技术，通过对医疗健康大数据的学习或挖掘，在“理解”用户需求的前提下，按照要求输出相关的医学知识和信息，辅助人们进行健康管理或就医问药。现阶段虚拟助手较多应用于常见病和慢性病的问诊、用药咨询、医院导诊分诊等，对于稍复杂疾病的处理能力有限。此外，在导诊方面，虚拟助手只能为患者推荐就诊科室，无法提供初步的诊疗判断和检验检查方案。为提升虚拟助手的功能，可通过改善深度学习技术，提升对各种疾病临床诊疗路径的学习能力，从而实现面向复杂疾病的智能问诊，同时在导诊阶段可给出初步的检验检查方案，患者获得检查结果后再进行就医，简化就医流程。

11.2　智能医学产业化发展

11.2.1　智能医学产业发展现状

1. 智能医学产业发展热点

在医疗成本增加、人口老龄化发展、医疗资源不足的背景下，人工智能快速进入医疗领域，在技术研发、产品开发、服务提升等方面为医疗服务开展提供越来越多的支持，并努力以更高的效率、更低的成本提升我国医疗服务水平。目前智能医疗的创新产业已覆盖疾病诊断、治疗、决策支持等多个医疗环节，其产业发展热点（图 11–2）主要体现在以下方面：一是健康监测，如智能可穿戴设备，可监测患者的运动、睡眠数据，并为其提供健康指导，比如，路径基因公司（Pathway Genomics）可根据基因数据提供健康建议等。二是早期疾病检测，AI已被用来进行疾病的早期检测，尤其是癌症的检测，如可检测乳腺癌的可穿戴背心，可以检测心脏疾病的可穿戴设备等。根据美国癌症协会的研究，AI的使用将乳腺癌的诊断准确率提高了30倍。三是疾病诊断，通过对医生的诊疗记录、文献资料、指南等进行深度学习，开发出可以辅助临床医生进行疾病诊断的系统，如Deepmind癌症诊断系统、腾讯觅影眼底疾病诊断系统等。四是临床决策支持，根据患者具体信息，提供切实可行的治疗决策。五是辅助临床治疗，包括帮助患者进行护理治疗的护理机器人；用于临床手术治疗的手术机器人；用于儿童自闭症治疗、慢性病治疗等领域的专科机器人等。六是服务健康管理与监护预警，通过采集患者生命体征信息，日常监测老年患者健康情况，同时可提供服药提醒、常规护理、日常陪伴等服务。七是研发辅助，通过人工智能技术把人类经验、专业技术和生物学结合起来，处理大规模的碎片化信息，加速医学科学研究与发展。以药物研发为例，通过引入人工智能开发虚拟筛选技术，缩短药物研发过程中大量目标化合物的筛选时间，提高研发效率。

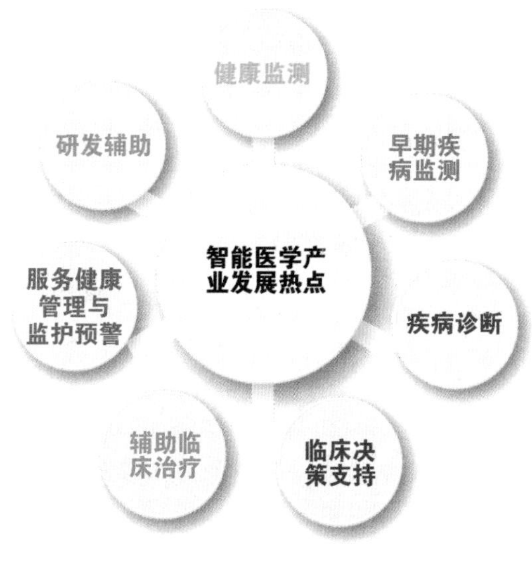

图11-2　智能医学产业发展热点

2.智能医学市场发展规模

2018年全球人工智能市场规模大约1.2万亿美元，到2022年有望达到3.9万亿美元。中国人工智能产业亦处在快速发展阶段，根据2017年7月国务院印发的《新一代人工智能发展规划》的三步走战略目标，2020年中国人工智能核心产业规模超过1500亿元，带动相关产业规模超过1万亿元；2025年核心产业规模超过4000亿元，带动相关产业规模超过5万亿元；2030年核心产业规模超过1万亿元，带动

相关产业规模超过10万亿元。医疗人工智能市场是增长最快的子行业，涌入了大量的投资，预计在2024年全球营收可达100亿美元，年复合增长率达到39.4%。

全球智慧医疗市场主要集中在美国、欧洲、日本和中国。美国移动医疗、智慧医疗市场约占全球市场份额的80%，同时全球40%以上的智慧医疗设备都产自美国。在欧洲，2015年德国、法国、英国、意大利、西班牙等西欧11国智慧医疗设备市场销售额约为500亿美元，同比增长10%左右。日本是仅次于美国的第二大智慧医疗消费市场，随着日本进入高度老龄化社会，与老年疾病有关的智慧医疗产品发展迅速。在中国，医疗人工智能正处于快速发展阶段，《2019—2024年中国智慧医疗市场前景及投资机会研究报告》显示，2017年我国智能医疗市场规模552亿元，2018年增至706亿元，增长27.9%。智能医疗产业的快速发展，一方面来自AI技术的不断成熟，另一方面来自越来越紧迫的医疗需求，包括对有效的医疗方案需求，以及对降低医疗成本和医疗支出、缓解庞大的医保压力、人口老龄化导致的与日俱增的医疗养老压力的需求。

11.2.2　智能医学产业发展面临的问题

智能医学快速发展的同时，也凸显了诸多问题，影响智能医学产品的市场化应用与产业化发展。

1. 前期投资巨大，产品实际体验欠佳

目前，人工智能的期望值被过高估计，全球企业投资规模逐年增长，但AI技术和产品的成熟度仍然有限，许多产品距离获得消费者认可还需要相当长的时间。在医疗领域，虽然智能影像识别、智能诊疗等产品不断涌现，但临床的实际应用效果并不理想，预计较长一段时间仍处于基础研发阶段。

2. 缺乏对智能医疗行业的整体规划

智能医疗行业发展作为一项系统工程，在考虑患者利益的同时，还要综合协调各类机构、各类资源的相互协作，调动社会各方投资者的积极性，筹划建设统一的数据共享平台、技术平台等，参与者包含各类医疗机构、企业、研发机构等，统筹难度大。目前，在智能医疗领域的布局尚没有形成协同联动的局面，医院信息共享困难，“信息孤岛”现象明显，且医护人员对现有人工智能产品的使用意愿不高，造成医疗AI产品在医院的使用困难，阻碍了智能医疗行业发展。

3.缺乏统一的标准规范

智能医疗产品的应用涉及医疗安全和信息安全，需制定统一的标准规范，监管产品的研发与临床应用。目前，我国人工智能领域的标准建设较为缺乏，在数据采集、研发技术、产品功能、临床应用等方面未形成标准体系，无法实现数据共享，也不利于产品评价。

4.高水平医工交叉人才稀缺

智能医学是医学与人工智能、计算机等领域的密切结合，其长远发展依赖于高水平医工交叉领域人才的培养，目前我国专业从事智能医疗研究，且同时具备医学与人工智能专业知识的人才稀缺，人才培养体系不完善，阻碍了智能医学的技术创新和快速发展。

11.2.3 智能医学产业化发展体系建设

我国智能医学发展仍处于基础研究阶段，大部分研究成果未实现产业化转变，建立针对智能医学的产业化发展体系、制定产业发展策略、形成产业发展链是智能医学成果转化的加速器，也是实现智能医学产业成熟化发展的关键。重点可从以下方面进行智能医学产业化发展体系建设。

1.培育智能医学研发机构，构建产业化服务制度

由政府主导，引导企业、医院、科研机构等多元主体共同参与智能医学的研发与应用，并明确研发机构、生产机构、服务机构等主体的功能定位。建立健全产业化服务制度，实现智能医学产业化发展的合理布局和资源有效结合，形成功能齐全、服务模式规范的智能医学产业化服务体系，满足医疗行业对智能医学服务的需求。

2.构建智能医学产业化发展平台，实现资源的优势整合和应用推广

根据智能医学研究成果与医疗需求，建立信息整合、技术支撑和服务保障的综合平台，对研究机构的优秀研究成果，具有转化价值的技术成果、研发信息等进行整合共享，吸引生产企业投资合作，共同开发生产，进行成果转化。由政府、科研机构、企业等共同构建智能医学产业化服务模式，推动服务扩大应用。

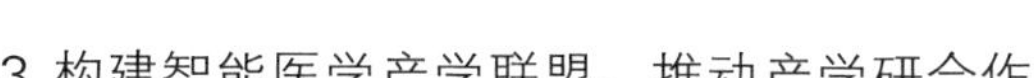

3. 构建智能医学产学联盟，推动产学研合作

以高校、科研机构、企业、医疗机构为主体，以政府为媒介，按照一定的机制和规则，实现智能医学领域相关的教育、科研、生产、服务等不同社会分工在功能与资源方面的合作协同与集成化，实现智能医学领域上、中、下游产业的对接与耦合，加速科研成果转化为服务能力。

11.3　智能医学发展的标准与政策制定

11.3.1　智能医学标准制定

1. 智能医学标准建设现状

随着人工智能技术的蓬勃发展，其标准化工作也逐渐成为全球研究热点，目前国内外有数十家相关组织和机构在开展人工智能标准制定工作，而人工智能医疗标准化工作目前尚处于起步阶段，主要聚焦于标准框架搭建、术语标准制定等基础性工作。在国际上，国际电信联盟与WHO成立的健康医疗人工智能焦点组（FG-AI4H）是标准研究的主要力量，探讨医学人工智能领域的技术、应用、标准、评估及监管，下设数据处理、评估方法、监管考量、运营4个工作组，现已完成人工智能医疗器械标准框架研究，包括通用要求和针对各类医学应用的专用要求，具体包括伦理考量、监管考量、需求规范、软件生命周期规范、数据规范、训练最佳实践规范、评估规范等。专业要求涵盖心血管、眼科、皮肤、病理、感染检测、放射影像等18个应用领域。

在国内，国家人工智能标准化总体组是人工智能标准研究的核心力量。2016年，国务院办公厅发布了《国家标准化体系建设发展规划（2016—2020）》，提出重点发展医用机器人等高性能诊疗设备，促进医疗机器人标准化、模块化发展。2019年，国家药品监督管理局医疗器械技术审评中心发起成立了人工智能医疗器械创新合作平台，针对人工智能医疗器械标准化工作，专门成立了标准化研究工作组。目前，我国智能医疗的标准化工作主要分为两个方面：医疗信息领域标准化和通信领域标准化。医疗信息领域已完成总体规划，并制定了基础类标准、数据类型标准、技术类标准和管理类标准四类标准。通信领域标准化主要体现在对支撑智能医疗的电信基础设施进行优化，以及对智能医疗的应用及支撑平台进行相关的标准化工作，目前在研或完成的标准工作主要有：基于物联网的医疗健康监测系统业务场景及技术要求、基于物联网的医疗健康监测系统框架及技术要求、无线体域网技术研究、面向远程医疗的物联网技术要求。总体看来，医疗领域通信标准工作还处于起步阶段，未来仍有许多标准化工作需要开展。

2.智能医学标准建设规划

标准化建设是智能医疗发展的重要组成部分，也是规范智能医疗发展与应用的标尺。人工智能在医疗领域的应用逐渐成为健康产业的一个技术发展和商业热点，其应用规划与标准化建设刻不容缓。由于人工智能产品的质量存在较大风险，涉及产品的研发、生产、上市、伦理等多个环节，需综合考虑标准全面性、标准适用性等问题，然后建立覆盖人工智能医疗产品全生命周期安全有效评价的相关标准。智能医学标准体系建设（图11-3）主要包括以下几方面：

临床医学术语
与数据标准
支持医学数据的一致性
索引、存储、调用和跨
系统集成
关键技术标准
机器学习、自然语言
处理、人机交互、生
物特征识别及VR/AR
等关键技术标准
产品及服务标准
产品开发、功能实现、
服务获取等标准体系
应用标准
面向智能医疗各项应
用，制定信息交换、
数据质量评价等标准
安全伦理标准
防止信息泄露、保护
患者隐私

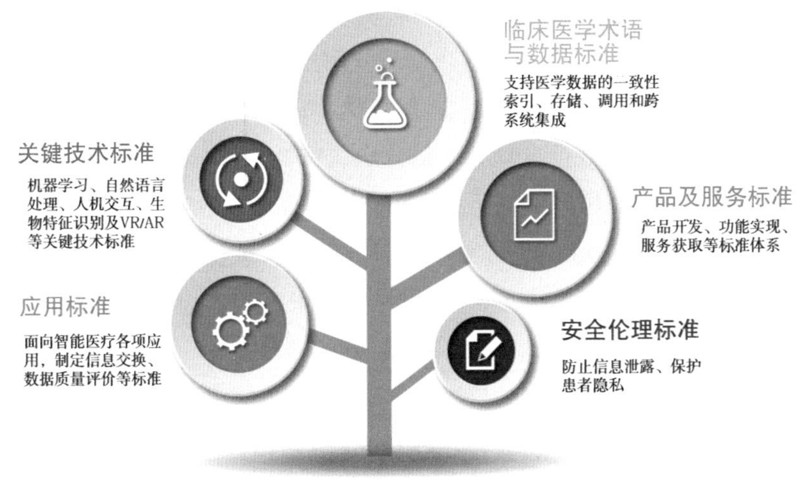

图11-3 智能医学标准体系建设

（1）临床医学术语与数据标准。

医疗数据是智能医学发展的基础，但医疗数据分布于病历、文献、指南等不同类型的知识源中，存在数据量大、种类多、结构不统一、数据源间术语异构的问题，导致智能诊疗、智能影像识别等在实施过程中，面临临床医学术语不规

范，临床知识匮乏、不全面，不同体系及语法、句法、语义、语用存在不确定性等问题，需要统一术语标准体系，并在此基础上制定数据标准体系。首先，以疾病诊断为核心，面向计算机应用，建立涵盖身体各部位结构、病因、病理、临床标准、临床诊断技术与方法、操作技术、康复治疗等的相关临床医学标准，用来精准表达医学概念，编码、提取和分析医学数据，支持医学数据的一致性索引、存储、调用和跨系统集成，实现医疗数据的语义互操作。其次，以临床医学术语为基础，制定临床治疗数据、检验检查数据、医学影像数据等的数据标准体系，统一数据标准，方便实现数据的共享利用以及智能医学研究所用数据的统一性。

（2）关键技术标准。

智能医学研究中采用的技术主要包括机器学习、自然语言处理、人机交互、生物特征识别及 VR/AR 等关键技术。在机器学习方面，开源软件和开源社区的应用较多，需开展来源与标准化协调发展研究，建立机器学习算法性能评估标准等。在自然语言处理方面，重点建立语义库、信息提取、文本内容分析等相关方面的标准。人机交互方面，可在现有语音交互和手势交互标准基础上，开展语音识别、手势识别等相关技术规范和服务接口规范，进一步丰富智能人机交互的系统规范。生物特征识别方面，可围绕图像数据、应用接口、系统应用及性能测试等方面制定设备通用规范、数据交换格式、样本质量等标准体系。VR/AR 方面，针对目前的产品需求和在临床的应用场景，建立编解码、感知与交互、设备、应用、安全与健康、舒适度等标准，形成分层次、结构化的统一标准体系。

（3）产品及服务标准。

目前针对医疗需求开发的 AI 产品主要有智能诊断设备、智能机器人、智能辅助类设备等，围绕这些产品及其在临床应用面临的问题，重点进行核心部件与核心技术标准的制定，完善硬件接口、软件开发、多模态交互模式、应用操作系统、功能实现等通用标准的制定。在服务方面，针对不同商家的同一种服务在功能集、服务接口、通信交互协议、服务获取方式等方面存在较大差别的问题，重点开展 AI 服务能力成熟度评价标准和智能服务参考架构标准制定。

（4）应用标准。

在智能医疗领域，针对目前存在的数据质量、数据和模型的隐私性、数据模型建立困难等问题，进一步开展生理监测、医疗监管智能化、医疗信息交换、数据平台接口、医疗数据质量评价等标准制定工作。

（5）安全伦理标准。

医疗AI的使用面临着患者隐私保护和使用安全的问题，应从医疗人工智能产品、平台、技术、应用等方面制定安全标准，以及伦理、隐私保护规范，重点开展参考架构、安全风险、伦理设计、安全评估等标准研究，提出医疗AI产品和系统的安全要求和测评方法。同时针对信息安全管控、数据使用等开展标准制定工作，防止信息泄露，保护患者隐私。

11.3.2 智能医学政策发展

1.医疗人工智能上升为国家战略

早在2015年，国务院发布《中国制造2025》，提出重点发展医用机器人等高性能诊疗设备。2017年7月20日，国务院正式印发《新一代人工智能发展规划》（以下简称《规划》），提出了面向2030年我国新一代人工智能发展的指导思想、战略目标、重点任务和保障措施，部署构筑我国人工智能发展的先发优势，加快建设创新型国家和世界科技强国，描绘了我国新一代人工智能发展的蓝图。其中在医疗领域，《规划》提出：推广应用人工智能治疗新模式、新手段，建立快速精准的智能医疗体系；探索智慧医院建设，开发人机协同的手术机器人、智能诊疗助手，研发柔性可穿戴、生物兼容的生理监测系统，研发人机协同临床智能诊疗方案，实现智能影像识别、病理分型和智能多学科会诊；基于人工智能开展大规模基因组识别、蛋白组学、代谢组学等研究和新药研发，推进医药监管智能化；加强流行病智能监测和防控。2019年，国家中医药管理局、科技部、工业和信息化部、国家卫生健康委员会四部门联合印发《关于加强中医医疗器械科技创新的指导意见》，提出利用人工智能技术发展中医药技术。

近年来国家先后发布了多项人工智能发展政策（表11-1），体现了国家对医疗人工智能发展的重视，也突出了国家在医疗人工智能领域鼓励创新、包容审慎的政策导向，大力推进人工智能在医疗领域的技术创新与应用落地。

表11-1 医疗人工智能相关政策

发布时间	发布机构	文件名称	要点
2015年	国务院	《中国制造2025》	提出重点发展医用机器人等高性能诊疗设备，积极研发新产品，促进医疗机器人标准化、模块化发展，大力扩展市场应用
2016年	国务院	《关于促进医药产业健康发展的指导意见》	加快医疗器械产品数字化、智能化，重点开发可穿戴、便携式等移动医疗和辅助器具产品，推动生物三维（3D）打印技术、数据芯片等新技术在植介入产品中的应用，推进医药生产装备智能化升级，同时积极开展智能医疗服务。
2016年	国务院	《“健康中国2030”规划纲要》	大力倡导规范和推动“互联网+健康医疗”服务，发展认知计算和人工智能技术，使其在医疗领域的应用成为现实
2016年	国务院	《卫生事业发展“十二五”规划》	将远程医疗信息系统作为医药卫生信息化建设重点工程，发展面向农村及边远地区的远程诊疗系统，提高基层尤其是边远地区的卫生服务水平和公平性
2017年	国务院	《新一代人工智能发展规划》	推广应用人工智能治疗新模式、新手段，建立快速精准的智能医疗体系，开发人机协同的手术机器人、智能诊疗助手，研发人机协同临床智能诊疗方案，实现智能影像识别、病理分型和智能多学科会诊等
2017年	工业和信息化部	《促进新一代人工智能产业发展三年行动计划（2018—2020年）》	提出重点培育和发展医疗影像辅助诊断系统等智能化产品，推动智能产品在经济社会的集成应用
2018年	国家卫生健康委员会、国家中医药管理局	《关于进一步做好分级诊疗制度建设有关重点工作的通知》	加快推进医疗信息化建设，在医联体内充分利用人工智能技术，提升基层医疗服务能力
2018年	国务院办公厅	《关于促进“互联网+医疗健康”发展的意见》	研发基于人工智能的临床诊疗决策支持系统，开展智能影像识别、智能语音技术应用，支持研发医用机器人、生物三维打印技术和可穿戴设备等，提升医疗健康设备的数字化、智能化水平
2018年	国家卫生健康委员会、国家中医药管理局	《关于坚持以人民健康为中心推动医疗服务高质量发展的意见》	大力推进“互联网+医疗健康”，运用互联网、人工智能、可穿戴设备等新技术，建设智慧医疗，提升服务质量

续表

发布时间	发布机构	文件名称	要点
2019年	国家中医药管理局、科技部、工业和信息化部、国家卫生健康委员会	《关于加强中医医疗器械科技创新的指导意见》	研发并转化应用一批适应临床需要与市场需求的数字化、智能化产品，利用人工智能技术，研发中医相关设备，挖掘中医药大数据，研发可移动、可穿戴、智能化的“互联网+”中医医疗器械与辅助系统

2. 医疗人工智能发展的科技项目支撑

政策支持的同时，国家也在重大科技项目方面支持医疗人工智能发展。自2018年开始，人工智能被纳入重大科技项目予以重点支持，科技部启动实施科技创新2030——“新一代人工智能”重大项目，围绕大数据智能、跨媒体智能、群体智能、混合增强智能、自主智能系统等五大方向持续攻关，从基础理论、支撑体系、关键技术、创新应用四个层面构筑知识群、技术群和产品群的生态环境，抢占人工智能技术制高点，大力推动人工智能的技术创新和与经济社会的深度融合。在医疗人工智能方面，先后发布了智能医生助理、影像辅助分析系统、跨模态医疗分析等领域的研究专题。在省部级科技项目支持层面，广东省发布了“新一代人工智能”重大科技专项，支持内容包含面向医疗领域的高级机器学习示范应用，开发具有机器学习、智能分析、辅助决策、智能诊断、方案优化等技术的人工智能系统。四川省在“新一代人工智能”重大科技专项中，重点支持智能辅助医疗及康养康复，推进人工智能技术及智能医疗设备在病例筛查、疾病预测、疾病检测、诊疗辅助、辅助制药、健康管理中的应用。上海市在“科技创新行动计划”中，提倡人工智能关键共性技术赋能卫生健康领域，重点开展面向电子病历等医疗数据的创新服务与应用模式；面向重大高发疾病，构建适用于人群筛查、精确诊断的人工智能辅助系统，在分级诊疗体系中实现规模化示范应用。国家和省级层面对医疗人工智能领域的科技支持，不仅为智能医学的发展提供了政策支持与研究导向，同时也提供了大量的经费支持。

3. 医疗人工智能未来发展的政策需求

智能医疗是当前引领性的战略性技术，也是新一轮医疗变革的核心驱动力，加快推进互联网、医疗大数据与人工智能的深度融合，创新医疗人工智能技术，深化新一代人工智能技术在医疗领域的全面化、科学化、成熟化应用，打造医疗人工智能的科技高地，推动医疗模式的变革，改善现有医疗资源总量不足与分配不均衡的现状，是医疗人工智能未来重要发展思路。具体体现在以下三方面：一是推动人工智能与医疗实体的深度融合，形成新的医疗模式。开发面向医院各类应用的智能医疗设备，在医院管理和医疗服务等各个环节利用人工智能技术构建高效、新颖的医疗机构实体和运营方式，提升服务质量和服务能级，培育具有国际先进性和竞争力的医疗服务模式。二是加强医疗人工智能基础科研创新，开展智能算法、人机交互等关键科学技术攻关，推进产学研用深度合作，支持智能医疗科研专项，夯实原始创新和基础应用创新支撑。同时以更开放的视野吸引集聚海内外一流人才，建设创新人才高地，为智能医疗发展提供智力支持。三是打造多元主体深度融合的智能医疗生态圈。通过加快医疗数据资源共享开放，充分挖掘海量数据的医疗价值，为智能医疗发展提供丰富数据资源和应用场景，同时开展医疗人工智能的应用试点，加快医疗人工智能的实际应用，引导企业和社会资本投入，创造优良的市场和政策环境。

政府是各领域的参与者和治理者，智能医学的大规模发展离不开政策的支持。结合以上医疗人工智能未来发展趋势，可从战略面、供给面、需求面和环境面四个方面制定政策措施，推动医疗人工智能的技术创新、应用创新与产业发展。在战略层面，政府应为智能医疗的中长期发展制定长期战略方向、发展规划和发展定位目标，统筹规划智能医疗的发展方向。在供给层面，为智能医疗发展提供市场供给，通过对人才、信息、技术、资金等的政策支持，改善各供给要素的供给情况，优化供给市场，进而推动智能医疗服务产业化的发展。在需求层面，通过政府政策引导，增加市场对智能医疗的服务或产品的开发，通过增加对智能医疗的需求，定义服务或产品的新功能需求或更好地表达需求，来引导或者加速智能医疗的需求和创新。在环境层面，政府通过金融、财政、税收等措施引导和营造良好的智能医疗发展环境，为智能医疗服务和产业化的发展提供有利条件，通过市场整体环境来引导智能医疗的有效持续发展。

11.4 智能医学发展的人才培养

11.4.1 智能医学人才现状

1.人才数量缺口巨大

近年来，人工智能发展迅速，智能医学作为一门新型交叉学科，其研发过程涉及医学、机械制造、人工智能、大数据等相关学科知识，对研究人员要求多为具备扎实的数理基础与医学知识等专业背景的复合型人才。然而，目前我国医疗人工智能领域人才缺口巨大。据《全球AI领域人才报告》，中国人工智能领域专业技术人才总数为5万人左右，排名全球第七位，而美国有超过85万的AI人才。在医学领域，调查发现47名医疗人工智能创业公司的CTO或者首席科学家，有30名都在国外或者中国香港进修过，占比63.8%，而与医学专业相关的人才仅有7人，占比14.9%。目前我国对人工智能人才的需求已达到五六百万，面临着巨大的人才缺口，而从事医疗人工智能研究的专业人员更是少之又少。

2.人才培养体系有待完善

在智能医学人才培养方面，我国大部分高校尚未建立有效的人才培养机制，高校智能医疗相关学科设置尚不健全。目前，天津大学、南开大学等国内个别高校已开设智能医学工程专业，但人才培养数量远不能满足巨大的人才缺口需求。目前，虽然大部分高校将人工智能纳入本科专业，培养了一部分面向医疗人工智能领域的硕士、博士研究生，但是许多实验室培养的人才并非专注于医疗领域，在人才培养模式中也未能很好地实现医工结合。总体看来，我国现有的医疗人工智能人才培养还未建立自下而上、从本科至研究生的体系化培养模式，导致现有人才基础知识不全面，没有真正实现医疗、计算机、信息等多专业的交叉融合。

11.4.2 智能医学人才队伍建设

《新一代人工智能发展规划》中明确提出，在人工智能重点领域聚集一批高水平的人才队伍和创新团队，建立人才培养基地，实现人才培养统筹布局。现有人才体系已无法满足人工智能的快速发展，作为人工智能的重点研究领域，医疗人工智能对人才专业的要求更加全面，为此应建立科学合理的人才培养体系，建

立面向各类医用的智能医学人才队伍。

1.加强本土人才培养和教育

人才培养以智能医学人才需求为导向，制定医疗AI相关领域人才发展战略，加强顶层设计，建立健全的人才培养和激励机制。一方面，鼓励综合性大学基于自身优势，积极开展基于多学科交叉的高水平“新医科”建设，设立智能医学专业，从师资引进、人才培养模式与标准、认证与资质审查等方面加强学科建设，培养一批同时具备医学、信息学、计算机等专业知识的复合型本科智能医学人才。同时，开展智能医学的硕士、博士学位建设，向智能医学领域输出更多的顶尖人才。另一方面，创新人才培养模式，优化课程设置。在现有人工智能人才培养模式基础上，针对医学领域智能人才需求，加强医学基础知识的培养，培育出一批以充实的医学知识理论体系为支撑，并具有临床实践经验的智能医学人才。此外，可在社会层面设立线上人工智能课程和专业技能培训，加强对现有人才的进一步培养和技能完善，促进我国医疗人工智能人才队伍的发展壮大。

2.引进国外优秀人才

我国经济的快速发展，促使海外人才归国发展的欲望愈来愈强烈，同时有研究显示，我国医疗AI创业公司负责人61%有留学经历。因此，为加强国内外医疗人工智能优势互补，壮大我国智能医学人才队伍，除了加强本土培养，引进国外优秀人才也是重要的培养策略。应围绕智能医学人才建设和发展需求，制定科学合理的人才引进机制，重点引进高层次医疗AI人才，如引进在国内外本学科领域取得同行公认的显著成绩，并在学术研究方面有创新性构想的优秀人才，从而改善和提高国内智能医疗人才队伍的结构和层次，带动和促进学科团队的发展。人才引进方式主要包括个人引进和团队引进，根据国外优秀人才情况，选择合适的人才引进方式，匹配国内人才发展需求，充分利用国外优秀人才的专业技能，有效提高我国智能医学发展水平。

3.优化人才队伍体系

我国智能医学发展呈现多点开花的局面，在智能诊断、智能医疗机器人、智能医院管理等领域均有研究。因此，我国智能医学人才需求不局限于单一领域，需要不断创新人才培养理念，以差异化竞争促进聚才用才的人才队伍建设，凝聚优势学科，突出重点，精准发力，不断优化人才结构，形成全面发展、科学合理的人才队伍。在人才队伍培养领域，分别建设面向诊断、治疗、康复、管理等不同细分研究领域的智能医学人才队伍，全面充实我国智能医学人才储备。在人才梯队建设方面，可由高端技术人才、具有创新研发能力的创新人才与管理者、具有投资实力的资本等共同形成一个完整的创新人工智能医疗团队，形成科学合理的人才梯队。在人才队伍培养制度政策方面，以方法创新促进聚才用才的人才队伍建设，争取打破固有的束缚人才发展的制度政策，从人才培养、流动、评价及激励多方面探索推进，为人才的创新发展提供应有的制度便利。在人才提升方面，以能力考评为核心，在人才的选拔、培养、价值实现环节中结合动态评估管理的形式，形成人才之间的竞争，促进人才不断加强学习，注重综合素质的提升，最大限度地调动人才自主提升的积极性。同时，建立人才提升策略和提升途径，鼓励参加国内外学习培训提升自身能力。

11.5 智能医学发展的伦理法规支撑

11.5.1 智能医学发展面临的伦理问题

人工智能技术的兴起，促使其在医疗领域的应用日益广泛。与传统医疗服务技术相比，人工智能在提供医疗质量、优化治疗方案、提升治疗效率和治疗水平方面发挥了重大作用，但也面临着诸多伦理挑战。从人与人工智能的关系角度来看，人是主体，人工智能是客体，人是目的，人工智能是手段。人类发展人工智能的根本目的，应当是不断满足人类美好生活的需求。从人类整体来说，主体性原则要求人类能够很好地控制智能医疗产品，这也是实现安全性原则的前提。

1.医疗安全性问题

人工智能在医学领域应用的安全性风险，是指人工智能在应用时可能发生的伤害，根据出现的概率和后果严重程度，可以分为四类：第一类是风险出现概率高且后果严重；第二类是风险出现概率极低，但后果一样严重；第三类是风险出现概率高，但后果轻微；第四类是风险出现概率低，后果轻微。目前人工智能在医学领域应用尚没有完全普及，应用范围有限，因此现阶段对人工智能安全风险的考虑以第一类风险为主。

IBM Watson是人工智能在医疗领域应用的典型案例，可以在17秒内阅读3469本医学专著、248 000篇论文、69种治疗方案、61 540次试验数据、106 000份临床报告，并通过了美国执业医师资格考试，被应用于美国多家医疗机构。然而，有报道显示Watson的肿瘤解决方案给患者提供了错误的治疗建议，甚至开错药。许多医生在使用Watson时，发现AI给出了“多个不安全、不正确的治疗意见”。目前Watson已被全球超过230家医院使用，在中国有67家医院使用了Watson，而Waston的缺陷可能会导致使用医院产生医疗事故，影响医疗的安全性。

此外，医疗机器人的使用也存在安全问题。目前医疗机器人还不能做到全程无医生指导进行诊断与治疗操作，有学者认为，当今的医疗机器人更接近一名独立医生的辅助医疗工具。但随着人工智能技术的发展，未来医护人员重复和单调性劳动在相当程度上会被机器人所取代，失去主体地位，机器人在某些时刻甚至可以自主做出道德抉择。人与机器地位的颠倒，可能造成机器对人的控制，进而引发对人类的安全威胁。如何保障人工智能在医疗应用中的安全性，明确医疗责任划分，在智能医学快速发展的今天，已成为我们必须思考的问题。

2.患者隐私安全问题

保护患者隐私是医疗机构必须遵守的基本医德准则。随着信息技术和人工智能的快速发展，产生了海量的医疗数据，患者隐私和医疗数据安全再度成为医疗领域关注的焦点。在信息化高度发展的今天，数据信息保护难度剧增，医疗机构的责任也更为复杂。人工智能的使用实现了大数据化的信息采集、传输和分析，数据一旦获取，极易存储，删除后也能恢复。为确保更加安全、精准、高效的治疗和救助效果，医疗机器人对患者信息的采集要更全面，如在收集患者的姓名、性别、年龄、联系方式、住址等基本信息的基础上，掌握病例情况。康复机器人或护理机器人在进行医疗工作时，往往还会监视患者的私人空间。随着被采集的隐私数据越来越多，信息的管控压力将变大，相应的泄露风险也在增加。2016年，英国皇家自由医院曾将大约160万名患者的信息交给谷歌子公司进行医疗试验，以期找到发现肾脏损伤的全新方法，但因未能充分保护患者隐私，被英国信息委员会勒令整改。患者信息的大量泄露，还可能给患者造成一些潜在的烦恼甚至危害。随着存储和转移信息的海量化、便利化，一些商业部门可以较容易地获取患者信息进行大数据处理和分析，了解患者的生活习惯、饮食情况、潜在需要的药物和医疗设备，由此进行有针对性的营销，给患者的正常生活造成骚扰。不法分子还可能利用这些信息，对患者进行跟踪和监视，无形中对患者及其家属形成了安全隐患，也容易降低患者对医疗机器人使用的信任度。

3. 医患关系问题

人工智能推动着医疗健康领域的变革，在过去十几年中，人工智能在医学应用取得了显著成绩，创新了医学的服务模式，提高了医疗服务效率，但也在改变着医生与患者的互动方式。人工智能的加入冲击了医生的主导地位，尤其是人工智能在数据分析和处理方面的强大功能，使得医生和患者之间的主从关系变成了由医生、人工智能和患者组成的三角性关系。并且，在这三角性关系中，很难确定医生与人工智能之间的主次地位。目前，医生和人工智能系统在专业水平上的优劣势尚无统一标准，但人工智能在数据分析与处理方面的优势已大大超越了医生。未来随着人工智能技术的成熟，其可能在更多工作中逐步取代医生，那么医患关系也会随之发生变化。通常，医生温暖而舒适的语气对患者的影响与治疗本身一样重要，但相比于“有血有肉”的医护人员来说，现有的医疗机器人还不能做到与患者进行交流，没有情感、意志的表达，不懂得关心、尊重、慰问患者的病痛感觉。缺乏“爱”的医疗，可能让治疗和康复过程变成“流水线”式的运作，将严重影响医患关系的和谐发展。

11.5.2 智能医学伦理问题应对之策

1. 加强医疗AI产品审批监管，提升产品安全性

医疗人工智能技术发展迅速，应用产品层出不穷，国内外对人工智能产品审批、监管等相关标准制定也在进行中。在美国，FDA自2017年7月发布“数字健康创新行动计划”后，先后批准了9款医疗人工智能产品，6款为监测预警类产品，其余为诊断辅助类和用药辅助类产品。

我国对人工智能医学应用的安全性标准和风险监管尚处于探索阶段。为应对越来越多的医疗AI产品问世及面临的审批问题，首先，相关部门应针对医疗AI产品的特殊性建立相应的审批制度，制定审批原则，组建专业的审批专家委员会对产品进行技术评定，确保产品的安全性和可靠性；其次，构建用于审批的标准

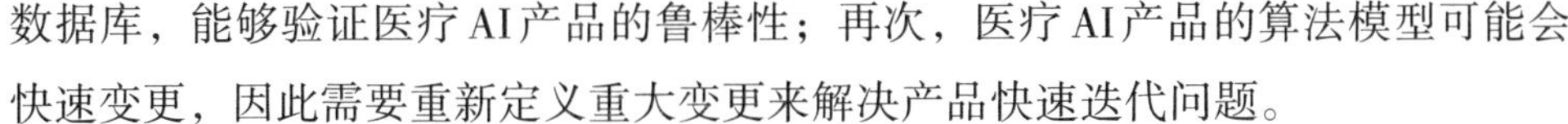

数据库，能够验证医疗AI产品的鲁棒性；再次，医疗AI产品的算法模型可能会快速变更，因此需要重新定义重大变更来解决产品快速迭代问题。

2.加强医疗应用监管，明确医疗责任权属

随着人工智能技术的快速发展，在逐步改变着医疗决策的过程和结果，“人工智能决策—医生验证复查”的模式将成为常态，这冲击着传统的医疗损害责任规则。AI产品作为医疗人工智能的重要组成部分，在研发、生产和使用过程中，应接受有关部门的监管，划分彼此的责、权、利，按照“谁设计谁负责，谁使用谁负责”的原则，建立有针对性的医疗责任划分制度，便于明确和追究相关的责任人。同时，医疗AI产品使用需要明确：AI产品本身不具有独立性，应受到医生的管控，且产品的使用必须确保患者的安全。医疗人工智能的特殊性使未来我国现行医疗损害责任规则可能面临一定的调整。在弱人工智能下，可增加过错证明的法定推定事项，降低因果关系的证明标准，对医疗产品责任主体予以相应调整，设置缺陷证明的法定推定事项，并适当调整免责事由。在强人工智能下，可采取过错和因果关系推定制度，并通过设置医疗强制责任险、医疗产品强制责任险及赔偿基金等对受害患者进行充分、及时的赔偿，实现风险的社会化分散。

3.完善医疗信息安全机制，保护患者隐私

在医疗人工智能快速发展背景下，医疗信息安全保护主要体现在两方面：一是数据成倍增加，产生渠道增多。传统医疗数据多记录在医院信息系统中，但随着可穿戴设备、医疗机器人等的应用，产生的健康信息可能记录在手机软件中，因此针对数据的分散存储需建立数据安全机制。二是人工智能技术发展建立在海量数据积累和共享的基础上，需确保数据的传输与共享安全，为此应从技术、管理、法规等多个层面完善医疗信息安全保护机制，保障患者隐私。

在技术层面，针对已知的恶意攻击和病毒，部署成熟先进的防火墙和防病毒软件；针对未知威胁，可在核心交换机旁部署行为态势感知设备及Web应用防护系统，预警恶意入侵，及时进行阻断；同时还可部署防泄漏数据服务器，监控、审计和记录内部敏感数据的提取、流动、外泄等。

在管理层面，应针对智能医疗的应用，完善信息管理制度。在医院部内，加强信息监管，对人工智能研究的数据提取制定相应的审批流程，保障数据使用的规范性；在跨机构合作和信息共享方面，建立信息共享机制并签订保密协议，同时在信息传输时，采用数据加密和防护措施等保障传输安全。

在法规层面，我国在2018年5月1日开始实施的《信息安全技术个人信息安全规范》，从个人信息的收集、保存、使用等角度，提出保护个人信息安全应遵循的原则。然而，目前还缺少针对医疗隐私保护的详细法律法规，现阶段在健康信息系统还没有连通的情况下问题尚不明显，一旦有了国家范围内的数据共享系统，隐私保护问题将被无限放大，为此应在现有法规制度基础上，针对未来信息共享的发展势态完善信息保护制度，在国家层面建立共享原则，明确信息所有权及信息安全的责任主体，制定共享措施和信息安全保护措施，加强信息安全管理。

4.加强患者对医疗AI认知，提高接受度和信任度

有研究显示，人工智能应用于临床医疗，患者接受度和信任度最高的是医疗后勤环节，但在诊病、做手术等医疗核心环节，人工智能介入的工作越多、占据的角色越重，患者的接受度和信任度反而越低，主要原因是患者对人工智能缺乏深层次了解，对其安全性、易用性和沟通能力等存在担忧和怀疑。患者对医疗AI的接受度在很大程度上反映了人工智能介入后医患关系的变化，为此应提升患者对智能医疗的理解和接纳，这需要政府部门、科研机构、人工智能企业和医疗机构的共同努力，具体可通过以下方式提升患者对医疗人工智能的认知。

首先，加强宣传，通过网络、电视等方式介绍医疗人工智能的产品研发与应用效果等，提升大众对使用医疗人工智能的信心。

其次，本着“用户至上，安全为本”的设计理念，加强人工智能核心技术研发，提升产品性能，确保医疗AI产品安全易用，推动医疗人工智能技术不断走向成熟和完善。同时，通过安全测试和审批监管，提升公众的信任度。

再次，相关部门应建立医疗AI产品使用的管理制度、安全制度和监管体系，对人工智能算法设计、数据采集、产品研发和产品应用等建立全流程的监管体系。

最后，医疗机构在AI产品使用中应加强医患沟通和指导。当前的医疗AI产品仍处于弱人工智能阶段，在定位上它只能是医生的重要工具或得力助手。因此，在医疗活动中必须坚持医务人员为主导、人工智能为辅助的原则，医生在推荐患者使用医疗AI产品时要多解释、多沟通，做好指导和服务工作，以获得患者的理解和认可，增强患者对医疗AI产品的信任感。